mit Ariane Conrad
CHRISTABEL ZAMOR

DAS HULA HOOP WORKOUT

SO MACHT FITNESS SPASS!

Bibliografische Information der Deutschen Nationalbibliothek:
Die Deutsche Nationalbibliothek verzeichnet diese Publikation in der Deutschen Nationalbibliografie; detaillierte bibliografische Daten sind im Internet über http://d-nb.de abrufbar.

Ergänzender Bildnachweis
Bridgeman Art: S. 30 (oben, Zweites von links); **Contact Press:** David Burnett S. 23; **Katherine Copenhaver:** S. 24; **Christopher Donald:** S. 26; **John Fenger:** S. 126, 167; **Jenny Frederiken:** S. 110; **Getty Images:** Timothy A. Clary/AFP S. 31 (unten, Zweites von rechts), Scott Gries S. 30 (unten, ganz links), Ben Martin/Time Life Pictures S. 31 (oben, ganz rechts); **Sheri Giblin:** S. 129, 145, 153, 217; **Warren Heaton/The Hooping Life:** S. 30 (unten, Zweites von links); **Laurie Hobbs:** S. 168: **HoopPath:** Ann Humphreys S. 30 (unten, Drittes von links); **Eric Larson:** S. 64; **Manny Minjarez:** S. 66, 112, 115, 186; **Britt Nemeth:** S. 118; **Shane Owens:** S. 166 (links und rechts); **Photo Researchers:** Roger Harris S. 46 (oben); **Photofest:** S. 31 (unten, ganz rechts); **Andy Pischalnikoff:** S. 140; **Pixie Vision Productions:** S. 5 (oben links), 12, 17, 31 (unten, Drittes von rechts), 46 (unten), 119, 144; **RevellRay.com:** S. 44; **Patrick Roddie:** S. 6 (unten links), 9, 43, 92, 200, 215; **Scott K Photography:** S. 29 (links), 189; **Lori Weber:** S. 4 (oben rechts), 6 (oben rechts), 29 (rechts), 114, 116, 170, 182; **Cully Wright:** S. 90; **Chi Young:** S. 10

Wichtiger Hinweis
Bitte beachten Sie, dass Fitness- und Tanzübungen körperlich anspruchsvoll und anstrengend sein können. Ziehen Sie daher bitte Ihren Arzt zurate, bevor Sie mit diesem Programm beginnen. Weder der Verlag noch HoopGirl® haftet für Komplikationen, Verletzungen, Schäden oder andere medizinische Probleme, die durch dieses Buch oder in Verbindung mit seiner Anwendung entstehen.

Für Fragen und Anregungen:
christabelzamor@rivaverlag.de

1. Auflage 2010

Nymphenburger Straße 86
D-80636 München
Tel.: 089 651285-0
Fax: 089 652096

Die amerikanische Originalausgabe erschien 2009 bei Workman Publishing Company, New York, USA, unter dem Titel *Hooping. A Revolutionary Fitness Program.* © 2009 by Christabel Zamor. Fotografien © 2009 by Scott Kowalchyk. All rights reserved. Published by arrangement with Workman Publishing Company, New York, USA.

Übersetzung: Dr. Kimiko Leibnitz
Redaktion: Birgit Dauenhauer
Umschlaggestaltung: Ruth Botzenhardt
Umschlagabbildung und Übungsfotografien: Scott Kowalchyk
Layout: Netta Rabin
Grafikleitung: Janet Vicario
Satz: satz & repro Grieb, München
Druck: Firmengruppe Appl, aprinta Druck, Wemding
Printed in Germany
DVD-Sprecherin: Antje Nicolai
DVD-Produktion: Stefan Hafen

ISBN 978-3-86883-046-0

mit Ariane Conrad
CHRISTABEL ZAMOR

DAS HULA HOOP WORKOUT

SO MACHT FITNESS SPASS!

riva

Inhalt

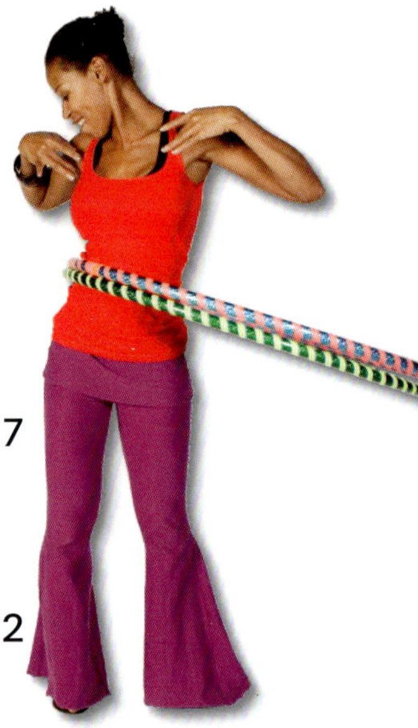

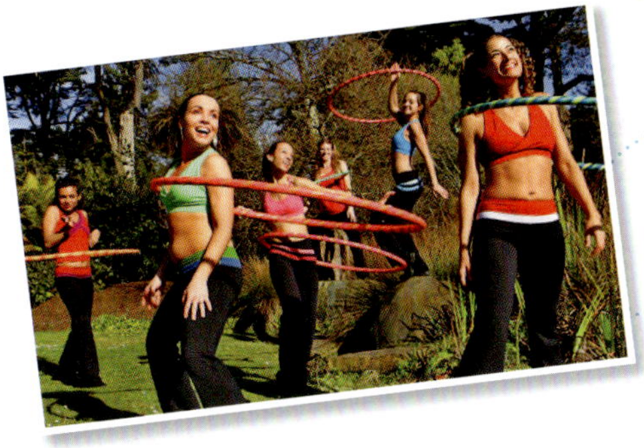

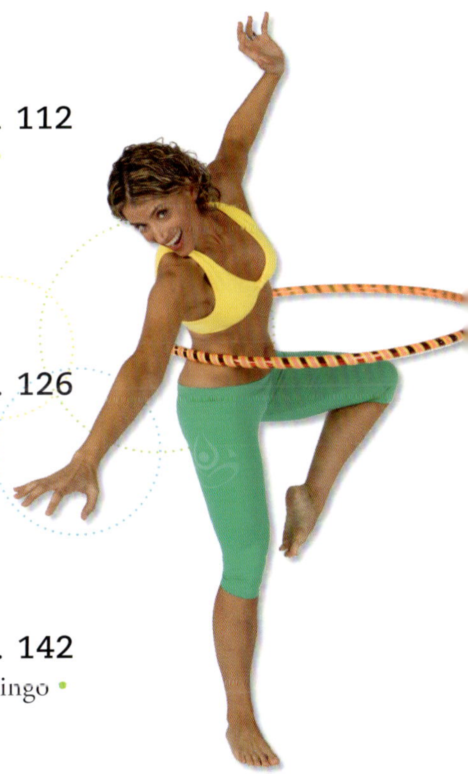

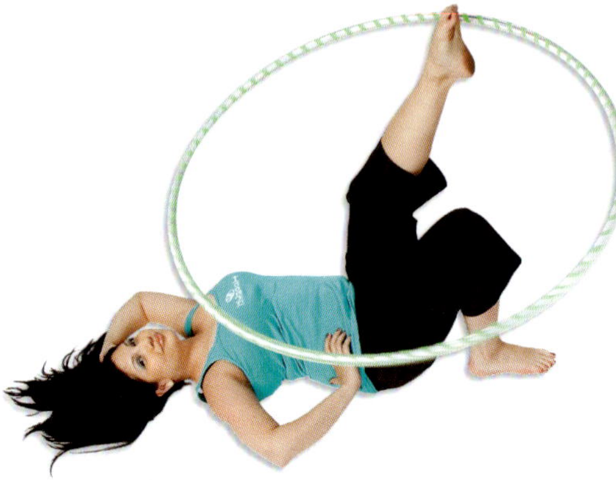

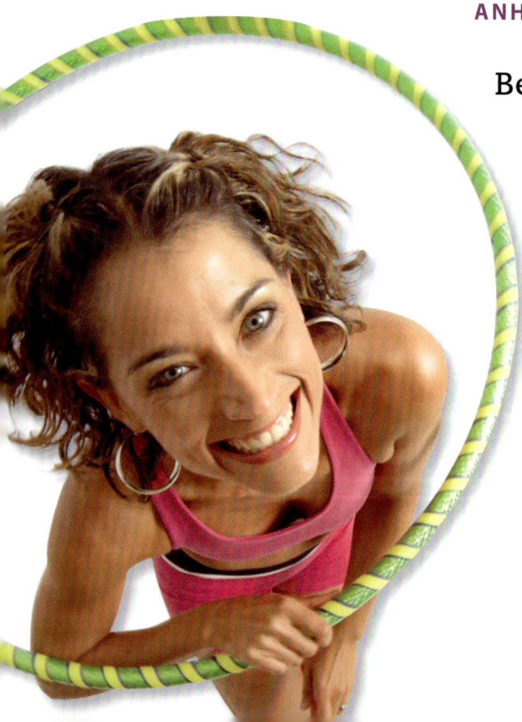

Einleitung

DIE GESCHICHTE HINTER HOOPGIRL

Hula-Hoop ist meine Leidenschaft und mein Lebensinhalt. Wenn ich Leuten begegne, die noch nie etwas von modernem Hula-Hoop gehört haben, ernte ich oft Staunen und ungläubige Blicke. »Heißt das, dass sich stundenlang ein Hula-Hoop-Reifen um deine Hüften dreht? Wird das nicht irgendwann mal langweilig?« Ich lache dann und erkläre, dass ich den Reifen auch um meine Hände, Oberarme, Schultern, Brust, Oberschenkel und Füße kreisen lasse und manchmal auch ganz andere Übungen damit mache. Ich erzähle ihnen beispielsweise von Würfen, Richtungswechseln und Sprüngen. Hula-Hoop beansprucht jeden Teil des Körpers. Und abgesehen davon, bringt es mich in Einklang mit meiner Seele.

Das Hula-Hoop der 1950er Jahre hat sich nach und nach zum heutigen *Hoopdancing* weiterentwickelt, einer Form von Ganzkörpertraining, das den Bauch strafft, Muskelmasse aufbaut, das Herz-Kreislauf-System verbessert, die Ausdauer fördert und einen schlanken, fitten Körper formt. Fürs Hoopdancing müssen Sie kein tänzerisches Naturtalent sein – die rhythmische Berührung des Reifens am Körper erzieht diesen dazu, sich im Takt zu bewegen. Sie müssen nur eine Verbindung mit dem Reifen eingehen und lernen, auf ihn zu reagieren.

Nachdem ich den Reifen für mich entdeckt hatte – eine Geschichte, die ich Ihnen gleich erzählen werde – und seine vielen Vorteile für Körper, Geist und Seele erkannt hatte, beschloss ich, ein Unternehmen zu gründen und ein Programm auszuarbeiten, um auch anderen meine Begeisterung fürs Hula-Hoop vermitteln zu können. Das vorliegende Buch und die DVD sind das Ergebnis von beinahe zehn Jahren Erfahrung, in denen ich lernen, lehren und mein Wissen mit anderen teilen durfte.

In diesem Buch möchte ich Ihnen die Grundlagen des HoopGirl-Workout-Programms und seine Philosophie dahinter vorstellen. Sie werden über fünfzig HoopGirl-Bewegungen kennenlernen – sowie einige Kombinationen –, die Ihren Rumpf sowie Ihre Arme und Beine gleichermaßen beanspruchen: ein komplettes Workout für den ganzen Körper. Darüber hinaus werden Ihnen Menschen begegnen, die berichten, dass Hoopdancing weit über die körperliche Fitness hinausgeht – es wird Ihr Leben verändern! Außerdem kommen Ärzte und andere Gesundheitsexperten zu Wort, die Hula-Hoop zur Rehabilitation von Verletzungen empfehlen sowie als vorbeugende Maßnahme gegen eine Vielzahl von Zivilisationskrankheiten wie Rückenschmerzen, Kreislaufproblemen, Osteoporose und Stress. Und weil man neue Bewegungsabläufe in der Regel leichter lernt, wenn man sie live und in Farbe mitverfolgen kann, enthält dieses Buch auch eine DVD mit Basisübungen und einem 50-minütigen Workout.

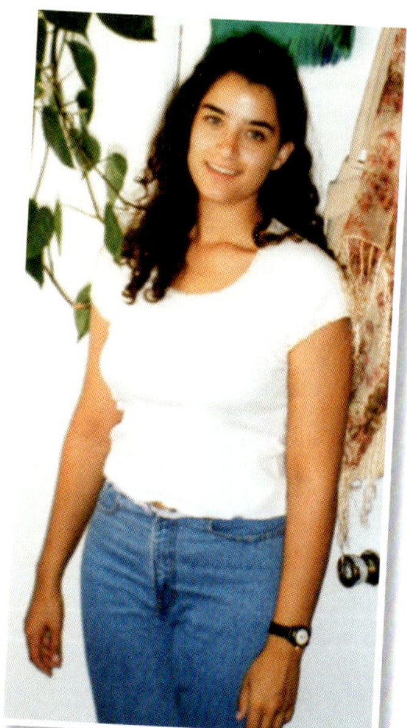
Vorher . . .

Wie das HoopGirl zum Leben erwachte

Als Kind hatte ich mit Hula-Hoop nichts am Hut. Gar nichts. Als ich zum ersten Mal einen Reifen in die Hand nahm, war ich 27 Jahre alt und promovierte gerade im Fach Kulturanthropologie. Ich war füllig, unbeholfen und introvertiert. Ich versteckte meinen Körper in dunkler, weiter Kleidung. Jedes Mal, wenn ich einen Fuß vor die Tür setzte, verspürte ich den Drang, eine Zigarette zu rauchen. Außerdem hatte ich starke Regelschmerzen, die – wie sich herausstellen sollte – von einer Erkrankung namens Endometriose rührten. Ich nahm daher Medikamente ein, die jedoch meine Libido schwächten und dazu führten, dass ich meine Weiblichkeit und erotische Anziehungskraft ernsthaft infrage stellte. Aus einer Vielzahl von Gründen fühlte ich mich also unwohl in meiner Haut.

Eines Tages besuchte ich ein Musikfestival und sah, wie einige Besucher Reifen umherwirbelten. Es sah spielerisch und leicht aus. Jemand warf mir einen zu, damit ich es selbst einmal ausprobieren konnte. Etwa zwanzig Minuten lang versuchte ich, das Ding dazu zu bringen, um meine Hüften zu kreisen. Es ging zu Boden. Es knallte gegen mein Becken. Es fiel herunter – immer und immer wieder. Die Hooper gaben mir einige Tipps und lächelten mir aufmunternd zu, aber mir war die Situation einfach nur peinlich. Also ergriff ich die Flucht.

Trotzdem hatte mich das Gefühl fasziniert, wie der Reifen – wenn auch nur für eine Umdrehung – über mein Becken geglitten war. Ich legte mir also einen eigenen zu und ging in den Park, um dort in aller Ruhe zu üben. Bald schaffte ich es, den Reifen um meine Hüften kreisen zu lassen. Es dauerte nicht lange, bis mir eine wöchentliche Übungseinheit nicht mehr reichte. Ich war mit Feuereifer bei der Sache und verbrachte jede freie Minute mit Hula-Hoop, selbst in meiner kleinen Wohnung. So viel Spaß hatte ich schon lange nicht mehr gehabt.

Als Erstes bemerkte ich, dass mein Bedürfnis nach Zigaretten nachließ. Immer wenn mich das Verlangen packte, dann griff ich zum Reifen statt zum Glimmstängel. Ich stellte fest, dass Hula-Hoop hervorragend dazu geeignet war, um Stress abzubauen und Dampf abzulassen. Innerhalb weniger Wochen begann sich auch mein Körper zu verändern: Er wurde straffer und meine Jeans wurden mir allmählich zu weit. Im Laufe der nächsten sechs Monate lösten sich meine ungeliebten Extrapfunde schlichtweg in nichts auf und wichen schön geformten Muskeln. Ich fing an, freizügigere Kleidung zu tragen, damit meine nackte Haut den Reifen berühren und zu fassen bekommen konnte … und fühlte mich darin einfach rundum wohl.

Außerdem stellte ich fest, dass sich meine Einstellung veränderte. Ich erlebte Phasen tiefer Freude, die mit der Zeit immer länger anhielten, denn Hula-Hoop half mir dabei, meine inneren Spannungen zu lösen. Ich lächelte und lachte jeden Tag und nahm mich nicht mehr so ernst wie früher. Ich begann, die Menschen um mich herum für ihre Eigenschaften und Talente zu schätzen, statt immer nur nach Dingen zu suchen, die ich an ihnen bemäkeln konnte. Ich fing an, Dankbarkeit für mein Leben zu empfinden.

Darüber hinaus ließen die kreisenden Bewegungen ein neues Körperbewusstsein in mir erwachen, speziell im Beckenbereich. Die ständigen Umdrehungen des Reifens hatten etwas Beruhigendes an sich und erinnerten mich als Anthropologin an die rituellen Tänze, die in vielen Naturvölkern anlässlich von Menstruation und Geburt abgehalten werden. Ich musste mich zwar wegen der Endometriose einer Eierstockoperation unterziehen, aber als ich diese überstanden hatte, war mir mein Reifen eine große Hilfe bei der Genesung.

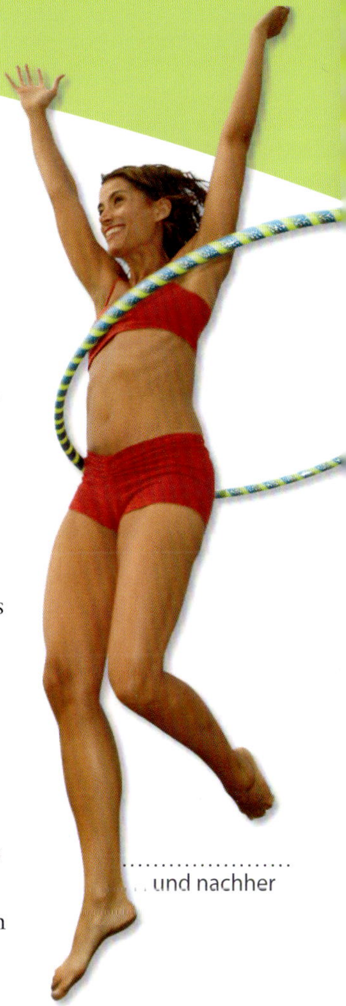

… und nachher

Ich erkannte auch, dass ich mich bis zu jenem Zeitpunkt in der Wahrnehmung meiner eigenen Weiblichkeit immer auf andere verlassen hatte. Mithilfe meines Reifens begriff ich allmählich, dass meine Weiblichkeit aber von mir selbst kam. Als ich dann schließlich lernte, eine Verbindung zu dieser Kraft in mir herzustellen, fühlte ich mich blendend, attraktiv, begehrenswert – und sexy. Diese Empfindung hatte allerdings nichts mit Sexualität an sich zu tun; es war eher eine Art von Eigenliebe, innerer Gelassenheit und Selbstbewusstsein. Mit dem Reifen als treuem Gefährten lernte ich diese Eigenschaften zu entwickeln, und zwar ganz ohne mich von jemandem abhängig zu machen.

In einer Kultur, in der wir so viel Zeit am Schreibtisch sitzen und es häufig als unschicklich gilt, unsere Hüften zu bewegen (zumindest in der Öffentlichkeit), war Hula-Hoop für mich eine Offenbarung. Mir war klar, dass ich meine Entdeckung nicht für mich behalten durfte, sondern vor allem meinen Geschlechtsgenossinnen zuteilwerden lassen musste. Anfangs hielt ich eine wöchentliche Übungseinheit ab und trainierte mit Freundinnen und Bekannten. Schon bald aber schwappte eine Flut von Telefonanrufen und E-Mails über mich hinweg; ich wurde immer wieder gefragt, ob ich »das HoopGirl« sei und allgemeine Tipps sowie Auskünfte zu Reifen und Kursen erteilen könne. So entstand meine Firma HoopGirl, die inzwischen zu stattlicher Größe herangewachsen ist und eine Fülle von Gruppenkursen, Lehr-DVDs, Vorführungen und Trainerausbildungen anbietet. Mein HoopGirl-Workout wurde von der American Aerobics and Fitness Association (AAFA) anerkannt und von verschiedenen Fitnessclubs in ihr Kursangebot aufgenommen, sodass es nun in den gesamten USA erhältlich ist.

Das Firmenmotto von HoopGirl lautet »Get Fit, Feel Sexy, Have Fun«, zu Deutsch: »Werde fit, fühl dich sexy, hab Spaß«. Meine Kurse bestehen aus anspruchsvollen Workouts für alle Leistungsstufen, die Muskelkraft, Gleichgewichtssinn, Koordination, Beweglichkeit und Belastbarkeit verbessern. In den Kursen bilden die Teilnehmer einen Kreis, in denen die Bewegungen frei geübt werden. Es wird also darauf verzichtet, sich vor einem Spiegel aufzureihen. Die Teilnehmer haben auch immer genügend Zeit, ihr eigenes Ziel zu verfolgen (wie etwa »den Stress der Woche abzubauen« oder »die weibliche Seite aufleben zu lassen«), sich aufzuwärmen, neue Bewegungen zu erlernen, sich auf einen speziellen Körperbereich zu konzentrieren, zu spielen, zusammen mit anderen frei zu üben und zuletzt mit einem Cool-down die Stunde ausklingen zu lassen. Ich fordere stets dazu auf, spielerisch an die Sache heranzugehen, den Augenblick zu genießen und sich beim Tanzen völlig fallen zu lassen. Der Unterricht ist weit mehr als ein Fitnesskurs – er ist eine Erfahrung, die das Zusammengehörigkeitsgefühl stärkt, Zufriedenheit schafft und Freundschaften entstehen lässt. Als Leser dieses Buchs könnten Sie zum Beispiel ein Hula-Hoop-Tagebuch führen, in dem Sie Ihre Erfahrungen und Erkenntnisse festhalten. Blicken Sie auf Ihre Erfolge zurück, überprüfen Sie Ihre Übungseinheiten und bleiben Sie guter Dinge.

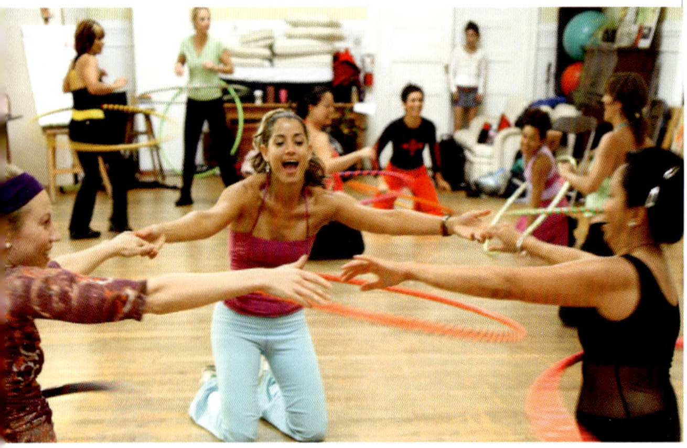

Gruppenübung

Ich beobachte immer wieder, wie sich meine Teilnehmer verändern. Viele kommen mit hängenden Schultern in den Kurs und erzählen mir, dass sie es als Kind nie geschafft haben, den Reifen um die Hüften kreisen zu lassen. Mit ihrer Körpersprache geben sie zu verstehen, dass sie auch jetzt davon ausgehen zu versagen. Ich fühle mich dann sehr geehrt, ihnen zeigen zu dürfen, wie man den Reifen in Bewegung hält, und freue mich, am Ende der ersten gemeinsamen Stunde in zahlreiche erhitzte, aber strahlende Gesichter zu blicken. Ich habe mit eigenen Augen erlebt, wie unzählige Frauen ihren Schlabberlook gegen enge, bauchfreie Tops und Shorts getauscht haben, nachdem sie neues Vertrauen in ihren Körper fassten. Ich bin glücklich, einen Beitrag dazu leisten zu können, dass meine Teilnehmerinnen sich innerlich befreien, zu neuem Selbstvertrauen finden und ihre Einzigartigkeit erkennen. Am meisten macht es mir aber Spaß, mit ihnen zu lachen und von ihnen zu lernen.

Was man von Hula-Hoop erwarten kann

Hula-Hoop ist mehr als nur ein sensationelles Workout. Es ist eine Geisteshaltung, eine Lebenseinstellung und zugleich eine Art, mit der Welt in Kontakt zu treten, sich zu entwickeln und seine Persönlichkeit auszudrücken. Regelmäßiges Hula-Hoop bringt unter anderem viele Vorteile mit sich:

FÜR DEN KÖRPER

- Kräftigt die Rumpfmuskulatur
- Verbessert die motorischen Fähigkeiten
- Erhöht Ausdauer und Energie
- Verbessert den Gleichgewichtssinn
- Strafft Arme, Bauch, Beine und Po
- Schult die Hand-Auge-Koordination
- Stärkt die Gelenke
- Bietet ein Cardio-Workout
- Fördert die körperlich-kinästhetische Intelligenz
- Entspannt die Wirbelsäule und richtet sie wieder auf
- Stärkt die neurologischen Bahnen
- Kurbelt Fettverbrennung und Gewichtsverlust an
- Stärkt die Rückenmuskulatur
- Verbessert die Libido!
- Verbessert die Beweglichkeit und Geschicklichkeit
- Verbessert Statur und Haltung
- Ermöglicht eine tiefere Atmung
- Schult das Rhythmusgefühl

FÜR GEIST UND SEELE

- Regt zum Lachen an
- Unterstützt das Lustempfinden
- Fördert Selbstbewusstsein und Selbstwertgefühl
- Entspannt den Geist und fördert die Konzentration
- Vertreibt Schüchternheit
- Hilft, sich von der Außenwelt abzugrenzen
- Sorgt für ein Gefühl der Leichtigkeit
- Fördert Kreativität und Fantasie
- Baut Stress ab
- Schafft Vertrauen in den eigenen Körper
- Stellt die Verbindung von Körper, Geist und Seele her
- Vermittelt ein Gefühl von Freiheit
- Fördert Zuversichtlichkeit
- Unterstützt die emotionale Stabilität
- Fördert Zusammenarbeit und Gemeinschaftssinn
- Hilft, Körper und Geist als Einheit zu begreifen
- Hilft, ein Gefühl der Selbstermächtigung zu erlangen
- Fördert Glück und Wohlbefinden

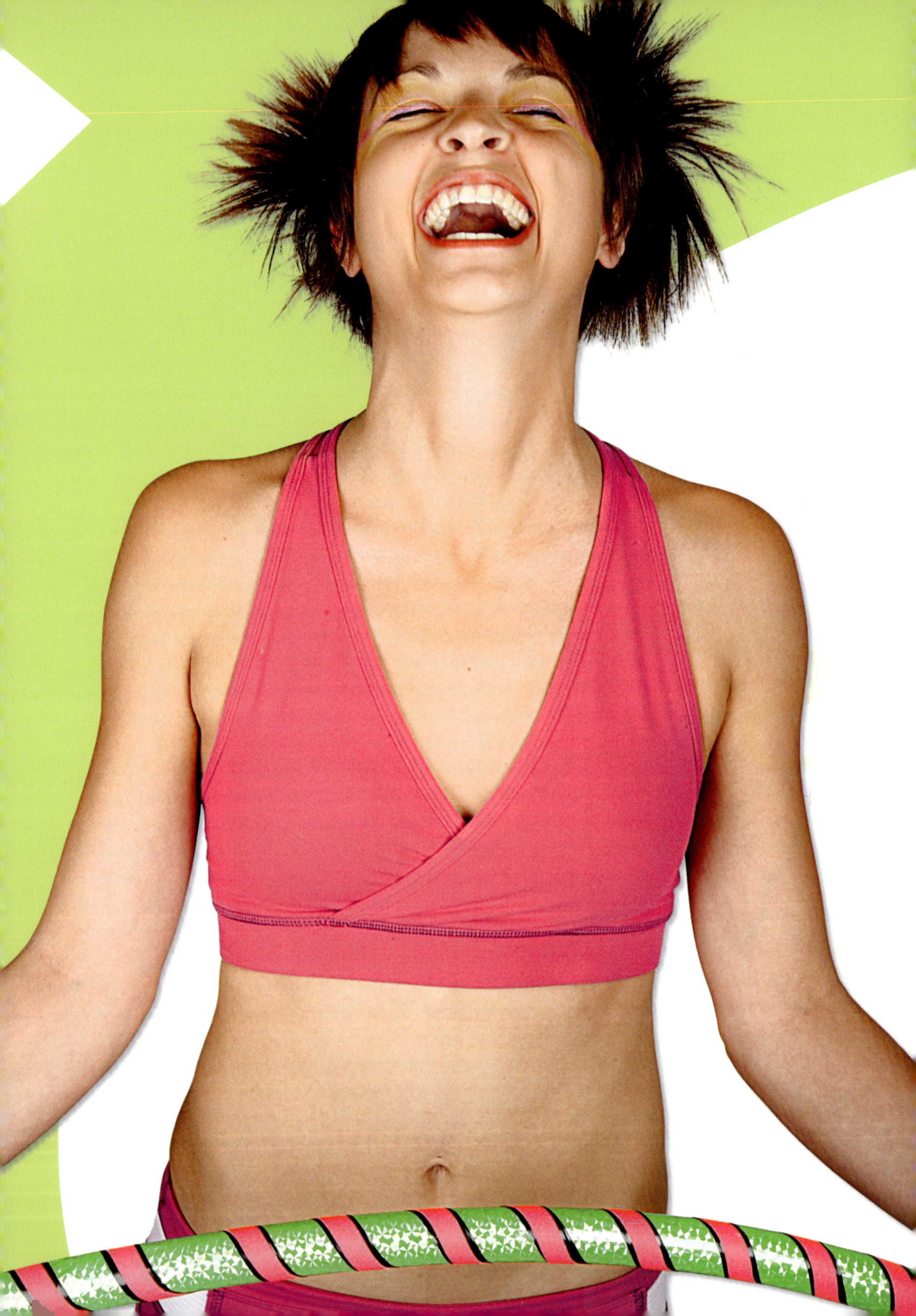

Kapitel 1

Fitness macht Spaß

BRINGEN SIE KÖRPER UND GEIST IN FORM

Schließen Sie kurz Ihre Augen und nehmen Sie alle fünf Sinne zusammen, um sich in die Zeit zurückzuversetzen, als Sie noch ein Kind waren. Vielleicht erinnern Sie sich daran, dass Sie damals vor Vergnügen quietschend durch den Rasensprenger liefen und Ihre Zehen im feuchten Gras nass wurden. Oder wie Sie beim Spielen Geräusche wie Zack oder Brumm-brumm von sich gaben. Oder Töpfe und Kochlöffel kurzerhand zum Schlagzeug umfunktionierten. Herumzusitzen war einfach nur *langweilig*, und deshalb verbrachten Sie Ihre Zeit damit zu hüpfen, zu springen und wie ein Wirbelwind die Gegend unsicher zu machen. Sie hatten keine Sorgen und fühlten sich unbesiegbar. Die ganze Welt galt es zu entdecken und selbst die kleinsten, unscheinbarsten Dinge konnten Sie völlig in ihren Bann ziehen.

Genauso werden Sie sich wieder fühlen. Willkommen in der fabelhaften Welt des Hula-Hoops! Das Geheimnis seiner wachsenden Beliebtheit als Trainingsmethode ist im Grunde ganz einfach: Es macht *Spaß*. Es macht sogar so viel Spaß, dass Sie den Reifen gar nicht mehr aus der Hand legen wollen, wenn Sie erst einmal auf den Geschmack gekommen sind.

Hula-Hoop ist völlig unbeschwert und steht deshalb in krassem Gegensatz zur starren Routine der meisten herkömmlichen Fitnessprogramme. Viele Anhänger traditioneller Trainingsmethoden klammern sich immer noch an Devisen wie »Ohne Schweiß kein Preis« oder »Die Muskeln müssen brennen«, wie Jane Fonda sie schon in den 1980ern formulierte, auch wenn heute nicht mehr unbedingt Aerobic, sondern vor allem Crosstrainer, Hanteln oder Kickboxkurse die Fitnessszene beherrschen. Die meisten Menschen gehen davon aus und nehmen es als selbstverständlich hin, dass Sport körperliches Unbehagen (und eintönige Abläufe) mit sich bringt. Sie »prügeln« ihren Körper in Form und ignorieren den Schmerz in ihren Muskeln und Gelenken. Und obendrein *bezahlen* sie auch noch dafür – 50 bis 100 Euro pro Monat sind keine Seltenheit.

Das größte Problem bei vielen Fitnessprogrammen ist, dass sie es einem wirklich schwer machen, sich daran zu halten. Vielleicht fängt man noch hoch motiviert an, aber im Laufe der Zeit verliert man das Interesse, fängt an, sich zu langweilen, oder lässt die Sache einfach schleifen. Das HoopGirl Workout basiert auf dem Lustprinzip, das heißt, das Workout soll nicht so sehr als schweißtreibende *Arbeit* empfunden werden, sondern vielmehr als *Spaß*, der Körper und Geist gleichermaßen guttut. Binnen kürzester Zeit werden Sie auf die langweiligen Wiederholungen und die schale Luft im Fitnessstudio pfeifen und es kaum abwarten können, den Reifen wieder kreisen zu lassen.

Wie eine HoopGirl-Teilnehmerin es einmal formulierte: »Ich kann das Fitnessstudio nicht leiden. Die Geräte und die Leute dort verunsichern mich – ich möchte dann nur so schnell wie möglich wieder verschwinden. Aber das Training mit meinem Reifen macht mir einfach Riesenspaß, ich könnte mich stundenlang damit beschäftigen!« Der Reifen bringt das unbeschwerte, kindliche Element des Spiels in die körperliche Bewegung zurück, jene Art unbekümmerter Freude, die Sie möglicherweise zuletzt als Kind erlebt haben.

Durch meine Anfängerkurse schallen stets fröhliche Rufe, Johlen und Gelächter – und nicht zu knapp. Und diese kommen nicht nur von den Zwanzig- und Dreißigjährigen, sondern vielmehr von den Mittfünfzigern! Der Reifen ist eine Art Freibrief, um sich lautstark auszutoben – wie damals, als der Schulgong die große Pause einläutete. *»Wow! Sieh mal her! Ich kann's! Ich kann's!«*, schallt es durch den Raum, sobald sich die Reifen in Bewegung setzen. Nach etwa einer halben Stunde sind die meisten Teilnehmer außer Puste, fangen an zu schwitzen und sind erstaunt, wie anstrengend es auf Dauer ist, den Reifen in Bewegung zu halten. Ihre Augen weiten sich und viele beginnen, Schultern und Hüften verführerisch kreisen zu lassen. Dann fängt jemand an, Travolta in *Saturday Night Fever* zu imitieren und

»Ich habe eine 40- bis 50-Stunden-Arbeitswoche. Deshalb möchte ich auf keinen Fall meine kostbare Freizeit in einem Fitnessstudio verbringen, in dem ich meine Familie nicht sehen kann. Hula-Hoop ist ein tolles Workout, außerdem können meine Kinder mitmachen oder in Sichtweite spielen.«

Jodie, 40

Lachübung

HIER EINE ATEMÜBUNG, DIE AUS DEM LACH-YOGA adaptiert wurde. Sie wärmt die Bauchmuskeln vor dem Hula-Hoop auf und erhöht den Sauerstoffgehalt im Körper. Wie sich herausgestellt hat, füllt ein normaler Atemzug die Lungen nur zu 75 Prozent mit Luft; die verbleibenden 25 Prozent unseres Lungenvolumens sind schale Luft, die durch herkömmliche Atmung nie ausgetauscht wird! Das Ziel ist es, diese Restluft loszuwerden und den Körper mit revitalisierendem, energiereichem Sauerstoff anzureichern. Also sollte die Ausatmung wie bei einem aufgezogenen Blechspielzeug immer weiter und weiter gehen.

Diese Übung löst Lachen aus, auch wenn das gerade nicht beabsichtigt ist. Das Lachen aus dem Bauch heraus strafft die Muskeln, unterstützt den Kreislauf, reichert den Körper mit Sauerstoff an und stärkt das Immunsystem. Anfänglich erscheint es vielleicht ein bisschen befremdlich, auf Knopfdruck in Gelächter auszubrechen, aber Studien haben ergeben, dass der Körper keinen Unterschied zwischen echtem und falschem Lachen kennt, das heißt, dass in beiden Fällen Glückshormone freigesetzt werden und den Körper durchströmen. Wussten Sie, dass Erwachsene im Durchschnitt nur fünfzehnmal am Tag lachen, während Kinder es auf etwa 400 Lacher bringen? Es gibt also einiges nachzuholen!

Stehen Sie bequem, die Beine sind hüftbreit auseinander, die Knie leicht gebeugt, und atmen Sie tief ein. Beim Ausatmen heben Sie die Arme und sagen lang gedehnt »Huuuulaaaa«. Heben Sie Ihre Stimme etwas und halten Sie den Ton so lange wie irgend möglich an, während Sie dabei ausatmen. Ziehen Sie die Schultern leicht nach hinten, wölben Sie die Brust nach vorne, und strecken Sie so den Bereich zwischen den Rippen. Versuchen Sie, einige Sekunden lang nicht zu atmen, und spüren Sie, wie sich die Dehnung über den gesamten Körper erstreckt.

Mit über dem Kopf verschränkten Händen beugen Sie sich nun nach vorne und mit weit offenem Mund lassen Sie den Rest Ihrer Atemluft als lautes Lachen entweichen – *ha ha ha ha*! Das Lachen setzt ein, nachdem Sie gedacht haben, Sie hätten schon vollständig ausgeatmet. Wiederholen Sie diese Übung und lassen Sie dem Gelächter freien Lauf!

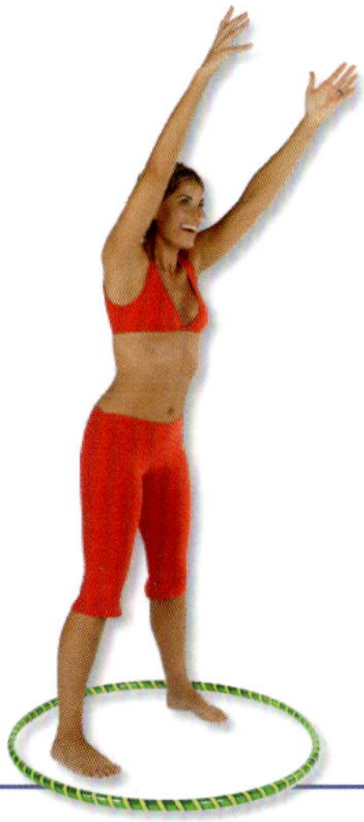
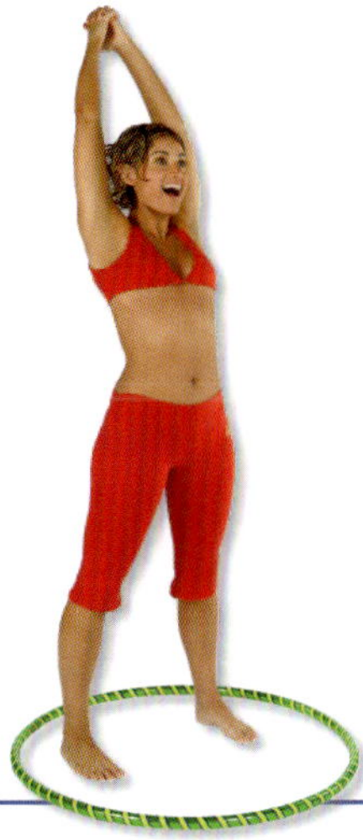
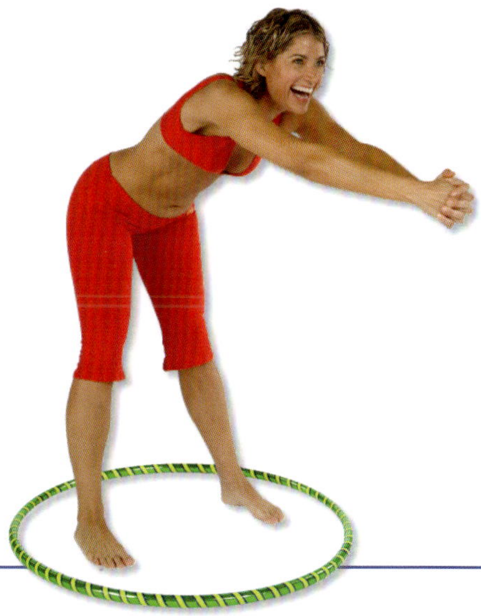

den Finger mit gespielter Affektiertheit in die Luft zu recken. Eine andere beginnt, wie ein Fotomodell zu posieren.

Das Lustprinzip bedeutet, dass man sich gehen lassen kann – es ist nicht nötig, eine Fassade aufrechtzuerhalten. Gehen Sie Risiken ein. Seien Sie albern. Lassen Sie sich vom Reifen berühren und folgen Sie den Bewegungen, die Ihr Körper durch den Rhythmus vollführen möchte. Lassen Sie es zu, dass jedes Gelenk in Ihrem Körper zum Leben erwacht und sich exakt so bewegt, dass es sich für Sie gut anfühlt: Finger, Handgelenke, Ellenbogen, Schultern, Knie, Knöchel und vor allem die Hüften. Und wenn Ihnen das Wippen des Beckens urtümliche Bewegungen oder Laute entlockt, dann geben Sie diesem Bedürfnis einfach nach. Alles ist erlaubt.

Ein weiterer Aspekt des Lustprinzips ist, dass man *aufhört, wenn es wehtut*. Solange Hula-Hoop noch Neuland für Sie ist, kann es durchaus sein, dass Sie sich an den Hüften einige blaue Flecke zuziehen. Um dem vorzubeugen, sollten Sie Ihre Hula-Hoop-Einheiten am Anfang kurz halten – selbst wenn die Versuchung groß ist, immer weiter zu trainieren. Wenn Sie dann lernen, den Reifen um andere Kontaktpunkte wie die Ellenbogen, Knie und Knöchel kreisen zu lassen, sollten Sie auf die empfindlichen Stellen besonders achtgeben. Legen Sie unbedingt eine Pause ein, wenn Sie Schmerzen spüren!

Damit Sport eine nachhaltige Wirkung hat, muss er Spaß machen und positive Gefühle hervorrufen. Es ist ja auch ganz einleuchtend: Wenn etwas Freude macht und Ihren Ehrgeiz weckt, dann wollen Sie mehr davon! Ich kann jedenfalls bezeugen, dass Tausende von Teilnehmern in Hula-Hoop-Kursen richtig süchtig danach geworden sind – und es auch bleiben. Der Spaßfaktor beim Hula-Hoop ist so groß, dass es fast schon *abhängig* machen kann – und das gilt sowohl für Neulinge als auch für alte Hasen.

In Form kommen

Okay, Sie sagen sich vielleicht: Ich habe Spaß dabei. Ich albere, hüpfe und tolle herum wie ein Kind, mit meinen akrobatischen Künsten lasse ich vielleicht sogar Madonna oder Xena alt aussehen. Aber werde ich dadurch in Form kommen? Die einhellige Antwort von Tausenden von HoopGirl-Schülern und Zehntausenden von Hoopern auf der ganzen Welt lautet: Ja! Sie alle berichten übereinstimmend von einer schmaleren Taille, einer strafferen Bauchpartie, festeren Armen, Gewichtsverlust und einem strahlend-jugendlichen Teint. Ich stehe mit meiner Meinung also nicht alleine da.

Dr. Jan Schroeder ist eine Koryphäe auf dem Gebiet der Sportwissenschaften. Als Professorin für Kinesiologie ist sie Forscherin, aber zugleich auch leitende Beraterin bei IDEA, dem größten Fitnessverband der USA. Und sie ist auch eine Hooperin! Dr. Schroeder führt klinische Studien an der California State University durch, um zu beweisen, dass regelmäßiges Hula-Hoop (zweimal in der Woche eine Stunde) nicht nur die kardiorespiratorische Fitness, also die Leistung von Herz und Atmung, verbessert, sondern auch die Beweglichkeit, den Gleichgewichtssinn und die Muskelkraft.

Sie führt an, dass Hula-Hoop *jeden* Muskel des Rumpfes beansprucht einschließlich der kleinen Muskeln, die mit den meisten anderen Trainingsmethoden nur schwer zu erreichen sind. Außerdem meint sie noch dazu: »Als ich erst einmal herausgefunden hatte, dass man den Reifen nicht nur um den Rumpf kreisen lassen kann, sondern auch um Oberkörper, Arme und Beine, öffnete mir das den Weg für ein echtes Ganzkörpertraining.«

Einer der Hauptgründe, weshalb sie Hula-Hoop anderen Formen des Sports vorzieht, ist, dass es so viele unterschiedliche Bewegungen beinhaltet. Denn der menschliche Körper ist so *konstruiert*, dass er eine große Anzahl an Aktivitäten ausführen kann. Denken Sie nur an die Steinzeitmenschen, die Beeren von Sträuchern pflückten, vor einem Raubtier flüchteten, zum Obstpflücken auf Bäume kletterten, sich zum Holzsammeln bückten und nach Wurzeln gruben. »Hula-Hoop zeichnet sich durch ein abwechslungsreiches Bewegungsmuster aus«, sagt Schroeder, »während Tätigkeiten wie Laufen, Gehen, Fahrradfahren oder die Anwendung entsprechender Fitnessgeräte für den Körper eine sehr lineare und gleichmäßige Belastung darstellen. Aber das ist unnatürlich. Im Alltag muss sich der Körper ständig anpassen, er muss Unebenheiten ausgleichen, greifen und sich permanent in unterschiedliche Richtungen bewegen.« Hula-Hoop ahmt diese spontanen Bewegungsabläufe nach – und bereitet den Körper besser auf sie vor.

Mit herkömmlichen Übungen und Geräten (wie Crosstrainer oder Laufband) dauert es nicht lange, bis der Körper auf Autopilot schaltet und die ewig gleichen Muskeln mit immer geringer werdendem Erfolg beansprucht. Im Gegensatz dazu ist Hula-Hoop durch seine Unvorhersehbarkeit – seine Überdrehtheit! – ein geradezu hervorragendes Workout.

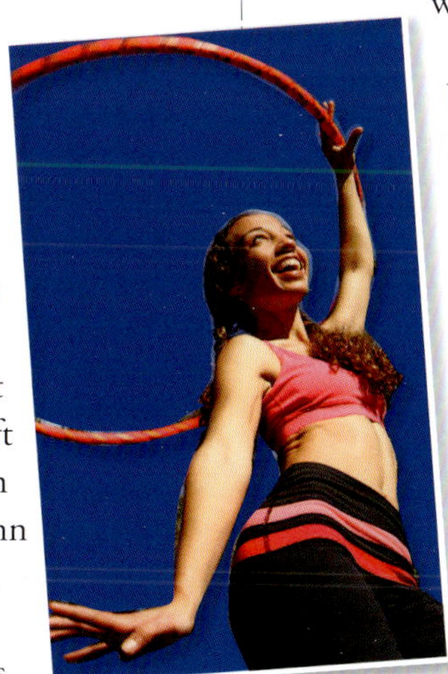

Hula-Hoop hätte es sicher nicht in so viele Fitness-Hitlisten geschafft und würde auch nicht in Tausenden von Studios angeboten werden, wenn es einfach nur *Spaß* machen würde, oder? Hula-Hoop ist nicht nur ein hervorragendes aerobes Workout, es fördert auch den Muskelaufbau und verbessert die Beweglichkeit – und erfüllt somit die drei wichtigsten Anforderungen führender Fitnessexperten an ein professionelles Ganzkörper-Workout.

Der Einstieg: Stretching

Wie bei jeder sportlichen Betätigung wird Ihr Körper es Ihnen danken, wenn Sie sich vorher mit ein paar Dehnübungen aufwärmen. Das folgende Warm-up lockert die Muskeln, bringt den Puls in Schwung und erhöht Blutfluss und Sauerstofftransport im gesamten Körper. Es stimmt auch auf die leidenschaftliche, sinnliche Grundhaltung ein, die im Hoopdance vorherrscht.

Jeder Trainingseinheit sollten mindestens fünf Minuten Stretching vorausgehen. Wenn Ihnen nicht viel Zeit zur Verfügung steht, wählen Sie am besten solche Übungen, die jenen Muskeln und Gelenken zur Vorbereitung dienen, die Sie nachfolgend am meisten beanspruchen wollen. Atmen Sie tief ein. Grundsätzlich gilt: bei der Anspannung *ausatmen*. Vergessen Sie nicht, auch die Mundwinkel zu einem Lächeln zu formen, wenn Sie Ihren Körper strecken.

Führen Sie dieselben Stretching-Übungen auch als Abschluss Ihrer Hula-Hoop-Einheit aus. Stretching nach dem Workout verbessert die Beweglichkeit und hilft, die Muskeln zu entspannen. Für Ungeübte ist es umso wichtiger, nicht auf das Stretching danach zu verzichten, denn ungewohnte Bewegungen und eine Überbeanspruchung der Muskeln können gerade am Anfang schnell zu Muskelkater führen. Während des Trainings entstehen mikroskopisch kleine Muskelfaserrisse, die zunächst keine Beschwerden verursachen. Am nächsten Tag jedoch, wenn der körpereigene Reparaturprozess beginnt, dringt Gewebswasser in die Muskulatur ein – und die dadurch verursachten Schwellungen tun eben weh.

OBERSCHENKELDEHNUNG

Beanspruchte Körperpartie ▸ **BEINE**

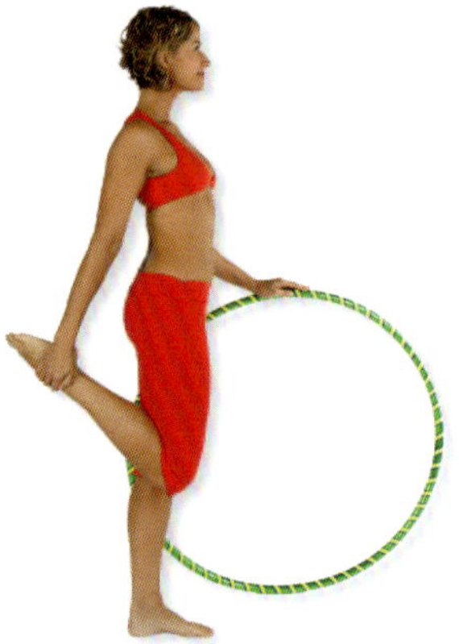

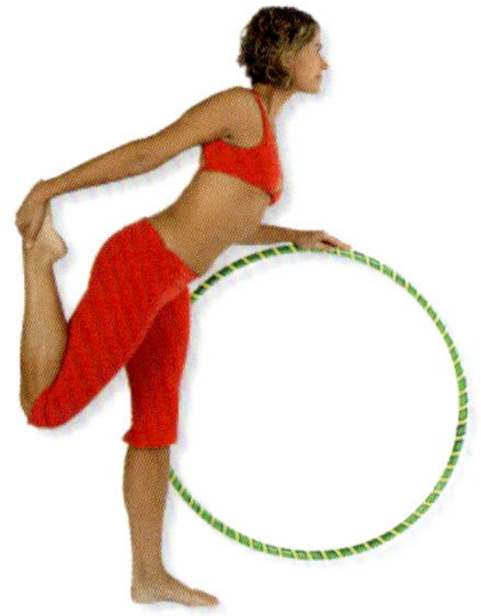

1 Die Füße sind schulterbreit auseinander. Stellen Sie den Reifen links neben sich auf den Boden und legen Sie die linke Hand darauf ab. Umfassen Sie nun den rechten Knöchel mit der rechten Hand und ziehen Sie das Bein zum Po. (Wenn Ihnen diese Dehnübung schwerfällt, dann benutzen Sie einen Yogagurt, mit dem sich der Knöchel leichter fassen lässt.)

2 Halten Sie den Rücken gerade und achten Sie darauf, dass das gebeugte Knie nicht nach vorne ausweicht. Verstärken Sie die Dehnung, indem Sie sich nach vorne beugen und die Ferse näher an den Po ziehen. Halten Sie diese Position und zählen Sie bis drei. Wechseln Sie dann die Seite.

NACKENROLLEN

Beanspruchte Körperpartie ▸ **NACKEN**

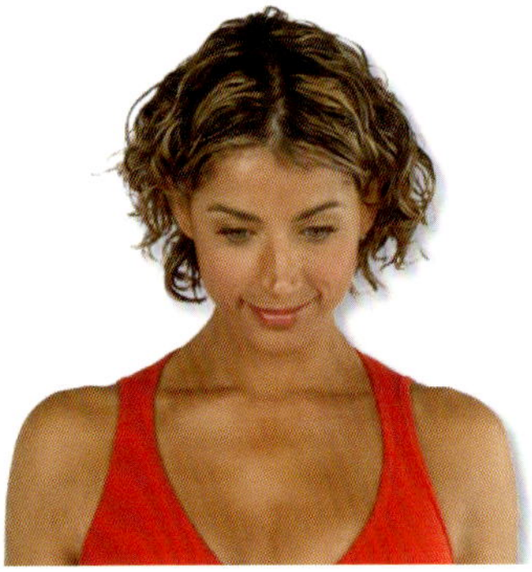

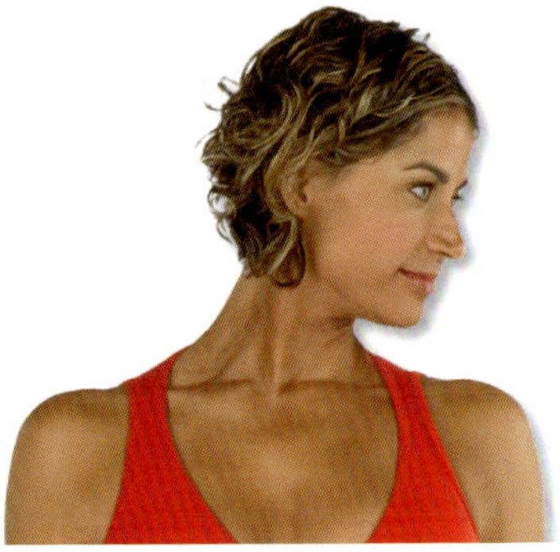

1 Die Schultern hängen nach unten und sind entspannt, neigen Sie den Kopf nach vorne, sodass das Kinn Richtung Brust zeigt. Beginnen Sie mit einer langsamen Kreisbewegung und atmen Sie ein, während Sie den Kopf nach rechts oben rollen. Die Ausatmung erfolgt, sobald Sie den höchsten Punkt erreicht haben und sich wieder in der Abwärtsbewegung nach links befinden.

2 Achten Sie darauf, den Kopf nicht nach hinten zu legen. Um die empfindlichen Halswirbel zu schützen, sollten Sie sich vorstellen, Sie zeichneten mit der Nasenspitze einen Kreis auf ein Fenster, das sich direkt vor Ihnen befindet. Absolvieren Sie jeweils fünf volle Umdrehungen im Uhrzeiger- und Gegenuhrzeigersinn.

RUMPFDREHUNG

Beanspruchte Körperpartien ▸ **BAUCH, RÜCKEN**

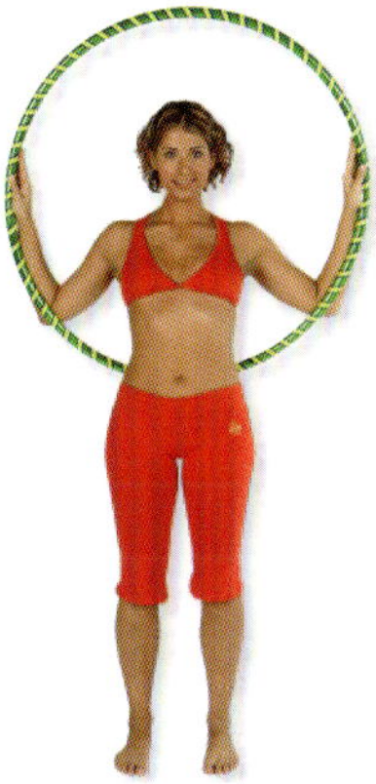

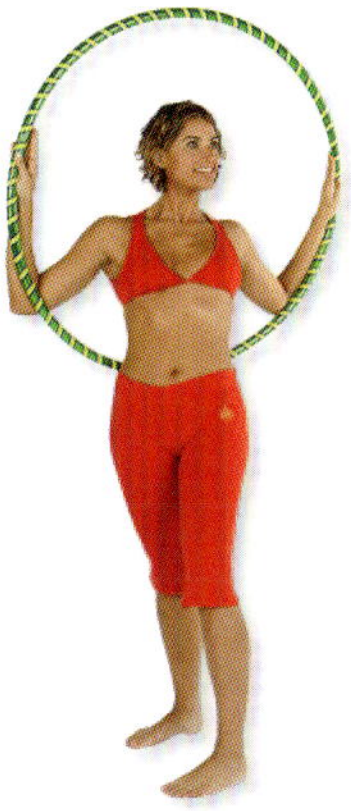

1 Die Füße sind schulterbreit auseinander. Halten Sie den Reifen hinter dem Körper so, dass sein unteres Ende Ihr Kreuz berührt und sich sein oberes Ende über Ihrem Kopf befindet. Atmen Sie tief ein und halten Sie den Unterkörper gerade. Drehen Sie jetzt nur den Oberkörper nach rechts. Pause.

2 Drehen Sie sich dann nach links, bis Sie eine sanfte, wohltuende Dehnung spüren. Halten Sie den Kopf oben und den Reifen senkrecht gegen den Rücken gepresst. Atmen Sie regelmäßig ein und aus, während Sie vier weitere Drehungen in beide Richtungen ausführen.

RUMPFBEUGEN

Beanspruchte Körperpartien ▸ **HÜFTEN, RÜCKEN, BEINE**

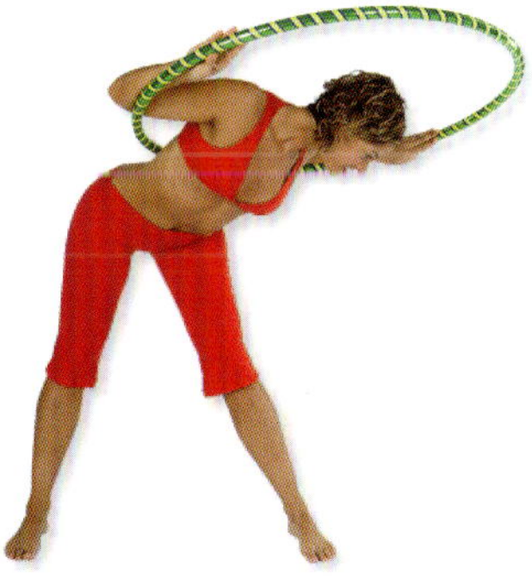

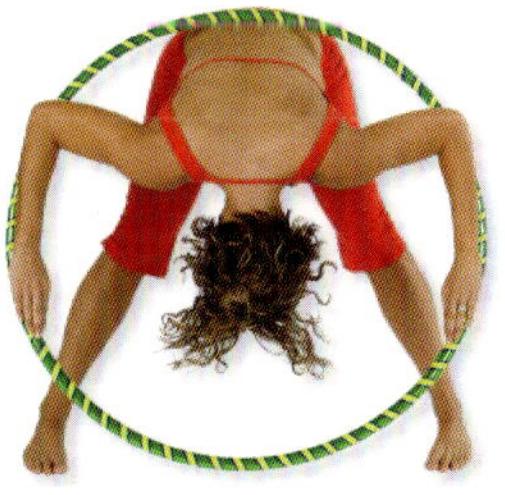

1 Stehen Sie aufrecht, halten Sie den Reifen hinter Ihrem Rücken (so wie bei der Rumpfdrehung oben) und atmen Sie ein. Atmen Sie langsam aus, während Sie den Oberkörper schräg nach vorne beugen, sodass der oberste Punkt des Reifens zum linken Fuß hinunterschwingt. (Ihr Reifen streift dabei möglicherweise den Boden, was völlig in Ordnung ist.) Spüren Sie die sanfte Dehnung der linken Oberschenkelrückseite und entlang der rechten Seite.

2 Immer noch nach vorne gebeugt, bringen Sie nun den Reifen in die Körpermitte und dann zum rechten Fuß. Spüren Sie die Dehnung auf der anderen Seite. Atmen Sie ein und richten Sie sich dabei langsam wieder auf, bis Sie mit dem Reifen am Rücken wieder in die Ausgangsposition zurückkehren. Stellen Sie sich vor, Sie sind eine Windmühle, deren Flügel sich langsam und gleichmäßig in einer sanften Brise bewegen. Wiederholen Sie diese Übung viermal und wechseln Sie dann die Richtung.

HÜFTSCHWINGEN

Beanspruchte Körperpartie ▸ **HÜFTEN, BAUCH, RÜCKEN**

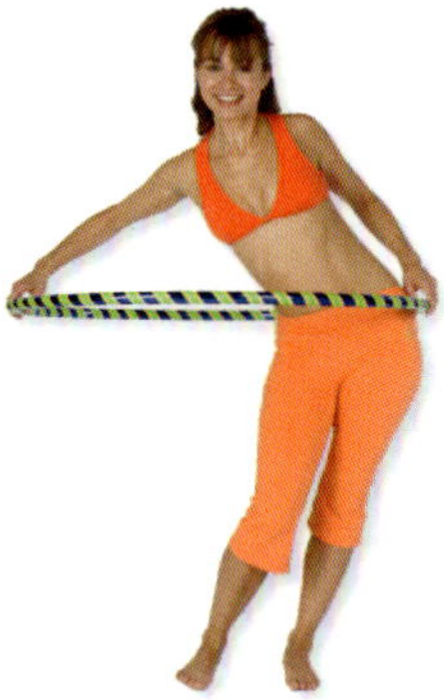

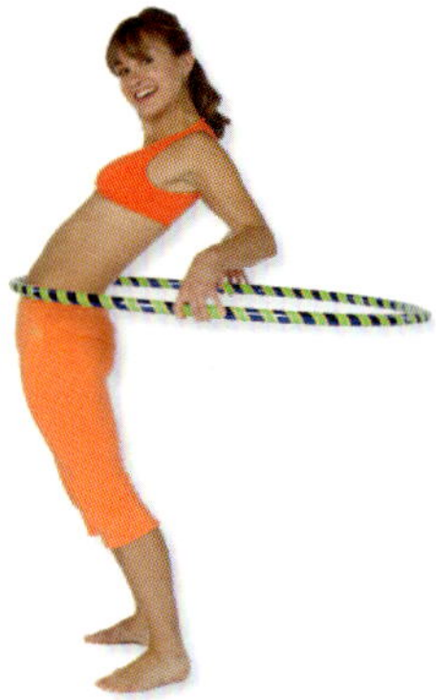

1 Halten Sie den Reifen auf Taillenhöhe, Ihre Füße sind schulterbreit auseinander. Mit langsamen, ausladenden Bewegungen schwingen Sie die Hüften nach links und nach rechts, während der Reifen unbewegt bleibt. Atmen Sie gleichmäßig ein und aus. Versuchen Sie, die Innenseite des Reifens mit den Hüften zu berühren. Wiederholen Sie diese Übung zehnmal.

2 Schwingen Sie die Hüften nun jeweils zehnmal vor und zurück. Es handelt sich dabei um dieselbe Bewegung, die Sie vornehmen müssen, um den Reifen später in seiner Umlaufbahn zu halten – dieser Ablauf sollte sich gut in Ihr Muskelgedächtnis einprägen. Ziehen Sie die Schulterblätter nach hinten unten, der Kopf bleibt aufrecht.

HEBEN + HOCKEN

Beanspruchte Körperpartie ▸ **ARME, BEINE**

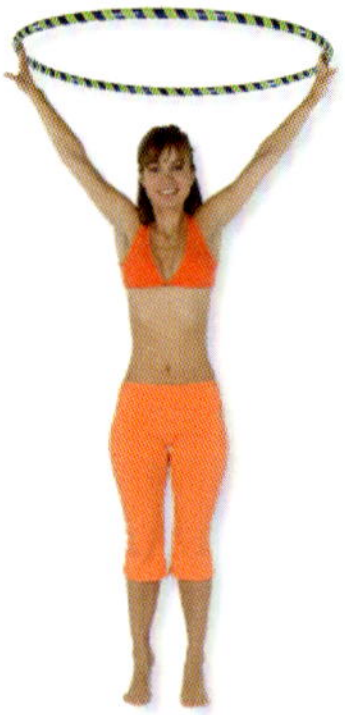

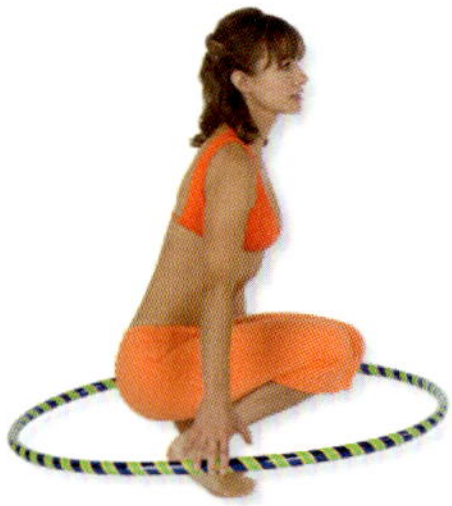

1 Stellen Sie sich aufrecht hin und halten Sie den Reifen auf Taillenhöhe (wie oben beim Hüftschwingen). Beim Ausatmen heben Sie den Reifen hoch und strecken die Arme dabei so, dass sich der Reifen wie ein Heiligenschein über Ihrem Kopf befindet. Stellen Sie sich auf die Zehenspitzen, um die Waden zusätzlich anzuspannen.

2 Bringen Sie den Reifen zurück auf Hüfthöhe, atmen Sie ein, und gehen Sie nun in die Hocke. Senken Sie den Po nach hinten ab, als wollten Sie sich auf einen Stuhl setzen. (Falls Sie Probleme mit den Knien haben, lassen Sie diese Aufwärmübung lieber weg.) Ziehen Sie die Schulterblätter nach hinten unten und halten Sie den Rücken gerade. Gehen Sie nun im ständigen Wechsel in die Hebe- und in die Hockposition. Wiederholen Sie diese Übung zehnmal.

SCHULTER-SHIMMYS

Beanspruchte Körperpartie ▸ **SCHULTERN, RÜCKEN**

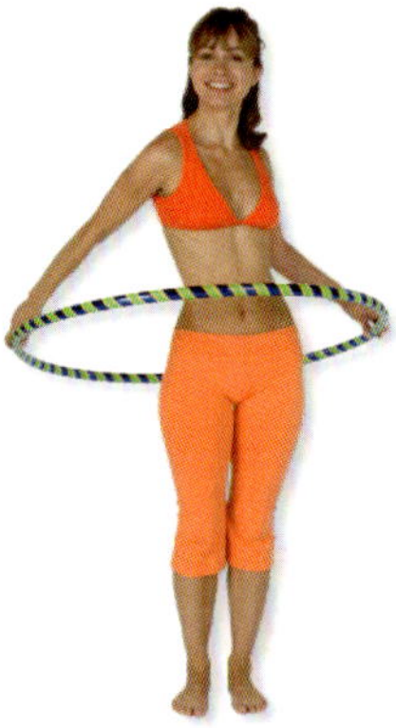

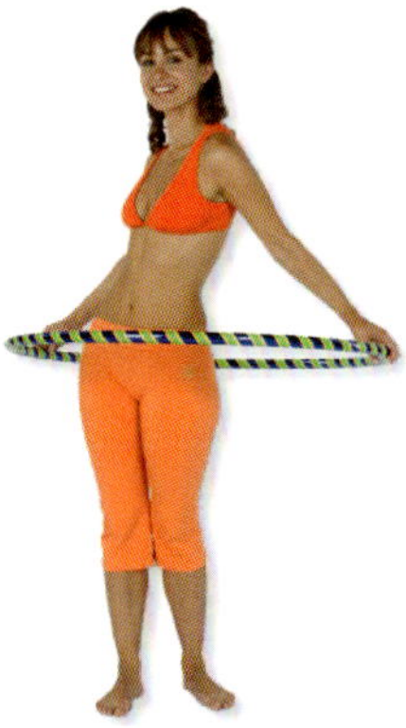

1 Stehen Sie aufrecht und halten Sie den Reifen mit einem lockeren, flexiblen Griff um die Körpermitte. Drücken Sie die rechte Schulter nach vorne, während Sie die linke nach hinten ziehen. Drücken Sie nun umgekehrt die linke Schulter nach vorne, während Sie die rechte nach hinten ziehen. Halten Sie den Reifen und den Unterkörper dabei so ruhig wie möglich. Das Atmen nicht vergessen!

2 Stellen Sie sich vor, in Ihren Schultern befänden sich Maracas (= Rumba-Rasseln), während Sie das Tempo der im ersten Schritt beschriebenen Bewegungen beschleunigen, die kontrolliert, rhythmisch und ohne Unterbrechung ablaufen soll. Fahren Sie mit dem Shimmy so lange fort, bis Ihnen kribbelig und warm ist, was nach etwa einer Minute der Fall sein dürfte.

PUSH-OUTS

Beanspruchte Körperpartie ▸ **ARME, BEINE**

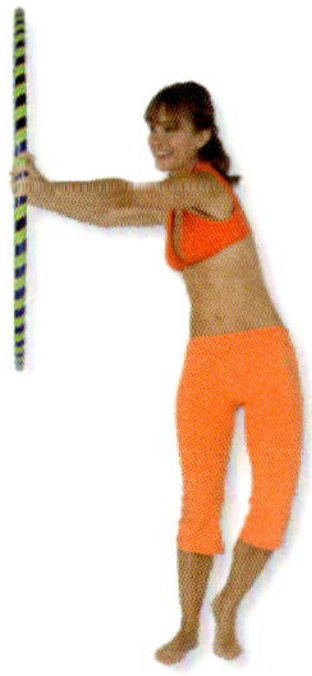

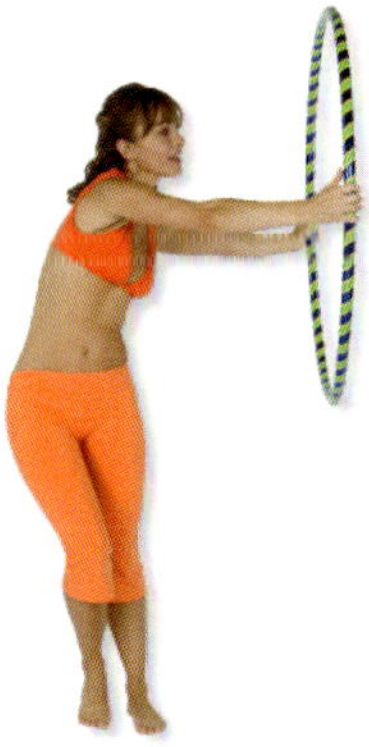

1 Fangen Sie mit einem Step-Touch an, das heißt, machen Sie mit dem rechten Fuß einen Schritt nach rechts und stellen Sie den linken unmittelbar daneben ab, sodass er den rechten fast berührt. Umgekehrt machen Sie nun mit dem linken Fuß einen Schritt nach links und stellen den rechten daneben ab. Fühlen Sie sich mit dem ganzen Körper in den Rhythmus ein. Dabei halten Sie den Reifen und drücken ihn zur Seite – in dieselbe Richtung, in die Sie den Schritt machen.

2 Wenn Sie einen Schritt nach rechts machen, drücken Sie den Reifen nach rechts außen. Ihr rechter Arm sollte dabei gerade und zur Seite gestreckt sein. Machen Sie dann einen Schritt nach links und drücken Sie den Reifen umgekehrt nach links außen. Wiederholen Sie diese Übung auf jeder Seite zehnmal.

Einfach atmen

WUSSTEN SIE, DASS DIE LUNGE DAS EINZIGE Organ im Körper ist, das wir unmittelbar beeinflussen können? Beim Hula-Hoop ist es entscheidend, die Atmung kontrollieren und verlangsamen zu können. Das entspannt den Körper und beruhigt den Geist, sodass Sie immer Kontrolle, Balance und Anmut bewahren, ganz gleich, wie sehr Sie sich verausgaben, wie schnell oder wie lange Sie sich drehen oder wie hoch Sie auch springen.

Pranayama Yoga ist eine Methode zur Verlängerung der Atmung, um die Lebensenergie zu erhöhen. Hooper greifen auf diese Technik zurück, indem sie bewusst tiefer und länger ein- bzw. ausatmen. Diese Art der gezielten Atmung erlaubt es Ihnen, konzentriert, wachsam und im Körper präsent zu bleiben, während Sie sich den körperlichen Herausforderungen stellen. Inspirationen – deren ursprünglicher Wortsinn »Einhauchungen« bedeutet – führen Sie somit zu wahrer Inspiration!

Setzen Sie sich bequem auf einen Stuhl oder auf den Boden, die Schultern sind nach hinten unten gezogen, um den Brustkorb zu weiten. Wenn Sie sich mit der Prana-Atmung noch nicht auskennen, beginnen Sie am besten damit, sich Ihrer Atmung bewusst zu werden, indem Sie die Hände auf den Bauch legen. Atmen Sie durch die Nase ein und füllen Sie den Bauchraum vollständig mit Luft. (Spüren Sie, wie sich der Bauch unter den Händen dehnt.) Atmen Sie weiter ein und lassen Sie als Nächstes Luft in Ihre Brust (wodurch sich der Brustkorb dehnt) sowie den oberen Teil der Lunge einströmen (sodass sich die Schlüsselbeine heben). Pausieren Sie einen Augenblick und atmen Sie dann in umgekehrter Reihenfolge wieder aus. Setzen Sie den Atem also zunächst aus dem oberen Lungenbereich frei, dann aus der Brust und schließlich aus dem Bauch. Achten Sie darauf, dass die ganze Luft aus dem Bauchraum entweicht (spüren Sie, wie die Bauchmuskeln dabei in Richtung Wirbelsäule gezogen werden). Pause. Stellen Sie sich beim Einatmen vor, Sie würden in Bauch und Brust jeweils einen großen Ballon aufblasen. Beim Ausatmen stellen Sie sich dagegen vor, Ihre Lunge sei flach gedrückt wie eine leere Plastiktüte.

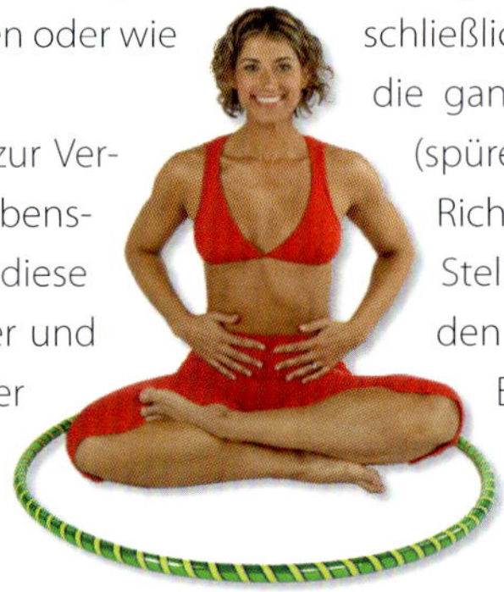

Wiederholen Sie diese Übung und versuchen Sie nun, die Dauer der Ein- und Ausatmung zu verlängern, indem Sie die Sekunden zählen. Atmen Sie ein und zählen Sie bis drei, dann atmen Sie aus und zählen dabei wieder bis drei. Achten Sie darauf, auch jetzt alle drei Bereiche des Brustkorbs mit Luft zu füllen. Erhöhen Sie allmählich die Dauer der Ausatmung, bis sie doppelt so viel Zeit in Anspruch nimmt wie die Einatmung. Mit anderen Worten: Wenn Sie bis drei einatmen, dann atmen Sie bis sechs aus – sofern Sie sich dabei noch wohlfühlen. Kehren Sie nach einigen solcher Durchgänge zu Ihrer normalen Atmung zurück. Machen Sie eine Pause und hören Sie in Ihren Körper hinein, um zu erspüren, wie es ihm geht.

Bringen Sie Ihren Geist in Form

Wenn es Anfängern schwerfällt, eine körperliche Herausforderung zu bewältigen, ist das oft eine Frage der Einstellung. Lassen Sie alle negativen Erfahrungen los, die Sie vielleicht in der Vergangenheit im Zusammenhang mit Hula-Hoop hatten, und schaffen Sie sich eine positive Grundeinstellung. Hula-Hoop macht Spaß, und auch Sie können es meistern. Sie schaffen das!

Machen Sie es den Spitzensportlern nach, die die Methode der Visualisierung anwenden, um

Topwertungen zu erzielen und Goldmedaillen zu gewinnen. Eiskunstläufer stellen sich beispielsweise oft vor, sie würden bei der dritten Drehung eines dreifachen Lutz frei im Raum schweben. Tennisstars sehen vor ihrem geistigen Auge, wie sich ihr Aufschlag in ein Ass verwandelt. Läufer malen sich aus, wie sie in Bestzeit über die Ziellinie fliegen. Es gibt einen guten Grund, weshalb Leistungssportler diese Technik anwenden: Sie funktioniert nämlich!

Stellen Sie sich nun vor, Sie stehen im Reifen: Ihre Hüften bewegen sich rhythmisch. Ihre Füße stemmen sich wie Säulen in den Boden, während Ihre Wirbelsäule anmutig mitfedert. Ihr Rumpf bewegt sich mit Leichtigkeit, um den Reifen jedes Mal in Empfang zu nehmen, wenn er sich gegen Sie presst. Ihre Arme fließen wie Quecksilber. Ihr baumstarker Rumpf treibt den dynamischen Tanz kraftvoll an. Ausgelassenheit und Schweiß bringen Ihre Haut zum Glänzen. Die pulsierende Bewegung des Reifens beruhigt Ihren Geist; Sie atmen tief aus dem Bauch heraus und strahlen aus dem tiefsten Inneren.

Und falls der Reifen bei den ersten Versuchen – oder selbst nach dem zehnten oder zwanzigsten Versuch – zu Boden fällt, sollten Sie sich auf das Gefühl der *Faszination* konzentrieren und nicht auf die Enttäuschung. Lassen Sie sich vom Ehrgeiz packen, eine neue Fähigkeit beherrschen zu wollen. Nehmen Sie sich vor, erfolgreich zu sein. Und vergessen Sie nicht, mitfühlend und geduldig mit Ihrem Körper zu sein. Babys stehen auch nicht einfach auf und fangen aus heiterem Himmel an zu laufen – es dauert einfach seine Zeit, bis sie über genügend Gleichgewichtssinn und Kraft verfügen.

Bei meinem ersten Hula-Hoop-Versuch fuchtelte ich zwanzig Minuten wild herum, doch der Reifen fiel immer wieder herunter! Aber der Augenblick, in dem der Reifen mich umkreiste, bevor er fiel, war so berauschend, dass ich mir schwor, ihn wieder zu erleben. Erinnern Sie sich daran, wie oft Sie von Ihrem ersten Fahrrad gefallen sind, nur um gleich darauf wieder in den Sattel zu steigen. Mit dem Hula-Hoop verhält es sich nicht anders: Das erhebende Gefühl, wenn es dann endlich *klappt* – und sei es auch nur für eine Sekunde –, wird Sie motivieren und Ihre Beharrlichkeit stärken.

Konzentrieren Sie sich zunächst darauf, den Reifen einmal um den Körper kreisen zu lassen. Saugen Sie dieses Erfolgserlebnis förmlich in sich ein und bauen Sie darauf auf. Werten Sie selbst jedes noch so kleine Erfolgserlebnis als Zeichen dafür, dass Sie es schaffen können. Sie sind auf dem besten Weg, den richtigen Dreh herauszubekommen!

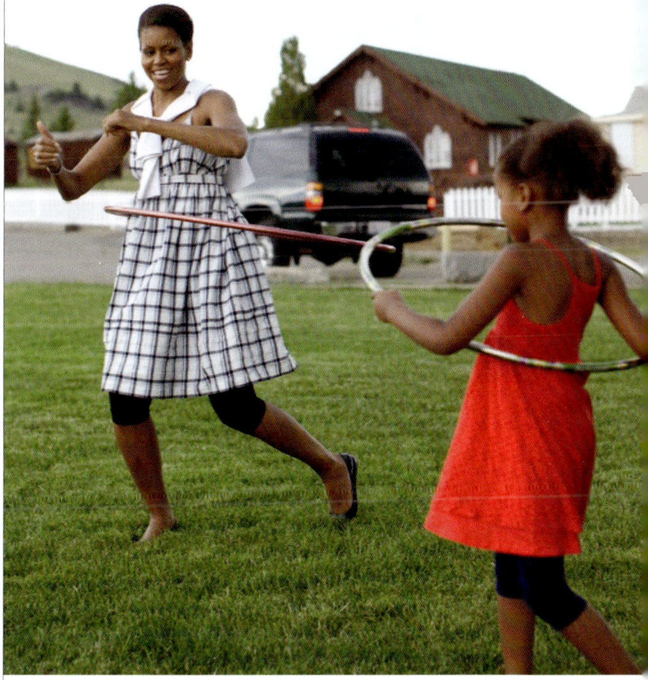

First Lady Michelle Obama und Tochter Sasha beim Hula-Hoop.

Schluss mit dem Versteckspiel

ICH ERINNERE MICH DARAN, WIE ICH AUF RAVE-Partys dünne Mädchen in ihren Reifen tanzen sah. Ich dachte mir: Das, was die machen, kann ich ganz bestimmt nicht. Sie müssen wissen, ich bin ein Apfeltyp. Aber ich kaufte mir trotzdem einen Reifen, weil ich wusste, dass man prima damit abnehmen kann. Als er da war, lag er dann aber zunächst monatelang in der Ecke. Er lächelte mich zwar immer wieder an, doch es war mir einfach zu peinlich, ihn in die Hand zu nehmen, wenn meine Mitbewohner in der Nähe waren.

In der Zwischenzeit unternahm ich alles in meiner Macht Stehende, um mich unter 90 Kilogramm zu bringen. Ich ging fünf Tage in der Woche ins Fitnessstudio und versuchte eine Menge Dinge wie Crosstraining und Laufbandeinheiten. Ich strich meine Ernährung radikal zusammen, bis ich täglich nur noch Miniportionen Kaninchenfutter zu mir nahm und sonst gar nichts. Auf meinem Speiseplan standen irgendwann einmal nur noch Salate, Salate und wieder Salate.

Als ich eines Tages alleine im Haus war, probierte ich meinen Reifen dann doch einmal aus. Ich war verblüfft, wie gut sich das anfühlte! Es erschien mir gar nicht wie Training, es machte einfach nur Spaß. Und ich fand schnell heraus, dass ich Dinge tun konnte, die ich nie für möglich gehalten hatte. Ich konnte die Kraft, die Ausdauer und Beweglichkeit in meinem Körper spüren, den ich so viele Jahre verachtet und versteckt hatte. Mit der Zeit legte ich meine falsche Scham ab, belegte Hula-Hoop-Kurse und traf mich manchmal mit Gleichgesinnten in der Nähe. Stand ich erst einmal in meinem Reifen, hatte ich das Gefühl, es würde mich sowieso niemand ansehen – es war, als sei der Reifen der Star, nicht ich.

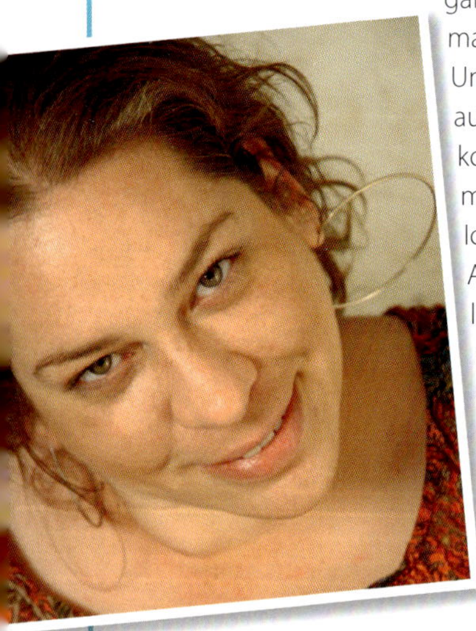

Da ich mir immer noch Sorgen um mein Gewicht und meine Gesundheit machte, konsultierte ich Ärzte, Ernährungsberater und Personal Trainer. Ich unterzog mich verschiedenen Tests, um meinen Stoffwechsel prüfen zu lassen, und mein Personal Trainer legte mir ein Armband an, um zu sehen, wie viel Kalorien ich pro Tag verbrannte. Ich musste das Ding eine Woche lang rund um die Uhr tragen, selbst wenn ich schlief – nur beim Duschen durfte ich es ablegen.

Die Ergebnisse hauten meinen Personal Trainer und meinen Arzt ganz schön um. In Christabels Hoop-Kurs verbrannte ich zehn Kalorien pro Minute bzw. 600 Kalorien pro Stunde. Der Crosstrainer hatte seinen Meister gefunden!

Schlussendlich stellten die Ärzte fest, dass sich mein Stoffwechsel als Reaktion auf meine Hungerkur so extrem heruntergeregelt hatte, dass ich gar nicht mehr abnehmen konnte. Also fing ich wieder an, normal zu essen – Sie haben ja keine Ahnung, was für eine Erleichterung und Freude das war –, während ich weiter Hula-Hoop betrieb.

Ich bin heute zwar kein Strich in der Landschaft, aber mein Körper ist straffer geworden, und mein Speiseplan hat sich normalisiert. Und ich vertrete die Auffassung: Ich kann ja gar nicht so unattraktiv sein – denn die abgefahrenen Bewegungen, die mir mit dem Reifen gelingen, muss mir erst mal einer nachmachen! Und schließlich habe ich Disziplin und Konzentrationsvermögen entwickelt, die meine körperlichen Veränderungen auch innerlich widerspiegeln. Das macht mich stolz und zuversichtlich.

Name: Holly
Beruf: Software-Raubkopiefahnderin

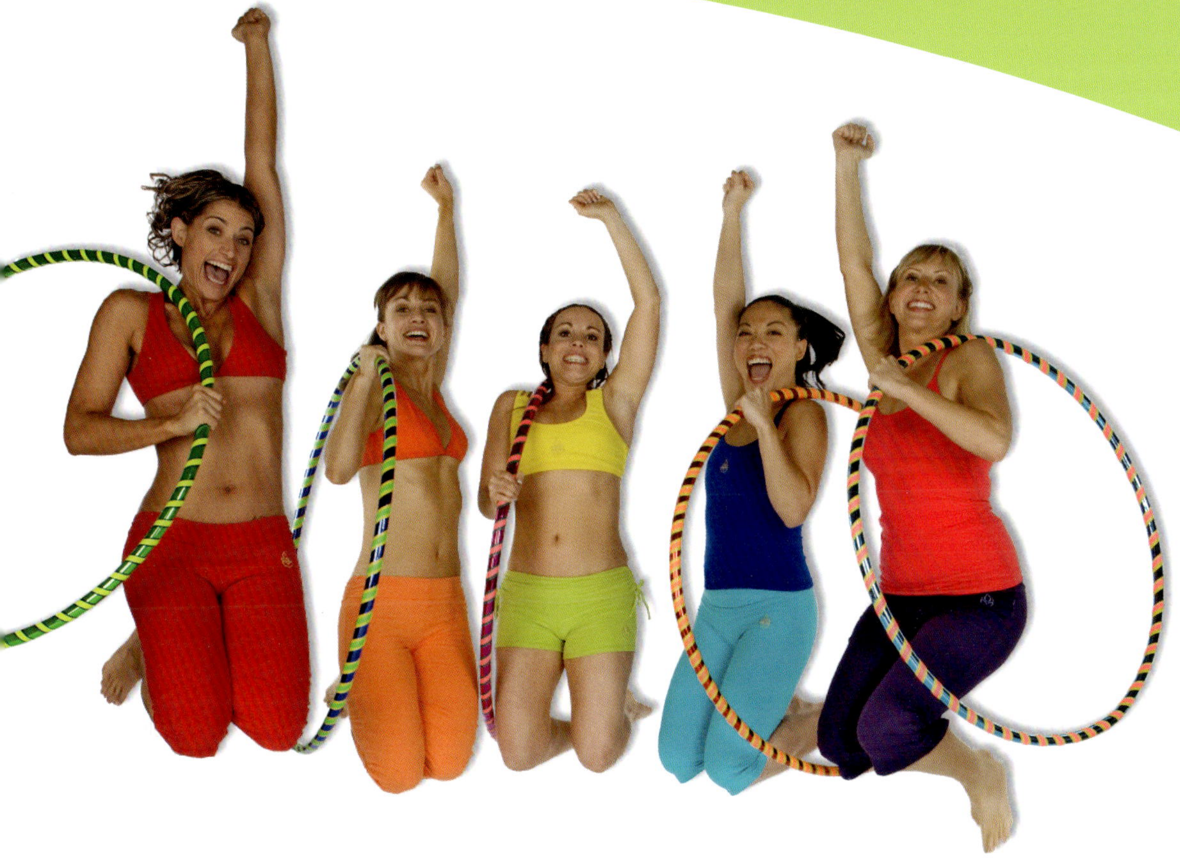

Übung des Tages »Ich schaffe das!«

TRAINIEREN SIE ERST IHRE EINSTELLUNG, BEVOR SIE MIT DEM REIFEN LOSLEGEN. Wenn Sie sich dabei ertappen, wie Zweifel an Ihnen nagen und Sie nicht glauben, dass es Ihnen gelingt, den Reifen um die Hüften kreisen zu lassen, kann eine kleine Schreibübung Ihr Selbstvertrauen stärken. Denken Sie einen Moment nach und erinnern Sie sich an das letzte Mal, als man Sie darum bat, etwas zu tun, das Sie sich selbst nie zugetraut hätten – und Sie sich trotzdem dieser Herausforderung gestellt haben. Wie haben Sie sich nach dieser Leistung gefühlt? Welche Emotionen schossen Ihnen dabei durch Körper und Geist? Und wo genau konnten Sie sie wahrnehmen?

Schreiben Sie darüber einige Sätze in Ihr Hula-Hoop-Tagebuch (siehe Seite 10) und dokumentieren Sie jede Phase dieses Prozesses: Zweifel, Versuch(e), Erfolg(e), Gefühl(e) und Lernfortschritt(e). Beschreiben Sie sie so, als würden Sie Ihr Erfolgserlebnis einer guten Freundin erzählen. Verwenden Sie dabei visuelle Details und Metaphern, um das Ereignis möglichst anschaulich zu beschreiben.

DIE BEWEGUNGEN

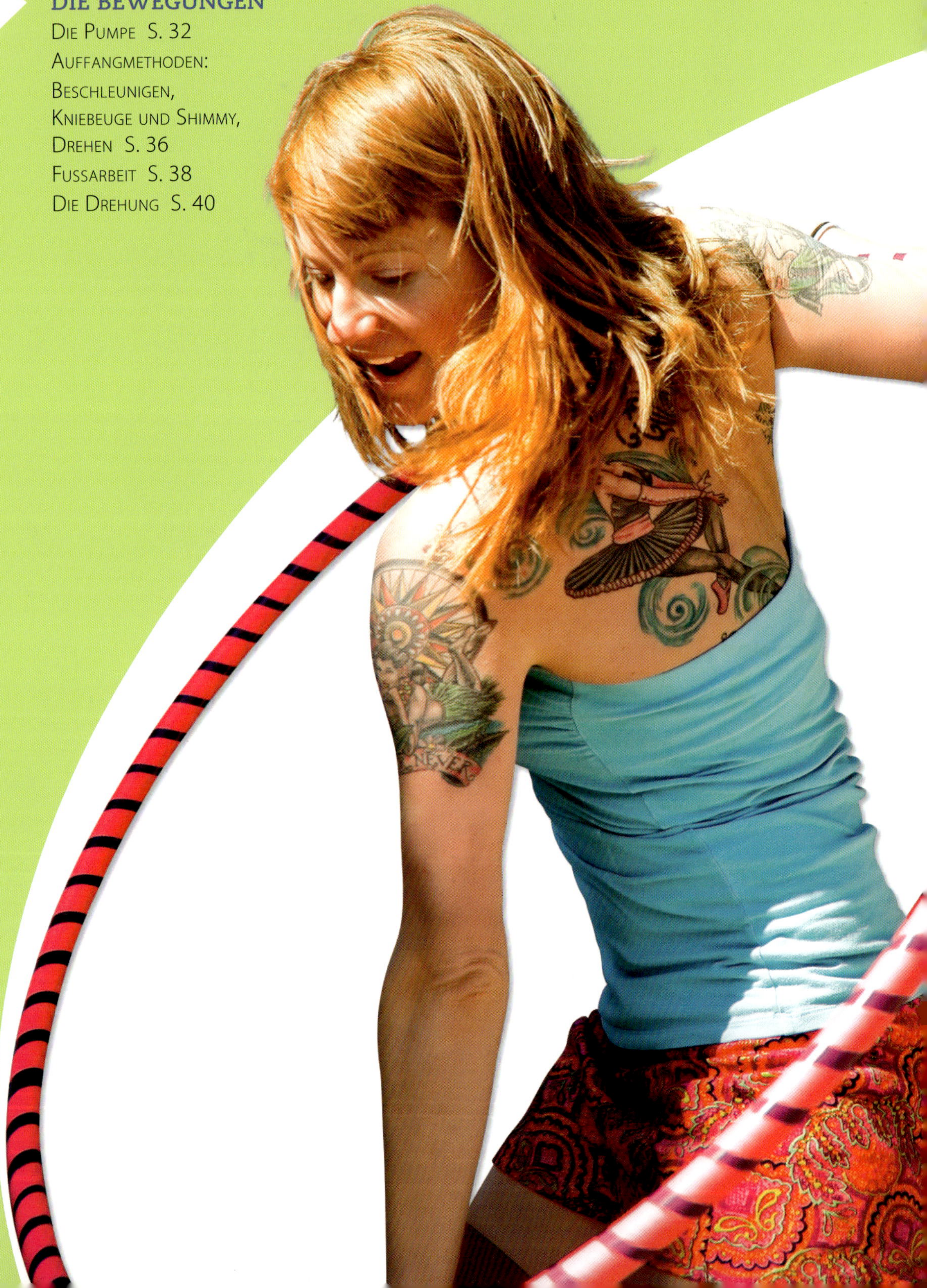

Kapitel 2

Die Welt dreht sich im Kreis

HULA-HOOP IM WANDEL DER ZEIT

Wer laufen kann, der kann auch hoopen! Es spielt keine Rolle, wie alt oder fit man ist, und auch Ihre Körpermaße sind völlig unwichtig: Fülligere Frauen können entsprechend größere Reifen verwenden, um mal so richtig Gas zu geben. Das alles ist möglich, weil sich die Reifen weiterentwickelt haben: Es gibt sie heute auch in Erwachsenengrößen und mit Gewebeband beklebt, damit sie besser am Körper haften bleiben.

Und Hooper gibt es überall. Es ist völlig egal, wo Sie leben – die Menschen lassen ihre Reifen überall kreisen, auf der Straße und auf Dächern, in Turnhallen und Vorgärten, im Schnee und am Strand. Und weil man überall trainieren kann, ist keine teure Mitgliedschaft im Fitnessstudio nötig. Ein Hoch auf Low-Tech! Keine Kabel, kein Metall, keine scharfen Kanten. Es ist auch keine umständliche Montage erforderlich. Alles, was Sie brauchen, sind Ihre Hüften – und ein eigener Reifen. (Siehe Seite 28 für Hinweise zum Kauf eines Reifens.)

Hula-Hoop ist erwachsen geworden. Die Freizeitbeschäftigung, der man einst auf dem Spielplatz und im Kinderzimmer nachging, hat sich zum *Hoopdance* weiterentwickelt, einem schweißtreibenden, anerkannten Ganzkörpertraining. Inzwischen gibt es Zehntausende Hula-Hoop-Begeisterte auf der ganzen Welt, die Internetnetzwerke wie YouTube und Facebook verwenden, um dort andere um Rat zu fragen, Kunststücke und Videos auszutauschen oder sich zu verabreden, damit sie sich auch einmal persönlich treffen können, um gemeinsam zu üben, ins Schwitzen zu kommen und Spaß zu haben. Die Revolution ist da!

Die Grundlagen

Das Einzige, was Sie brauchen, um auch Spaß zu haben, ist ein Reifen. Ich rede nicht von den Modellen, die es im Spielwarenladen zu kaufen gibt. Sie sind für Kinder gemacht und für die meisten Erwachsenen zu klein und zu leicht. Ich rede von einem Reifen für Erwachsene, der einen größeren Durchmesser hat und aus dickerem Material besteht. Wenn er auf dem Boden vor Ihnen steht, sollte sich sein oberes Ende einige Zentimeter über Ihrem Bauchnabel befinden. Als Faustregel gilt: Je größer Sie sind, desto größer sollte auch Ihr Reifen sein.

Größere Reifen drehen sich langsamer, wodurch man sie leichter im Griff hat und schnellere Lernerfolge erzielt. Ich betrachte sie als eine Art Stützrad. Weil sie aus einem schwereren Material bestehen, bieten sie größeren Widerstand, was sie ideal fürs Krafttraining macht (selbst wenn sie nur 700 Gramm wiegen). Man kommt mit ihnen schneller ins Schwitzen.

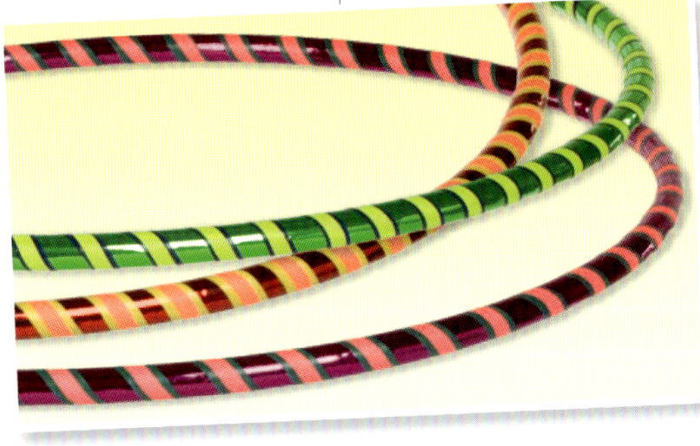

»Tokio ist eine Stadt, in der es oft schwerfällt, Freiräume für sich selbst zu finden. Dank Hula-Hoop ist es mir aber gelungen, ein eigenes, zauberhaftes Reich zu erschaffen. Jetzt habe ich das Gefühl, einzigartig zu sein – und das in einer Stadt mit über 13 Millionen Einwohnern!«

Deanne, 32

Es gibt auch leichtere Erwachsenenreifen, die sich deutlich schneller um den Körper drehen. Ihre Geschwindigkeit macht das Erlernen von Übungen für den Rumpf anspruchsvoller. Fortgeschrittene Hoopdancer greifen oft auch bewusst zu kleineren Reifen.

Im Internet kann man Reifen bestellen, die im Schnitt um die zwanzig Euro kosten. Eine kleine Auswahl an Internetbezugsquellen finden Sie im Anhang auf Seite 214. HoopGirl-Reifen werden individuell gefertigt und haben das optimale Gewicht, um mit Spaß dabeizubleiben und gleichzeitig abzunehmen. Sie wiegen etwa 600 bis 700 Gramm – und sind mit Gewebeband umwickelt, mit dem der Reifen besser an Ihnen »kleben« bleibt.

Sobald Sie sich einen Reifen zugelegt haben, brauchen Sie einen Ort, an dem Sie trainieren können. Für die Einsteigerübungen, bei denen Sie den Reifen um die Hüfte kreisen lassen werden, benötigen Sie nur so viel Raum, dass der Reifen ungehindert um die Körpermitte rotieren kann, was etwa zwei mal zwei Meter wären. Wenn Sie anfangen, Bewegungen auszuprobieren, bei denen Sie den Reifen beispielsweise auch einmal in die Hand nehmen oder in die Luft werfen, benötigen Sie mehr Platz zur Seite (mindestens den dreifachen Durchmesser des Reifens) wie auch nach oben hin. Für die meisten Menschen bedeutet das, in einen Park oder aufs Dach zu gehen (wenn Sie in einem Hochhaus wohnen) oder aber in einem der ungenutzten Bereiche eines Fitnessstudios oder einer Turnhalle zu trainieren, in denen es in der Regel hohe Decken gibt.

DIE RICHTIGE KLEIDUNG

Tragen Sie bequeme Kleidung, die es Ihnen gestattet, sich frei und in alle Richtungen zu bewegen. In Sachen Materialwahl sind Baumwolle und Stretchjeans eine gute Wahl. Vermeiden Sie gleitfähige Kunstfasern wie Viskose, Polyester oder Lycra, mit denen der Reifen leichter die Körperhaftung verliert. Mehr als alle Materialien liebt der Reifen die nackte Haut – sie ist die »rutschsicherste« Oberfläche. Sportbustiers oder Bikinioberteile sind gut, um Ihren Rumpf ins rechte Licht zu rücken.

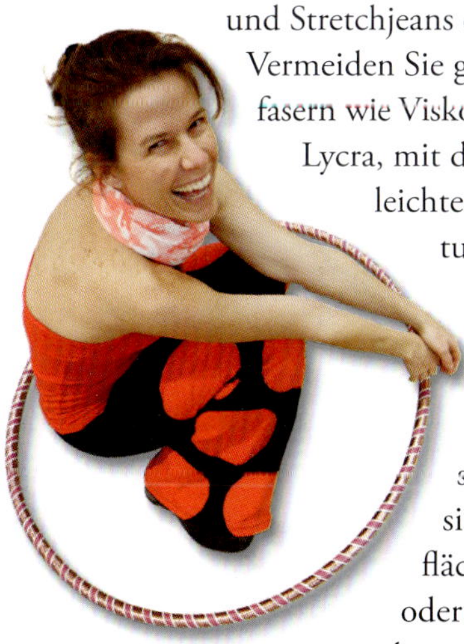

Am besten üben Sie barfuß – vor allem draußen, auf dem Rasen oder am Strand –, weil Sie so am meisten das Gefühl von Freiheit und die Unbeschwertheit aus vergangenen Kindertagen verspüren werden. Probieren Sie's aus! Wenn Sie allerdings mit dem Reifen viel hüpfen und springen, sollten Sie sicherheitshalber Sportschuhe tragen. Im Fitnessstudio oder zu Hause könnten Sie auch einmal Tanzschuhe ausprobieren, mit denen die Füße besser über den Boden gleiten.

Jetzt müssen Sie nur noch einen guten »hoopigen« Sound auflegen, die Lautstärke aufdrehen und schon sind Sie bereit, die Basisübung PUMPE zu erlernen, mit der Sie den Reifen scheinbar endlos um die Hüften kreisen lassen können. Mit Musik macht das Ganze viel mehr Spaß und sie erleichtert das Experimentieren im Hoopdance! Um Ihnen den Einstieg zu vereinfachen, finden Sie im Buch eine Auswahl an Liedern, die die Stimmung der in den einzelnen Kapiteln beschriebenen Bewegungen aufgreifen und widerspiegeln.

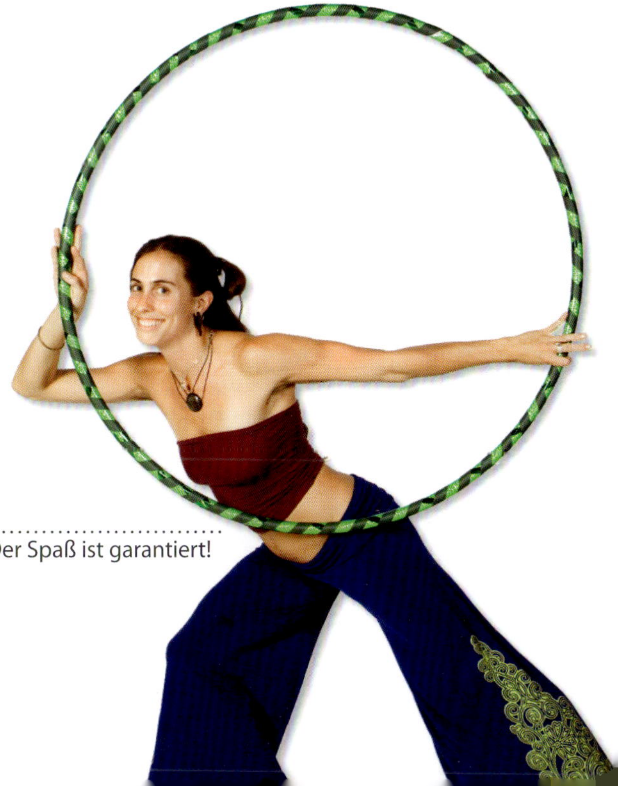

Der Spaß ist garantiert!

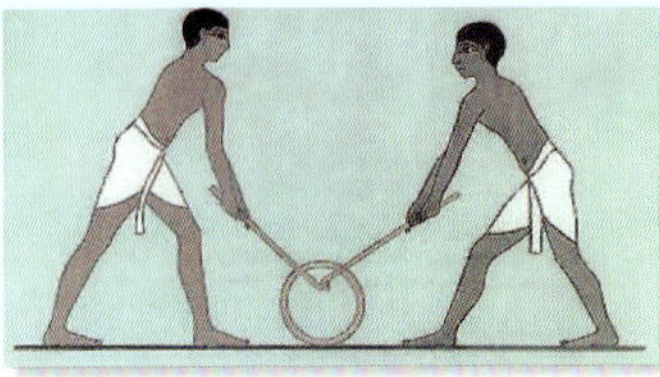

1000 V. CHR.
Ägyptische Kinder spielen mit großen Reifen aus getrockneten Weinreben und harten Gräsern. Das Spielgerät wird mit einem Stock am Boden entlanggeführt oder um die Hüften gekreist.

500 V. CHR.
Griechische Knaben spielen und trainieren mit einem *Trochus* genannten Bronzereifen, der über den Boden gerollt wird.

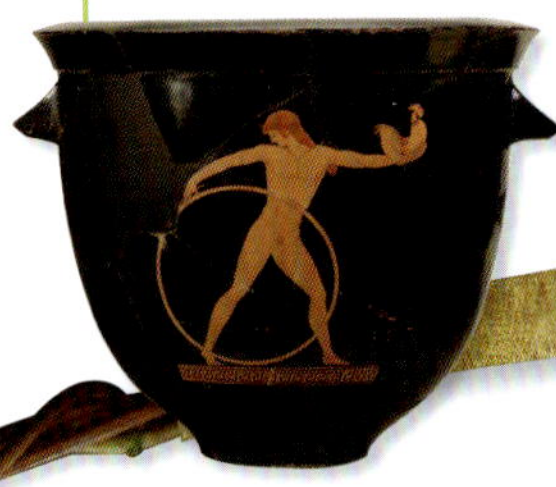

14. JH.
Heiler vom Stamm der Lakota (für die der Reifen den Kreislauf des Lebens symbolisiert) entwickeln rituelle Reifentänze, um das Gleichgewicht und die Harmonie auf der Welt wiederherzustellen. Die Tänzer verwenden Dutzende von kleinen leichten Reifen aus Schilf, um Geschichten zu erzählen und Naturgeschöpfe oder -phänomene darzustellen, zum Beispiel Adler, Schmetterlinge oder Regen.

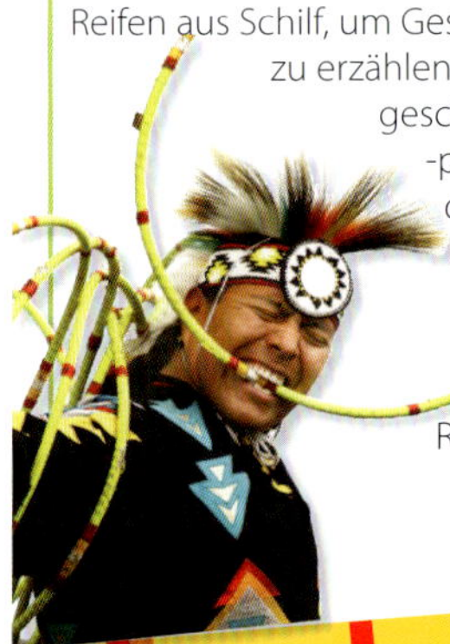

AUSGEHENDES 15. JH.
Vor der österlichen Fastenzeit tanzen in Frankreich mit Blumenkränzen geschmückte Mädchen in Holzreifen.

FRÜHES 18. JH.
Das Spiel mit dem Reifen wird in England zum absoluten Trend. Kinder lassen Holzreifen mit einem Stock über den Boden rollen (»Reifentreiben«) oder bewegen ihn wie beim modernen Hula-Hoop um die Hüften.

Der Reifen – von der

Die Welt dreht sich immer weiter, und der Reifen (oder eine Variante davon) mit ihr. Mal war er beliebter, mal drohte er in Vergessenheit zu geraten, aber immer wieder kehrte er zurück. Schon Jahrhunderte bevor die Wham-O Corporation in den 1950ern den Hula Hoop® aus Plastik auf den Markt brachte, spielten die Menschen mit Reifen, die aus biegsamen Zweigen, Schilf und Kletterpflanzen gemacht waren. Hier ein kleiner Überblick über die vielen Orte

2008–2009
Das *Time Magazine* und andere bekannte amerikanische Medien küren Hoopdance zu den aktuell angesagtesten Fitnesstrends. Beiträge zum Thema erscheinen unter anderem auf Fernsehsendern wie MTV, ABC und NBC sowie in den Zeitschriften *Vogue* und *Shape*.

2007–2009
Prominente wie Beyoncé, Carmen Electra, Gwyneth Paltrow und Michelle Obama outen sich als Hooper. Macka Diamond bringt ihren Hit *Hoola Hoop* heraus.

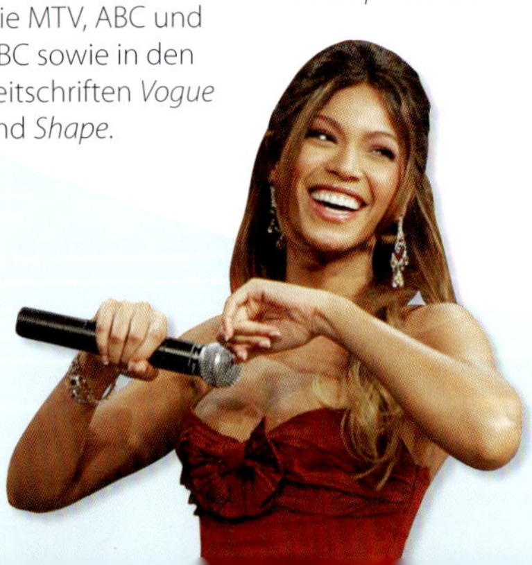

2006
Es beginnen die Dreharbeiten zu der in Spielfilmlänge herausgebrachten Dokumentation *The Hooping Life*, die das Leben von sechs Stars der aktuellen Hula-Hoop-Szene darstellt.

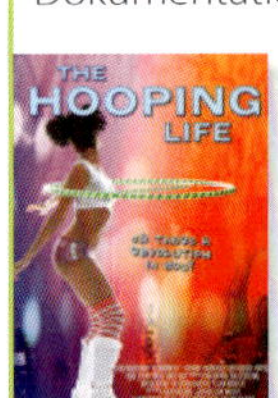

JULI 2006
Hoop-Tänzerin Anah »Hoopaliscious« Reichenbach erscheint in der TV-Show *America's Got Talent*.

2006
Jonathan Baxter entwickelt ein revolutionäres Repertoire an Techniken, die Pausen und Richtungswechsel verwenden, um die fließende Bewegung des Reifens zu unterbrechen und dadurch hervorzuheben.

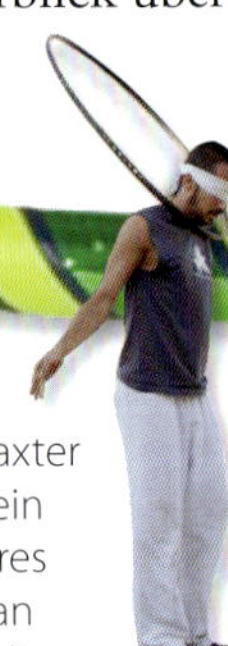

2005
Die Scissor Sisters veröffentlichen das Video zu ihrem Hit *Filthy/Gorgeous*, in dem auch der Hoop-Tänzer und Transvestit Karis zu sehen ist.

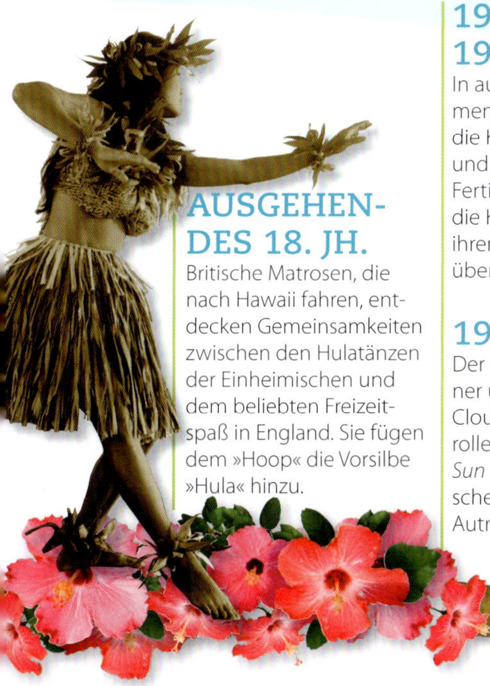

AUSGEHENDES 18. JH.
Britische Matrosen, die nach Hawaii fahren, entdecken Gemeinsamkeiten zwischen den Hulatänzen der Einheimischen und dem beliebten Freizeitspaß in England. Sie fügen dem »Hoop« die Vorsilbe »Hula« hinzu.

1940ER BIS 1950ER
In australischen Schulen kommen Binsenreifen zum Einsatz, die Kinder um Hüften, Knie und Arme bewegen. Von ihren Fertigkeiten kann sich auch die Königin von England bei ihrem Besuch in »Down Under« überzeugen.

1942
Der amerikanische Ureinwohner und Reifentänzer White Cloud spielt eine Komparsenrolle in dem Film *Valley of the Sun* mit Lucille Ball und erscheint ebenfalls in dem Gene-Autry-Streifen *Apache Country*.

1958
Richard Knerr und Arthur Melin, Gründer von Wham-O, stellen einen Reifen aus Plastik her. In nur vier Monaten werden 25 Millionen Hula-Hoops® verkauft! 1959 wird die 100-Millionen-Marke erreicht.

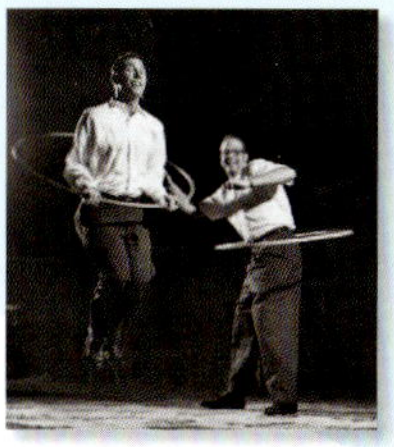

1960ER
Zirkusakrobaten bauen gleich mehrere Reifen in ihre Darbietungen ein, vor allem in Russland und China.

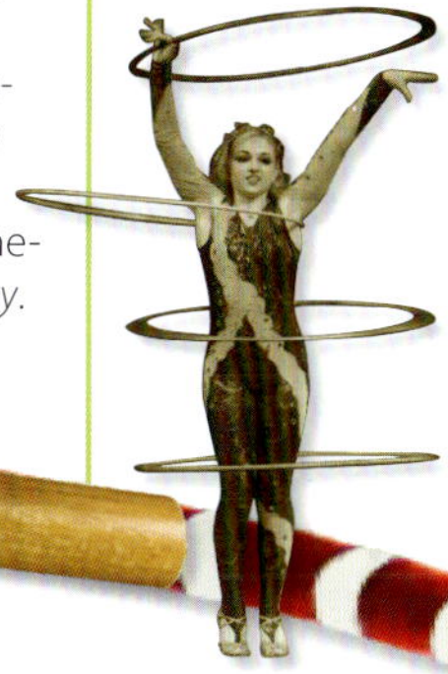

1990ER
Die Jam-Band The String Cheese Incident werfen ihrem Publikum Reifen zu und legen so den Grundstein für die Wiedergeburt des Hula-Hoops im neuen Jahrtausend.

Antike bis heute

und Zeiten, in denen Reifen bereits im Umlauf waren. Heute treten Hoop-Tänzer fast überall in Erscheinung, etwa in der glamourösen Modewelt, in der Musikbranche oder im Film. Hula-Hoop hat sich mit Burlesque, Bauchtanz, Hip-Hop, Zirkusakrobatik, rhythmischer Sportgymnastik, Yoga und der elektronischen Musikszene verbunden und so immer neue Tanzformen hervorgebracht. Hula-Hoop ist also wieder da und wird es auch bleiben!

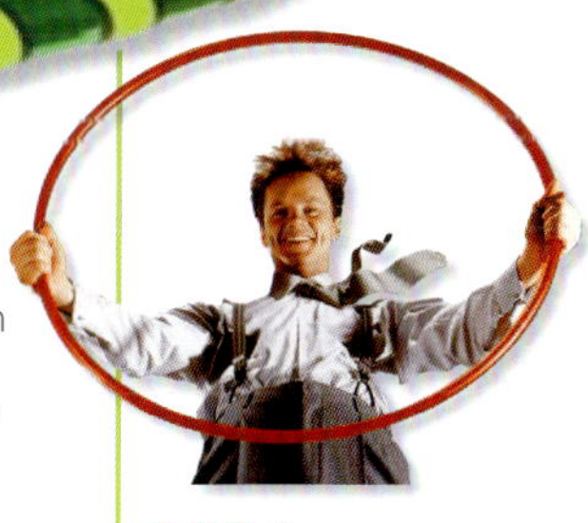

1994
Der Film Hudsucker – *Der große Sprung* der Brüder Ethan und Joel Coen erzählt die fiktive Geschichte der Erfindung des Plastikreifens.

UM 2000
Im Cirque du Soleil präsentieren sich erstaunliche Akrobaten, die für ihre Kunststücke eine Vielzahl von Reifen verwenden.

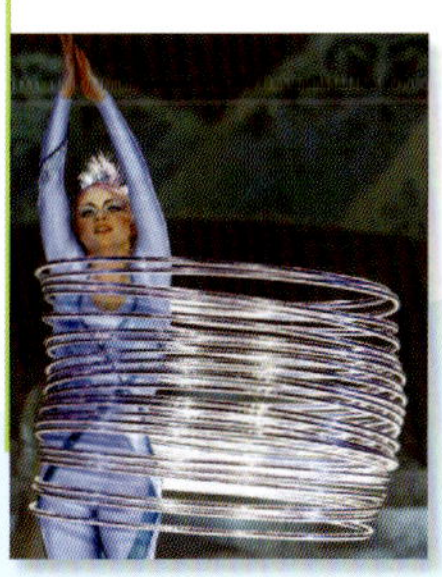

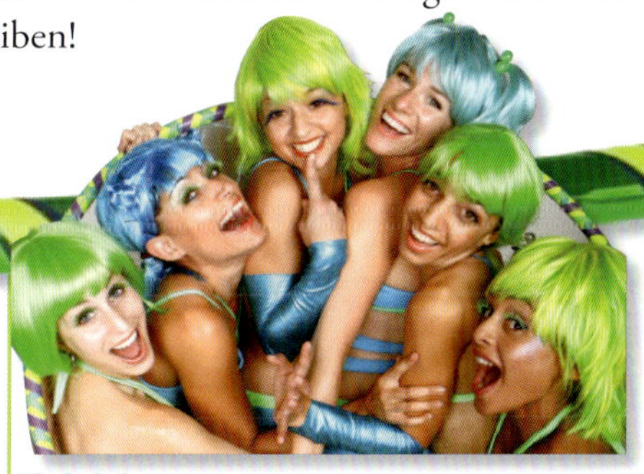

2003
The Good Vibe Hoop Tribe, eine Frauen-Hoopdance-Truppe, wird in Los Angeles gegründet. Bald darauf entstehen die Groovehoops in New York (2003), die HoopGirl Allstars in San Francisco (siehe Abb., 2006) und die Whirly Girlz in Portland, Oregon (2006).

APRIL 2003
Hooping.org, die weltweit erste Internetpräsenz, in der sich alles nur um Hula-Hoop dreht, erobert das Netz.

AUGUST 2003
Reifen sorgen für Aufmerksamkeit bei Burning Man, einem jährlich in der Wüste von Nevada stattfindenden Festival, das Kunst und Freiheit zelebriert.

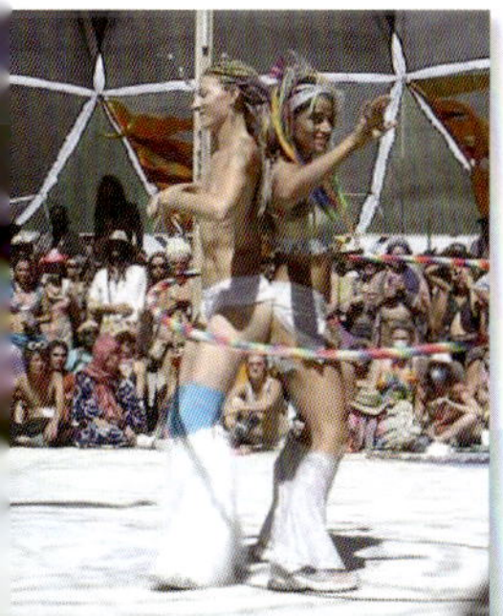

Die Pumpe

Benutzen Sie Ihre Hüften, um den Reifen waagerecht um die Taille rotieren zu lassen. Anders als viele Anfänger glauben, wird der Reifen weniger durch kreisende Hüftbewegungen am Rotieren gehalten als vielmehr durch ein abwechselndes Drücken und Ziehen des Beckens nach vorne bzw. hinten.

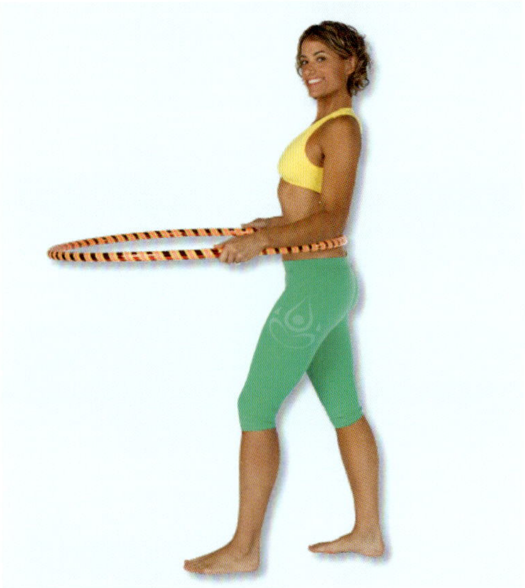

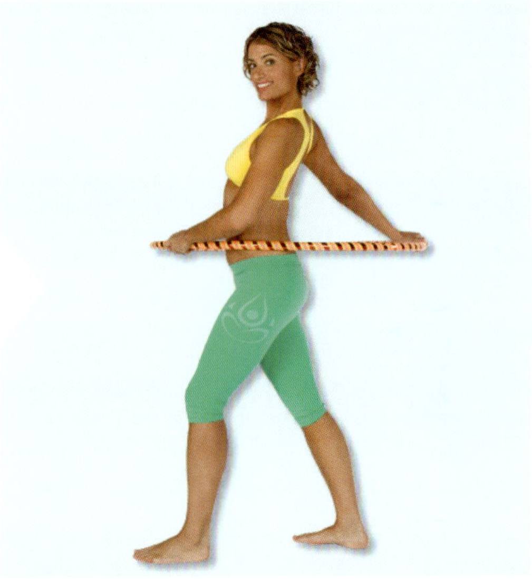

1 Stellen Sie sich mit leicht versetzten Beinen in den Reifen, die Knie sind ein wenig gebeugt. Ihre Füße müssen etwa 30 cm voneinander entfernt sein, also weit genug, damit Sie Ihren Körper bei den ausladenden Hüftbewegungen stabilisieren können. Achten Sie darauf, dass sich dieser Abstand nicht vergrößert. (Ein weiterer Stand wird Ihnen nicht dabei helfen, den Reifen oben zu halten, auch wenn er Ihnen ein Gefühl von Sicherheit vermittelt!)

2 Halten Sie den Reifen mit den Händen auf Taillenhöhe, sodass er am unteren Rücken aufliegt. Um dem Reifen Schwung zu verleihen, drehen Sie Ihren Oberkörper in eine Richtung und versetzen dem Reifen gleichzeitig einen kräftigen Stoß in die entgegengesetzte Richtung, damit er beginnt, sich um Ihre Taille zu winden. Fangen Sie sofort damit an, Ihr Gewicht vor- und zurückzuverlagern, und setzen Sie diese Bewegung fort.

TANZ-TIPP

Strecken Sie die Arme in die Luft, kreuzen Sie sie vor der Brust oder legen Sie die Hände auf den Kopf. Verschränken Sie die Hände nicht, sodass jeder Finger frei, ausdrucksstark und aktiv sein kann.

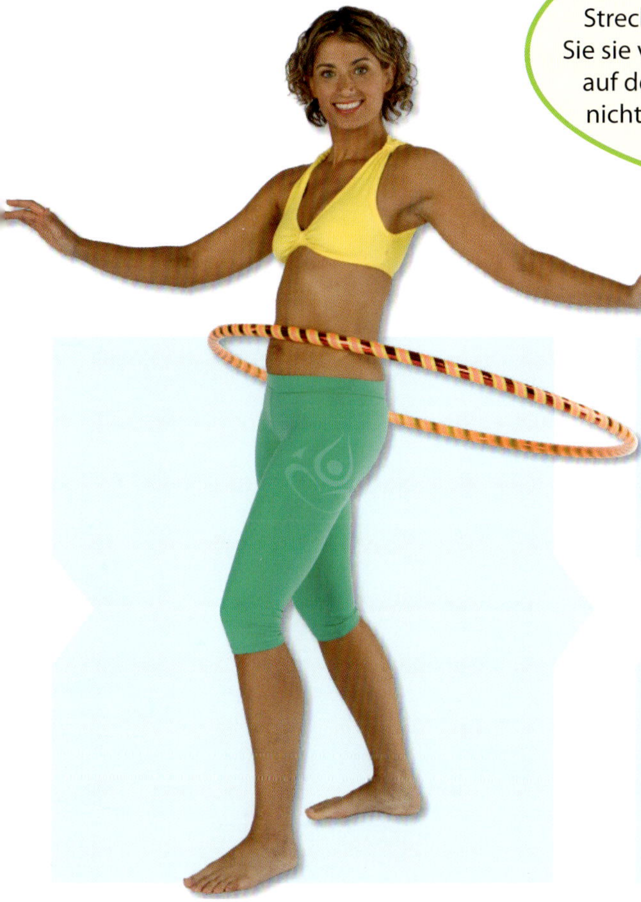

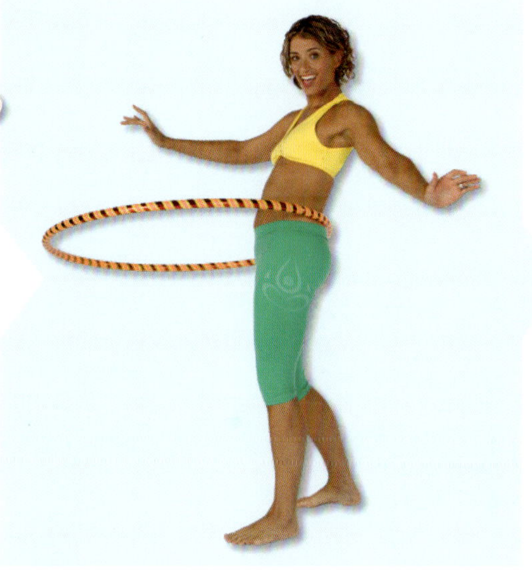

3 Wenn Sie das Gewicht verlagern, müssen Sie darauf achten, die gesamte Fußfläche fest auf den Boden zu drücken. Stellen Sie sich weder auf die Fersen noch auf die Zehenspitzen. Während Sie sich also fest in den Boden stemmen, aktivieren Sie die Beinmuskeln, um Ihren Beckenstößen mehr Kraft zu verleihen. Ihre Hände und Ellenbogen dürfen Ihnen dabei allerdings nicht in die Quere kommen.

4 Konzentrieren Sie sich auf die Körperstellen, die der Reifen auf seiner Reise um Ihren Rumpf berührt. **Versuchen Sie nicht, den Kontakt des Reifens *vorwegzunehmen* – *reagieren* Sie einfach darauf, wenn es so weit ist.** Drücken Sie sich in den Reifen, wenn Sie spüren, dass er Sie berührt. Pressen Sie ihn mit den Bauchmuskeln nach vorne, wenn Sie merken, dass er über Ihren Bauch gleitet, und ziehen Sie den unteren Rücken zurück, wenn Sie ihn dort zu spüren bekommen.

Fortsetzung

Die Pumpe

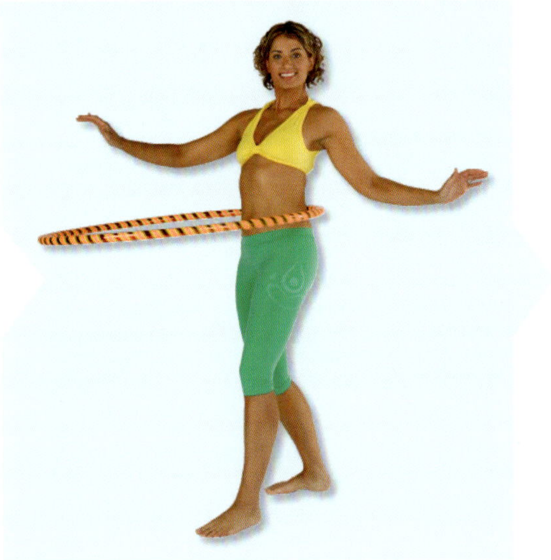

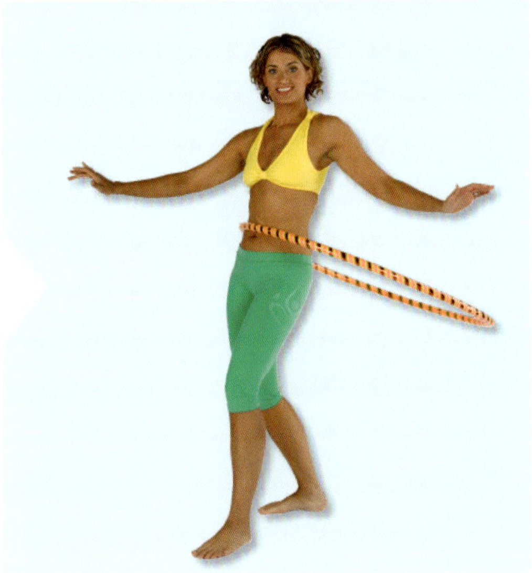

5 Für Vorwärts- und Rückwärtsbewegung sollte gleich viel Kraft aufgewendet werden – das wird Ihnen dabei helfen, den Reifen waagerecht und parallel zum Boden zu halten. Sie können auch versuchen, die Augen zu schließen, um sich voll und ganz darauf zu konzentrieren, gleichmäßig vor- und zurückzuschieben.

6 Fängt der Reifen an, sich zur Seite zu neigen, bedeutet das, dass Ihr Körper sich in die entsprechende Richtung lehnt. Gleichen Sie diese Tendenz aus, indem Sie den Oberkörper sachte in die Gegenrichtung lehnen. Dann sollte sich der Reifen wieder horizontal ausrichten. Halten Sie den Kopf aufrecht, Ihre Schulterblätter hinten bzw. unten und den Nacken sowie die Schultern entspannt. Lächeln Sie! Atmen Sie! Innerhalb weniger Tage wird Ihnen diese Basisübung in Fleisch und Blut übergegangen sein.

Welche Richtung?

In welche Richtung dreht sich der Reifen normalerweise, wenn er um den Körper kreist? Kommt er immer von links und bewegt sich im Uhrzeigersinn? Oder kommt er von rechts und dreht sich nach links? Ich nenne die Richtung, die Sie ganz instinktiv wählen, Ihren **Inflow**. Später werden Sie lernen, mit der Gegenrichtung zu experimentieren, die ich **Outflow** nenne. Alle in diesem Buch vorgestellten Bewegungsabläufe sind so beschrieben, dass Ihnen der Einstieg in Ihren natürlichen **Outflow** möglichst leicht fällt. Und zwar, indem wir als Bezugspunkte Formulierungen verwenden wie »die Hand, die den Reifen hält« oder »die Richtung, in die sich der Reifen dreht« statt einfach nur »links« oder »rechts«.

KONTAKTPUNKTE

Wenn sich der Reifen um den Körper dreht, berührt er regelmäßig zwei Stellen am Körper. Diese bezeichne ich als **Kontaktpunkte**. Wenn sich der Reifen nach links dreht, befindet sich der eine **Kontaktpunkt** an der Rückseite der rechten Hüfte und der andere an der Vorderseite der linken Hüfte. Wenn der Reifen hingegen nach rechts rotiert, liegt ein Punkt hinten links und der andere vorne rechts. Warum das so wichtig ist?
Wenn Sie sich auf diese Stellen konzentrieren und sich genau an den **Kontaktpunkten** fest gegen den Reifen stemmen, können Sie den Kraftaufwand reduzieren, der für eine stabile Rotation des Reifens erforderlich ist. Diese Effizienz gestattet es Ihnen, sich aufs Tanzen und die koordinierte Bewegung anderer Körperteile zu konzentrieren. **Kontaktpunkte** gibt es auch an den Armen und Beinen. Diese **Kontaktpunkte** präzise und druckvoll zu bewegen wird Ihnen später enorm dabei helfen, den Reifen auch um Ihre Gliedmaßen kontrolliert kreisen zu lassen.

● = **Kontaktpunkte**
Wenn sich der Reifen nach links dreht

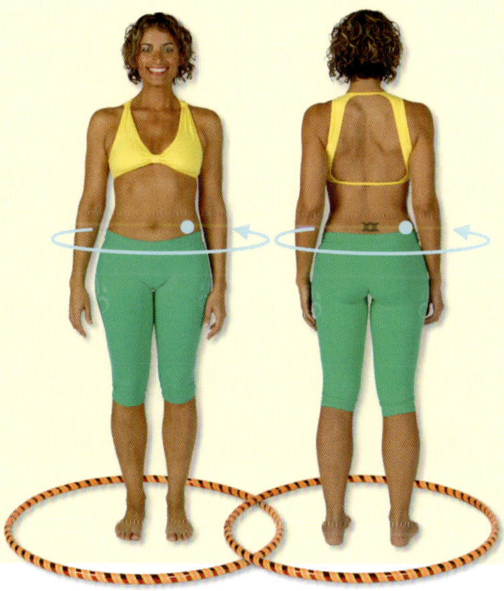

● = **Kontaktpunkte**
Wenn sich der Reifen nach rechts dreht

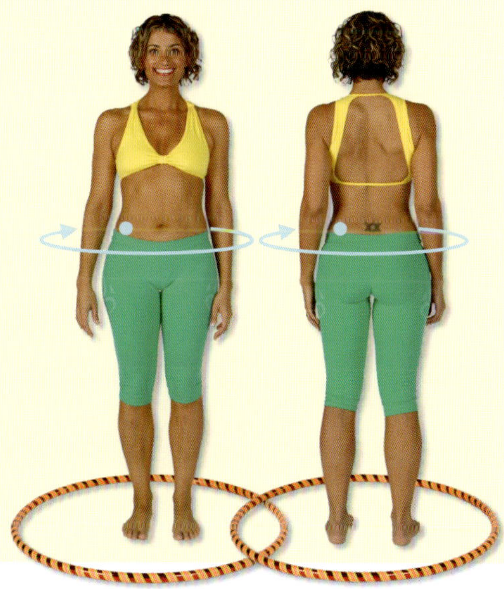

Auffangmethoden

Was für ein erhebendes Gefühl: Der Reifen dreht sich ja schon um den Körper! Sie sind ein Superstar! Er fällt nicht! Er fällt nicht! Und dann … fällt er doch. Keine Bange: *Jeder* lässt den Reifen früher oder später fallen. Also heben Sie ihn auf, bringen ihn wieder zum Kreisen, das klappt schon ganz gut … und dann fällt er wieder herunter. Lassen Sie sich nicht entmutigen. Versprechen Sie sich selbst, dass Sie es schaffen werden – dann klappt es auch.

In unseren HoopGirl-Kursen sagen wir immer, dass das Geräusch eines herunterfallenden Reifens ein *Grund zum Feiern* ist! Es bedeutet, dass Sie auf dem Weg sind, etwas Neues zu lernen. Wenn ein Reifen im Unterricht herunterfällt, klopfen wir dem Pechvogel auf die Schulter, nicken ihm aufmunternd zu oder johlen motivierend. Also lächeln Sie, atmen Sie tief durch und haben Sie Geduld mit sich selbst.

Es kommt immer darauf an, wie Sie sich selbst sehen: am besten als heldenhaften Siegertyp oder stolze Kriegerprinzessin – ernsthaft! Der Reifen – ebenso wie die Menschen, die Sie umgeben – reagiert auf Ihre Haltung. Wenn Sie sich sagen, dass Sie es schaffen, wird er Sie in dieser Annahme bestätigen.

Und jetzt kommt die gute Nachricht! Hier sind drei einfache Möglichkeiten, den Reifen zurück an die Taille zu bringen, wenn er herunterzufallen droht.

Probieren Sie alle drei Ansätze aus und experimentieren Sie dann so lange, bis Sie die für sich beste Lösung finden. Wenn es funktioniert, dann wenden Sie es an! Sie könnten zum Beispiel auch nacheinander das Tempo beschleunigen, in die Knie gehen und eine Drehung machen. Halten Sie den Reifen nur immer in Bewegung.

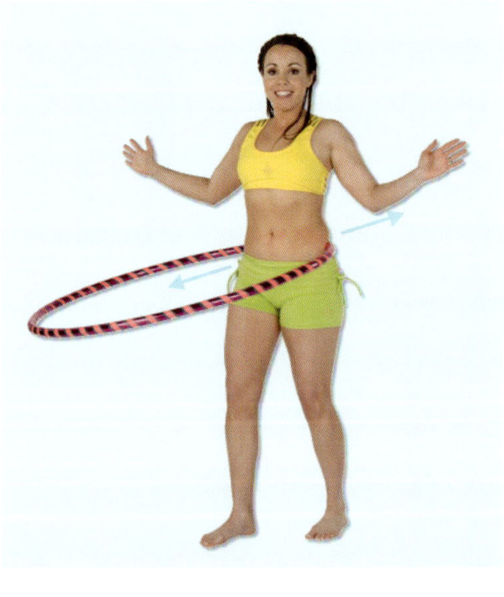

1 **BESCHLEUNIGEN.** Verdoppeln oder verdreifachen Sie die Geschwindigkeit, mit der Sie das Gewicht vor- und zurückverlegen, bis Ihre Hüften für einen Beobachter nur noch verschwommen zu sehen sind. Nutzen Sie die Kraft Ihrer Füße und Beine, um an Tempo zu gewinnen. Wenn Sie die Drehgeschwindigkeit erhöhen, wird der Reifen ganz von selbst nach oben wandern.

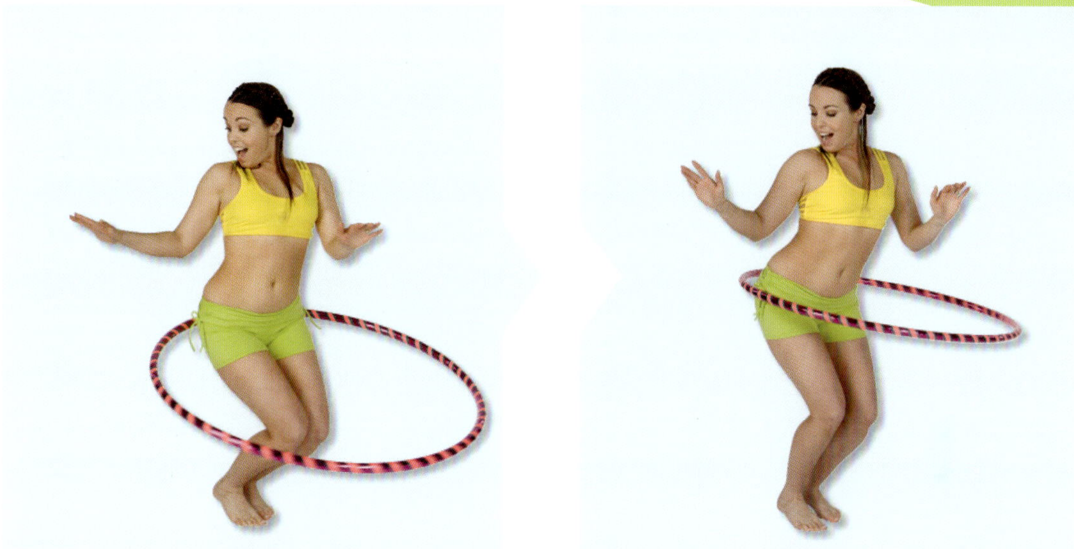

2 **KNIEBEUGE UND SHIMMY.** Beugen Sie die Knie und gehen Sie in die Hocke, um den Reifen »aufzufangen«, und bringen Sie ihn mit Shimmys (also raschen Schüttelbewegungen) zur Taille zurück. Richten Sie sich wieder auf und fangen Sie umgehend mit fließenden Vor- und Rückwärtsbewegungen der PUMPE an.

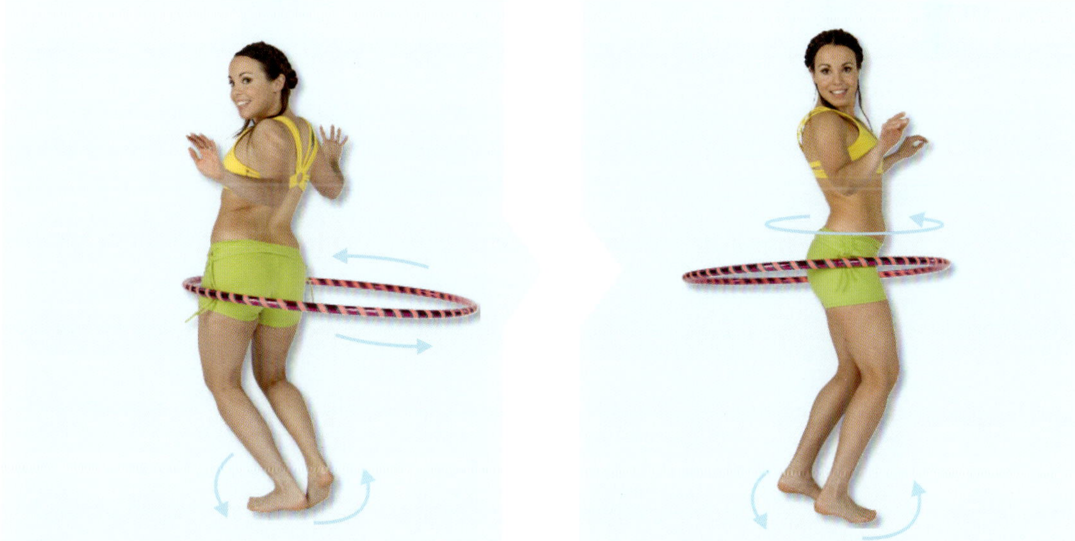

3 **DREHEN.** Bewegen Sie sich in dieselbe Richtung, in die auch der Reifen kreist (siehe Seiten 40–41). Wenn Sie sich im Reifen mitdrehen, wird sich seine Rotation verlangsamen, und Sie können ihn wieder in den Griff bekommen. Fahren Sie umgehend mit der Druck- und Zugbewegung nach vorne bzw. hinten fort.

Fußarbeit

Sobald Sie es geschafft haben, den Reifen gleichmäßig und horizontal um die Taille kreisen zu lassen, ist es an der Zeit, auch die Füße in Bewegung zu bringen. Fangen Sie klein an – im wahrsten Sinne des Wortes. Machen Sie nach jedem Schritt eine Pause, um die Stabilität der PUMPE zu erhalten, mit deren Hilfe sich der Reifen waagerecht um Ihren Rumpf dreht.

Der Reifen reagiert erstaunlich empfindlich auf jede Veränderung Ihrer Körperhaltung. Allein die Gewichtsverlagerung von einem Fuß auf den anderen wirkt sich auf seine Rotation aus. Anfangs wird jede noch so kleine Veränderung der Fußposition vermutlich dazu führen, dass der Reifen zu Boden geht. Heben Sie ihn einfach wieder auf und machen Sie weiter. Es dauert sicher nicht lange, bis es Ihnen gelingt zu pumpen, und gleichzeitig auf der Stelle zu gehen.

Achten Sie darauf, die Schultern zurück und nach unten zu ziehen und den Kopf aufrecht zu halten (das Kinn ist parallel zum Boden), während Sie mit einigen einfachen Körper- und Fußstellungen experimentieren.

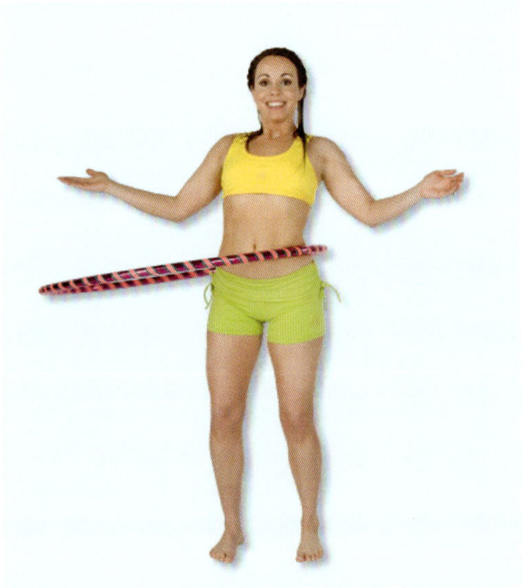

1 **STABILISIERUNG.** Statt wie üblich versetzt stellen Sie die Füße parallel zueinander und bleiben dabei in der PUMPE-Bewegung. Ihre Füße halten Bodenkontakt, während Sie die Hüften mit kräftigen Vor- und Rückwärtsbewegungen fest in den Reifen drücken.

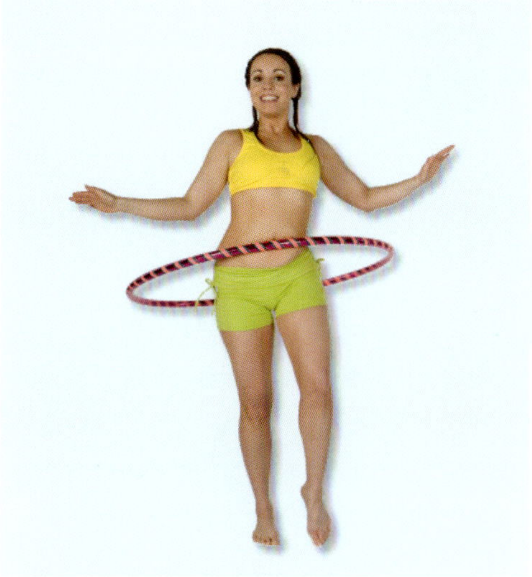

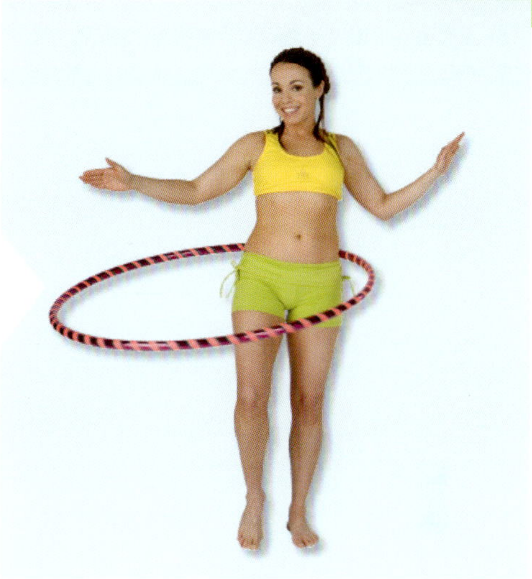

2 GEWICHTSVERLAGERUNG

In der Pumpe verlagern Sie Ihr ganzes Gewicht auf den rechten Fuß. Die Zehen der linken Seite dienen lediglich dazu, das Gleichgewicht zu halten.

Kehren Sie nun in die Position zurück, in der beide Füße auf dem Boden sind und Ihr Gewicht gleichmäßig verteilt ist.

Verlagern Sie Ihr Gewicht nun auf den linken Fuß.

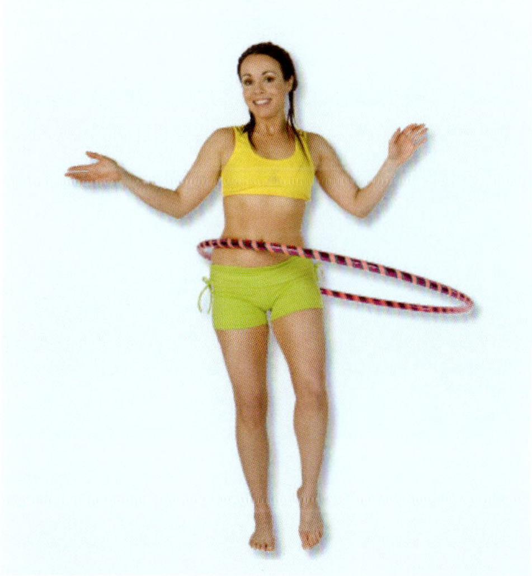

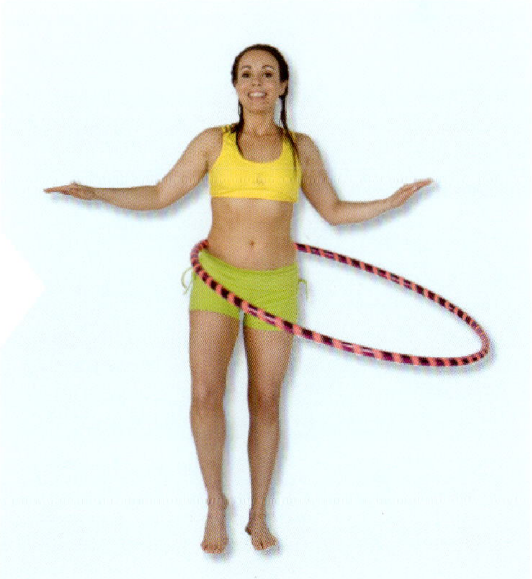

3 STEP-TOUCH

Fahren Sie mit der Pumpe fort, während Sie mit dem rechten Fuß einen Schritt zur Seite machen. Bringen Sie nun den linken Fuß zum rechten.

Machen Sie nun mit dem linken Fuß einen Schritt nach links, der rechte zieht nach.

Führen Sie nun abwechselnd den Step-Touch nach links und rechts aus.

Die Drehung

Bewegen Sie den Körper mit kleinen, langsamen Schritten in dieselbe Richtung, in die Sie auch den Reifen kreisen lassen. Trainieren Sie so lange, bis Ihnen Drehungen leichtfallen. Sie sind der Schlüssel zu vielen Übungen, die Sie später lernen werden, unter anderem STEIGFLUG, SCHLANGE *und* ZUNDER.

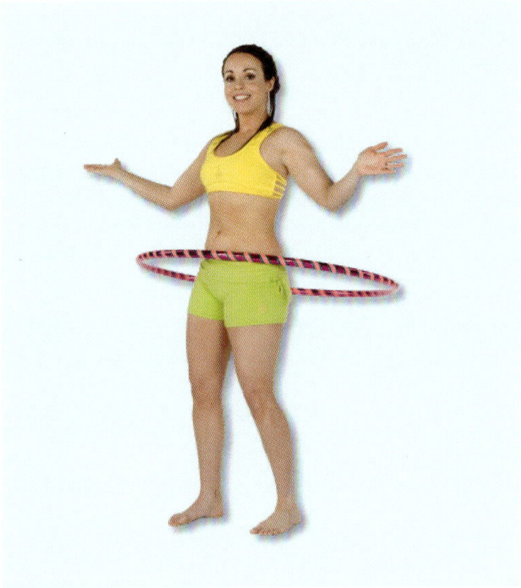

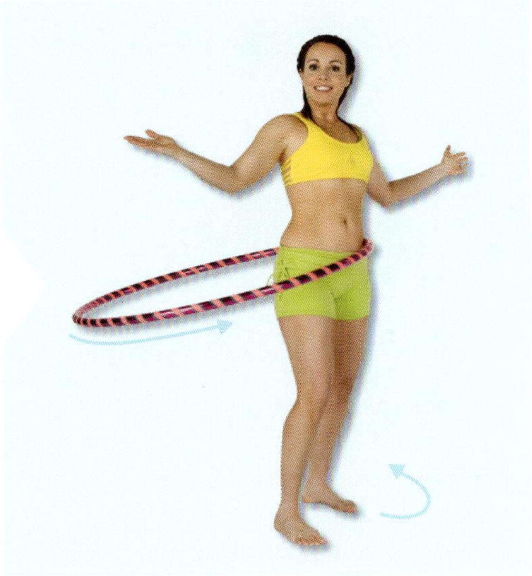

1 Fangen Sie in der Grundposition PUMPE an (versetzter Stand). Lassen Sie den Reifen waagerecht um die Körpermitte rotieren.

2 Um sich in die Richtung zu drehen, in die sich auch der Reifen bewegt, muss der erste Schritt mit dem Fuß jener Körperseite erfolgen, die der Drehrichtung des Reifens entspricht. Läuft er nach links, müssen Sie also mit dem linken Fuß beginnen.

So gelingt's

- Warten Sie mit dem Schritt, bis die Öffnung des Reifens vor Ihnen erscheint; sonst kann es passieren, dass Sie ihn aus seiner Bahn werfen.

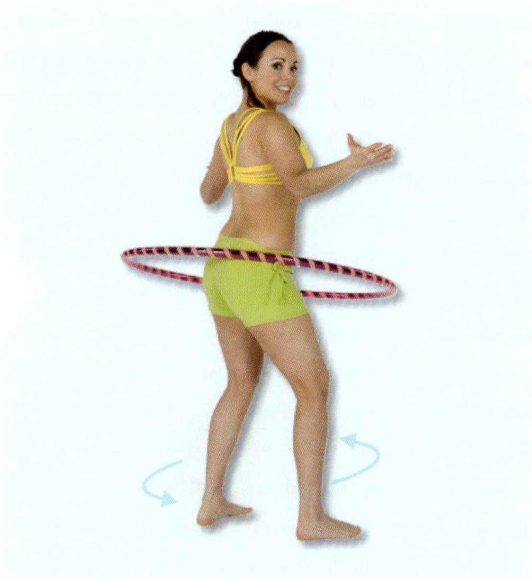

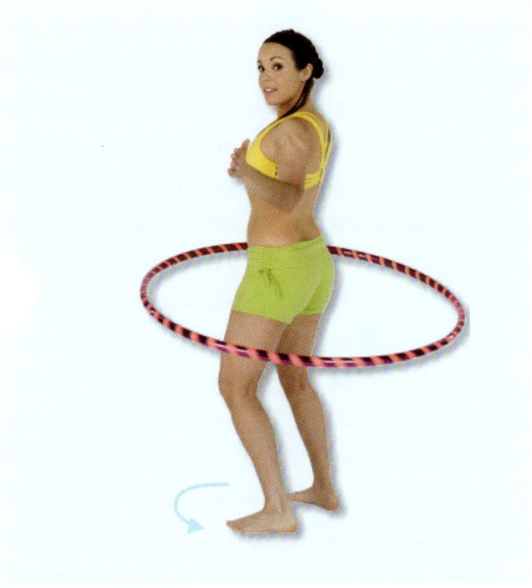

3 Stabilisieren Sie den Reifen mit der PUMPE, bevor Sie den nächsten Schritt versuchen. Wenn Sie so weit sind, machen Sie den nächsten kleinen Schritt, um Ihren Körper ein wenig weiter um seine eigene Achse zu drehen. Stellen Sie sich vor, Sie sind die Erde, und der Reifen ist die Umlaufbahn des Mondes. Sie bewegen sich beide in dieselbe Richtung.

4 Halten Sie den Kopf gerade und üben Sie solange, bis Sie problemlos im Kreis gehen können, während Sie den Reifen gleichzeitig mit der Pumpe um Ihre Taille rotieren lassen.
Die Körperdrehung erzeugt bereits für sich genommen Schwung und ermöglicht so eine Verlangsamung der Reifenrotation.

Drehungen sind im Hula-Hoop das Tüpfelchen auf dem i! Sie schaffen harmonische Übergänge und erlauben es dem Körper, sich dem Rausch der Bewegung hinzugeben.

Linderung bei Rückenschmerzen und Osteoporose

DR. MICHAEL LUAN, CHIROPRAKTIKER MIT ERFAHRUNG in den Bereichen Akupunktur und Biomedizintechnik, begegnet oft Menschen mit Rückenschmerzen. Dies ist nicht weiter verwunderlich, da Rückenschmerzen einer der häufigsten Gründe für Arztbesuche sind. Dr. Luan bezieht Hula-Hoop regelmäßig in seine Behandlungen ein.

Die meisten Menschen leiden an Rückenschmerzen, weil sie stundenlang (oft zusammengesackt) vor dem Computer oder Fernseher sitzen und dabei eine schlechte Haltung einnehmen. Stress und Angstzustände verschlimmern das Problem weiter. »Tägliche Sorgen und Stress führen dazu, dass der Körper in den ›Angstmodus‹ schaltet. Wir ziehen im übertragenen Sinn unseren Schwanz ein und kneifen den Po zusammen, wodurch sich die Kreuz- und Steißbeinpartie verspannen«, sagt Dr. Luan. »Dadurch verlieren unsere Hüften an Beweglichkeit, was bei meinen Patienten eine häufige Ursache für Rückenschmerzen ist.«

Medizinrad

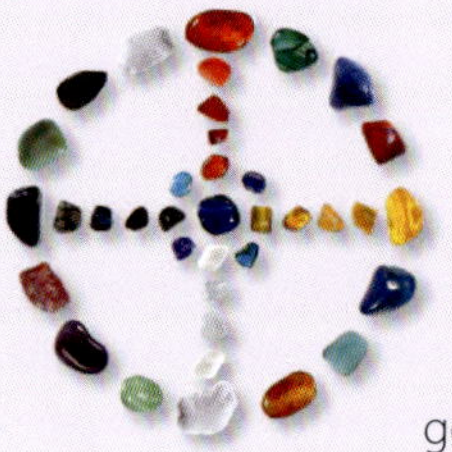

Dr. Luan empfiehlt Hula-Hoop als Maßnahme, um bei seinen Patienten die Beweglichkeit der Hüften wiederherzustellen, zusätzlich bauen sie Stress ab und entspannen sich. »Hula-Hoop bewirkt ein korrektes Zusammenspiel der Muskeln, das eine gesunde, gleichmäßige Belastung des Rückens ermöglicht, was wiederum zu Schmerzlinderung und besserer Beweglichkeit führt.« Mit anderen Worten: Wenn man seine Hüften in fließenden Bewegungen kreisen lässt, wird man die schlechte, krank machende Haltung los, an die sich Rückenmuskeln und Knochen mit der Zeit gewöhnt haben. So kann sich die Wirbelsäule neu ausrichten – zurück in die für sie vorgesehene, gesunde Stellung.

Er verwendet Hula-Hoop auch bei Patienten, die an Osteoporose oder ihrer Frühform Osteopenie leiden. Bei diesen Krankheiten verlieren die Knochen ihre Mineralien und werden spröde. »Knochen verlieren Mineralien, wenn die sie umgebenden Muskeln nicht genutzt werden«, erklärt er. »Dagegen helfen zum Beispiel gleichmäßige Bewegungen, die alle Muskeln um die Wirbelsäule herum aktivieren. Hula-Hoop vermag dies zu leisten.« Er weist darauf hin, dass das oft verschriebene Hanteltraining die Wirbelsäulenmuskulatur nur ungleichmäßig beansprucht, sodass Hula-Hoop hier die bessere Alternative darstellt. Wenn man den Reifen mit Druck- und Zugbewegungen vorantreibt, werden die Rumpfmuskeln gefordert, und indem die Muskeln ihren Dienst verrichten, hält man gleichzeitig seine Knochen gesünder. Eine runde Sache!

Und gibt es etwas, worauf man achten muss, wenn man mit dem Hula-Hoop beginnt und bereits unter Rückenschmerzen leidet? Dr. Luan empfiehlt, seinen gesunden Menschenverstand einzusetzen. »Der Reifen sollte keine entzündeten Körperstellen oder Blutergüsse berühren. Wenn Sie vor lauter Rückenschmerzen nicht einmal mehr gehen können, dann sollten Sie Hula-Hoop vorläufig bleiben lassen. Aber sobald Sie wieder in der Lage sind, sich normal vorwärtszubewegen, können Sie auch zum Reifen greifen! Es ist eine körperliche Aktivität, die nicht allzu anstrengend, aber trotzdem sehr gesundheitsförderlich ist.«

Wie bei allen sportlichen Tätigkeiten gilt auch hier: Damit sich der untere Rücken nicht verspannt, sollten die Bauchmuskeln den Großteil der Arbeit erledigen. Spannen Sie diese daher an und tun Sie so, als wollten Sie den Bauchnabel nach innen Richtung Wirbelsäule ziehen – so stellen Sie sicher, dass sie wirklich aktiv sind. Den Rücken können Sie zusätzlich durch das Einziehen des Steißbeins gut schützen, indem Sie Ihr Becken leicht kippen.

Die Grenzen des Ichs

DER REIFEN VERSCHAFFTE MIR KLARHEIT. Mein ganzes Leben lang besaß ich die Fähigkeit, der Mensch zu sein, den andere sehen wollten – zunächst indem ich lernte, es meiner Mutter und meinen Lehrern recht zu machen. Auch an meinen ersten Arbeitsstellen kannte ich keine Grenzen zwischen Beruf und Privatleben.

In zwischenmenschlichen Beziehungen war ich ebenfalls sehr geschickt darin, mich den Bedürfnissen meines Gegenübers anzupassen. Dann kam der Tag, an dem ich erkannte, dass ich die Situation als unbefriedigend empfand – mit der Folge, dass ich stets dem oder der anderen vorwarf, mich nicht gut genug verstehen zu können. Ich erinnere mich nicht daran, jemals den Gedanken gehabt zu haben, man würde mich weniger mögen, wenn ich mein wahres Ich zum Vorschein brächte; aber ich war mir ziemlich sicher, dass mich meine Mitmenschen heiß und innig lieben würden, wenn ich mich nur immer so verbog, dass ihnen das dargebotene Bild zusagte.

Um dem in den Medien allseits präsenten Bild der perfekten Frau gerecht zu werden, litt ich im Alter zwischen 16 und 26 Jahren an Bulimie. Ich hungerte, stopfte alles in mich hinein und hungerte dann wieder, trieb eine Menge Sport, stopfte wieder alles in mich hinein und trainierte umso mehr, sodass ein nicht enden wollender Teufelskreis entstand, in dem sich meine Gedanken jeden Tag stundenlang nur ums Essen drehten.

Schlussendlich erfüllte ich rein äußerlich alle Anforderungen, funktionierte scheinbar perfekt und war so, wie ich sein wollte: eine gute Tochter, Mitarbeiterin und Ehefrau.

Als nach drei Jahren meine Ehe in die Brüche ging, zog ich mir eine Verletzung der linken unteren Rücken- und Hüftpartie zu, bei der ein Knochen brach und Muskelgewebe riss, sodass allein schon das Gehen die Hölle auf Erden war.

Dann nahm mich eine Freundin mit zu einem Hula-Hoop-Kurs, der in einem Tanzstudio in San Francisco angeboten wurde. Als ich den Bogen heraushatte, wie man den Reifen um die Körpermitte kreisen lässt, zauberte mir das ein Lächeln auf die Lippen. Ich fing an zu schwitzen. Immer mehr. Ich fand es sehr entspannend, den Reifen zum Rhythmus der Musik zu bewegen. Wenn ich ihn um mich hatte, fühlte ich mich sicher und beschützt.

Der Reifen berührt bei jeder Umdrehung den Körper zweimal. Da ich dazu neige, ihn immer im Uhrzeigersinn kreisen zu lassen, touchiert er mich vorne an der rechten und hinten an der linken Hüfte – also genau da, wo meine Verletzung war. Mein Chiropraktiker sagte mir, das sei das Beste, was ich für mich tun könne, weil dadurch das viele Narbengewebe regelmäßig massiert wird. Wichtiger noch ist aber, dass ich ein körperliches Gefühl dafür bekommen habe, wo meine emotionalen Grenzen sind. »Hier sind Arianes Grenzen«, scheint mir der Reifen bei jeder Umdrehung zuzuflüstern. Dadurch fühle ich mich komplett, unabhängig, stark und selbstbewusst.

Nachdem ich sehr viel Zeit allein in meinem Reifen verbracht hatte, gelang es mir endlich, meine Bedürfnisse und Wünsche wahrzunehmen. Ich bin nicht mehr vom Feedback anderer Menschen abhängig, um an mich selbst zu glauben. Durch Hula-Hoop hat sich meine Ausstrahlung von Grund auf verändert; und obwohl mir das andere immer wieder bestätigen, müssen sie es mir eigentlich gar nicht mehr sagen. Ich spüre es nämlich selbst.

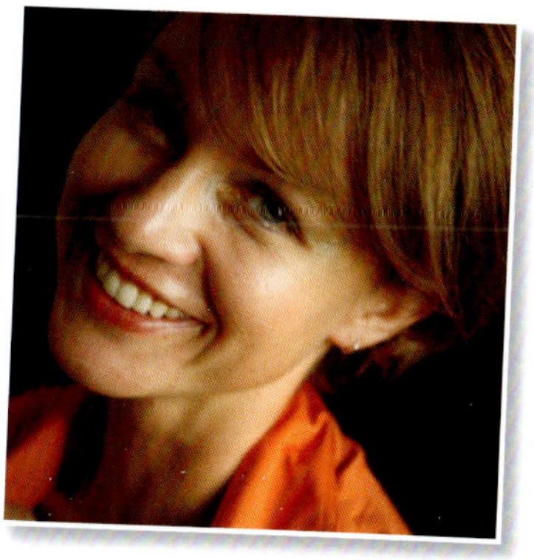

Name: Ariane
Beruf: Autorin

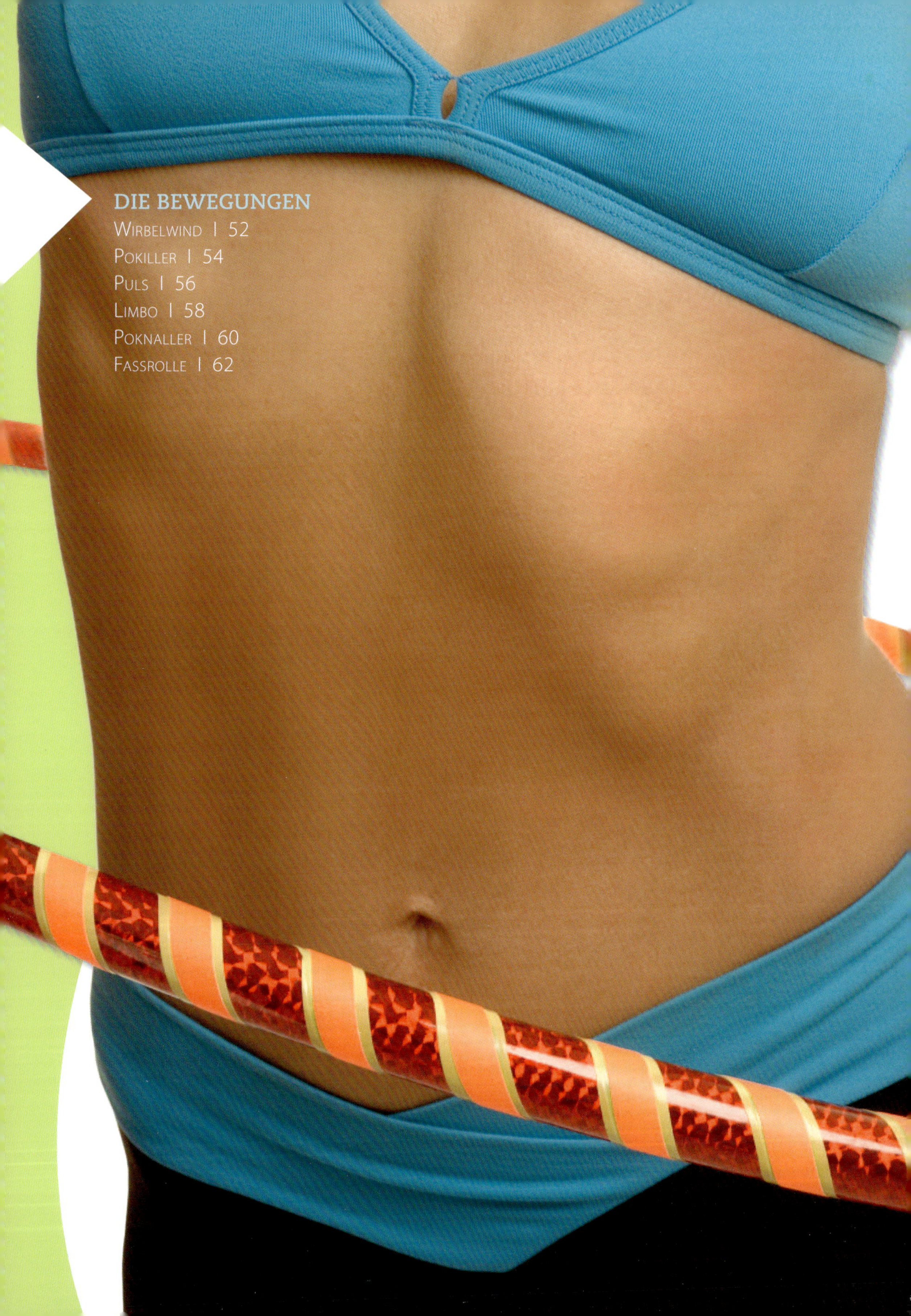

DIE BEWEGUNGEN

Kapitel 3

Der Rumpf

WIE MAN SEINEN BAUCH IN FORM BRINGT UND DIE KÖRPERMITTE STÄRKT

Rumpfkraft, Rumpfstabilität, Rumpfbeweglichkeit … man kann kaum mehr durch eine Zeitschrift blättern oder einen Fernseher anschalten, ohne auf diese scheinbar extrem angesagte Körperregion zu stoßen. Warum dieser ganze Rummel? Eigentlich ist es offensichtlich: Ihr Kopf, Ihre Arme und Beine gehen alle vom Torso, dem Rumpf, aus und sind mit ihm verbunden. Um unbeschwert durchs Leben zu gehen, muss Ihre Mitte stark sein!

Sie haben sicher schon gehört, dass man den Rumpf mit Yoga und Pilates ausgezeichnet trainieren kann. Nun fügen Sie dieser Liste bitte noch Hula-Hoop hinzu. Es beansprucht alle Muskeln dieser Region, sowohl die großen als auch die kleinen. Und das Beste: Die wichtigste Hula-Hoop-Übung für den Rumpf beherrschen Sie sogar schon: die PUMPE (siehe Seite 32–34)! In diesem Kapitel werden Sie nun lernen, den Reifen am Oberkörper entlang nach oben bzw. unten wandern zu lassen und ihn in Schräglage zu bringen. Jede dieser Fähigkeiten zielt dabei auf verschiedene Rumpfpartien ab.

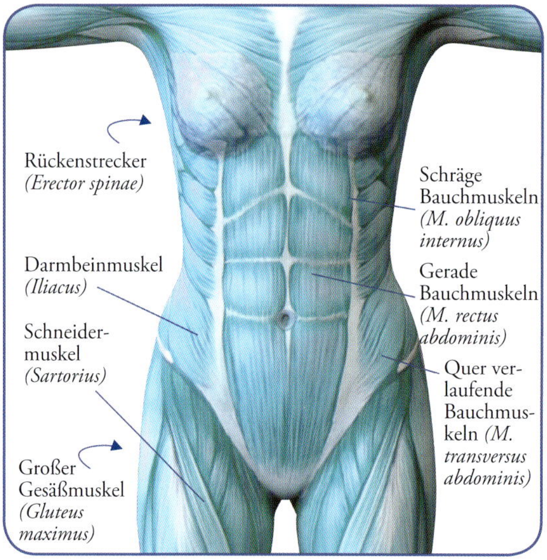

Rumpfmuskeln

Und was ist nun der Unterschied zwischen Hula-Hoop und den anderen hochgelobten Trainingsmethoden? Ganz einfach: Beim Hula-Hoop wird ständig gelacht. (Und auch das ist schließlich ein gutes Training für die Bauchmuskeln!)

So wie Sie weit mehr Bauchmuskeln haben als nur das allseits bekannte »Sixpack«, besteht auch Ihr Rumpf aus mehr als nur den Bauchmuskeln. Es gibt ein Muskeltrio namens *Erector spinae*, das sich von Ihrem Nacken bis zum unteren Rücken erstreckt. Unter ihnen liegen die *Multifidi*, die für die Beweglichkeit der Wirbelsäule sorgen. Zu den im Gegensatz zum Sixpack nicht ganz so auffälligen Bauchmuskeln zählen die schrägen *(Musculus obliquus internus abdominis)* und die quer verlaufenden Bauchmuskeln, kurz TVA *(Musculus transversus abdominis)*. Die TVA ziehen sich zusammen, wenn man beispielsweise hustet. Dann gibt es noch eine Vielzahl von Muskeln um Hüften und Po wie *Iliacus, Sartorius, Gluteus maximus* und viele mehr. Sie ermöglichen Ihnen das Sitzen, Beugen und Gehen.

Im Verbund stabilisieren diese Muskeln die Wirbelsäule, das Becken, die Hüften und den Bauch – selbst Beine und Schultern. Sie stellen die Grundlage für den aufrechten Stand, für Gewichtsverlagerungen und so ziemlich jede andere Bewegung dar, die Sie sich vorstellen können, selbst wenn es sich um eine scheinbar kleine Tätigkeit wie den Griff nach dem Telefonhörer handelt. »Wenn die Rumpfmuskeln stark und fest sind, arbeiten sie zusammen, um Ihre Wirbelsäule zu stützen, zu stabilisieren und für eine gute Körperhaltung zu sorgen, die das Risiko von Rückenverletzungen reduziert«, sagt Fitnessexperte Jorge Cruise und Autor des Buches *Die 12-Sekunden-Formel* (riva Verlag, 2008). Will man über optimale Beweglichkeit und bestmögliche Körperkraft verfügen, müssen sowohl die tiefen als auch die oberflächlichen Rumpfmuskeln gekräftigt werden.

Das innere Wesen

Manche Kulturen glauben, dass die eigentliche, wahre Körpermitte in tieferen Regionen als den Muskeln und Knochen sitzt. In der traditionellen chinesischen Medizin wird die elementare Lebensenergie Chi genannt (*»Tschih«* ausgesprochen), in anderen Kulturen ist sie auch als *Prana* bekannt. Der chinesische Philosoph Zhuan Zi schrieb im 4. Jahrhundert v. Chr.:

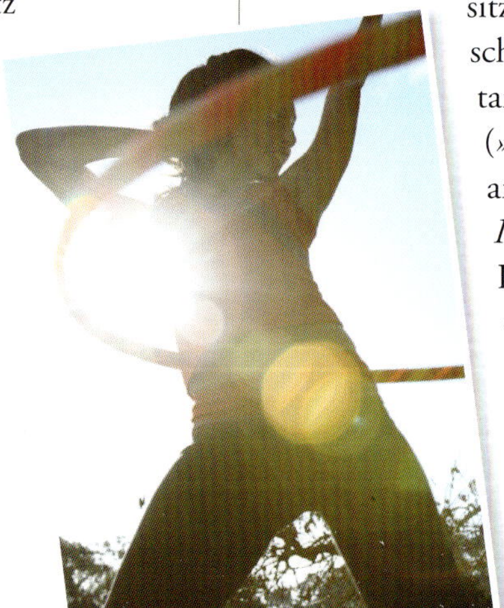

Aktivierung des Chi

»Menschliche Geschöpfe kommen [aufgrund der] Ansammlung von Chi auf die Welt. Wo es sich ansammelt, herrscht das Leben. Wo es sich auflöst, herrscht der Tod. [...] Diese zentrale Kraft ist das wichtigste, treibende Element eines jeden Lebewesens.«

Chi ist die Grundlage traditioneller chinesischer Heilmethoden, der Akupunktur, des Shiatsu, der Chiropraktik, der ayurvedischen Medizin, aber auch vieler Bewegungsformen wie Yoga und Tai-Chi. Auf ihr bauen Kampfkünste wie Aikido auf, das sich als »Weg zur Harmonisierung der Lebensenergie« übersetzen lässt. Chi ist auch die Grundlage des Feng-Shui, der fernöstlichen Harmonielehre, die auf einem ausgeglichenen Fluss der Energien beruht und heute in allen Lebensbereichen, wie etwa dem Wohnen oder der Gartengestaltung, angewandt wird. Alle diese Methoden stützen sich auf die Vorstellung einer Lebensenergie, die gelenkt und gesteigert werden kann, um Gesundheit und Wohlbefinden zu fördern.

Im Körper sitzt das Chi im Bauch, drei Finger breit unter dem Bauchnabel und zwei Finger breit dahinter. Hula-Hoop im Rumpfbereich bietet eine dauerhafte, sanfte und zugleich feste Massage dieser Region. Die Hauptbahnen des Chi-Flusses

Hula-Hoop und Akupressur

ARTURO PEARL, EIN EXPERTE IN TRADITIONELLER Chinesischer Medizin (TCM), Anatomie und Kinesiologie, empfiehlt seinen Klienten Hula-Hoop in erster Linie dazu, Chi-Blockaden zu lösen. Auch in unserer Kultur sei dies eine übliche Diagnose, sagt er, »wenn Menschen körperlich oder emotional zu wenig aktiv sind«. Zu den Symptomen zählen ein eingeschränkter Bewegungsradius an den Seiten des Oberkörpers, starkes PMS (Prämenstruelles Syndrom), Depression und ein geschwächtes Immunsystem. Die beste Heilung für eine Chi-Blockade sei es, sich selbst, sein Blut und seine Lymphflüssigkeit in Bewegung zu versetzen, sagt er. »Hüftbewegungen wie beim Salsa oder Hula-Hoop sind ideal.«

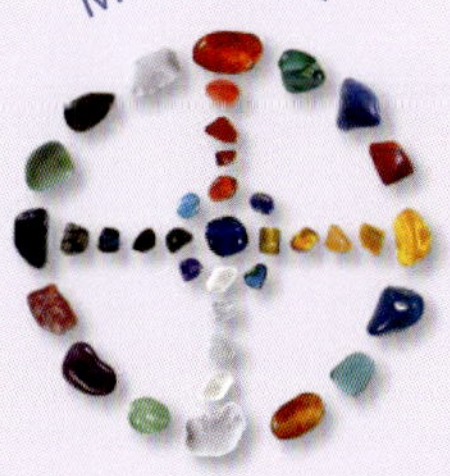

Pearl weist darauf hin, dass »der Reifen, ähnlich wie eine Akupressurbehandlung, viele wichtige Punkte stimuliert und sich dadurch positiv auf die zentralen Körperorgane auswirkt.« Auf der Körperrückseite wirkt sich der sanfte Druck des Reifens in der Hüftgegend vorteilhaft auf jene Punkte aus, die Blase, Nieren und Dickdarm stimulieren, sowie auf den Lendenwirbelbereich, von dem häufig Schmerzen ausgehen. Auf der Vorderseite erreicht er dagegen Magen, Nieren, Leber und Milz und viele weitere Stellen, die für die Verdauung und Sexualität eine zentrale Rolle spielen.

Wenn der Reifen über den Handrücken rollt, kann er einige Punkte beeinflussen, die eine große Wirkung auf den gesamten Körper haben. Damit sollen in erster Linie Schmerzen wie Kopf- und Zahnschmerzen, Schlaflosigkeit und Angstzustände behandelt werden, aber auch lokal auftretende Schmerzen, die beispielsweise vom Karpaltunnel- oder RSI-Syndrom herrühren.

In Asia-Shops sind sogar spezielle Akupressurreifen mit kleinen Ausbuchtungen erhältlich, die den Druck auf die wichtigen Punkte verstärken sollen. Leider existieren viele Berichte über Verletzungen durch die dauerhafte Nutzung solcher Reifen. Weder Dr. Pearl noch ich empfehlen sie daher. Wir sind der Meinung: Ein normaler, glatter Reifen erfüllt seinen Zweck voll und ganz. Das Einfache ist in aller Regel das Beste!

Testen Sie Ihre Rumpfkraft!

MIT EINEM EINFACHEN TEST, DER VON DEM erfahrenen Leichtathletiktrainer Brian McKenzie entwickelt wurde, können Sie die Stärke und Stabilität Ihres Rumpfs selbst ermitteln. Ein Mensch mit einem durchtrainierten Rumpf wird in der Lage sein, das Körperbrett zu halten, während sein gesamtes Gewicht auf einem Arm und dem Bein der Gegenseite ruht. Die anderen beiden Gliedmaßen befinden sich dabei in der Luft.

1 Gehen Sie ins Körperbrett. Legen Sie sich auf den Boden, das Gesicht nach unten gerichtet, und heben Sie den Körper mit den Unterarmen und Zehenspitzen vom Boden ab. Ihre Ellenbogen sollten sich unter den Schultern befinden, Ihre Unterarme auf dem Boden aufliegen und die Hände entspannt sein. Die Zehen sind eingezogen und zeigen nach vorne. Der Bauch ist angespannt, Nacken und Schultern entspannt, der Rücken ist gerade.

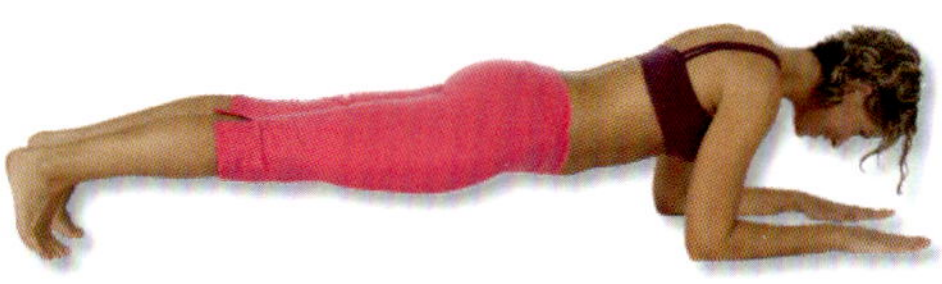

2 Heben Sie nun den rechten Arm vom Boden, strecken Sie ihn nach vorne und halten Sie diese Position fünfzehn Sekunden lang.

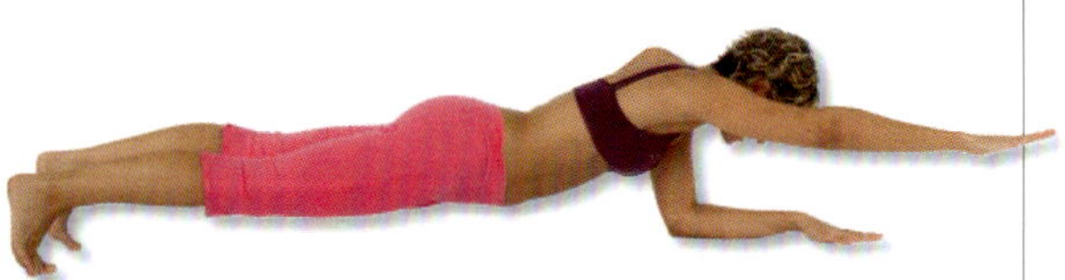

3 Legen Sie den rechten Arm wieder auf dem Boden ab und heben Sie jetzt den linken Arm. Fünfzehn Sekunden halten.

4 Bringen Sie den linken Arm zurück zum Boden und heben Sie das rechte Bein. Fünfzehn Sekunden halten.

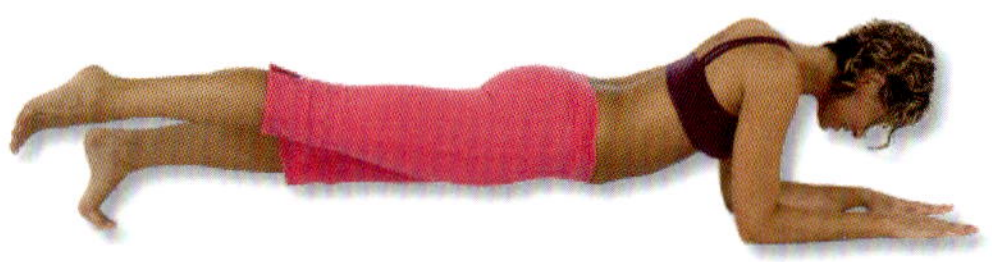

5 Stellen Sie das rechte Bein wieder auf dem Boden ab und heben Sie jetzt das linke Bein. Fünfzehn Sekunden halten.

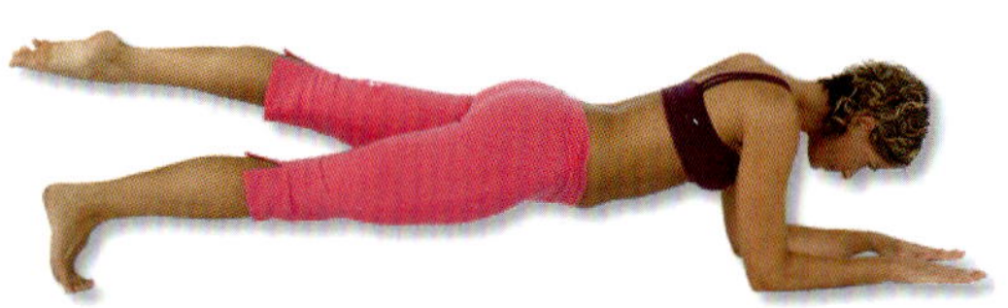

6 Heben Sie nun das linke Bein und den rechten Arm gleichzeitig. Fünfzehn Sekunden halten.

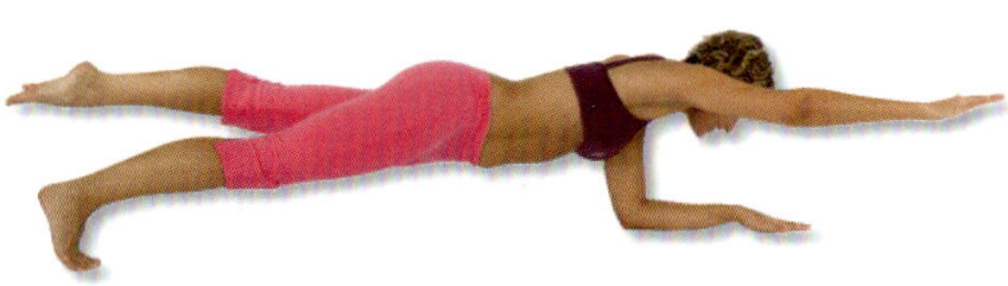

7 Legen Sie Arm und Bein wieder ab und heben Sie nun umgekehrt das rechte Bein und den linken Arm. Fünfzehn Sekunden halten.

8 Kehren Sie in die Ausgangsposition zurück und halten Sie diese weitere dreißig Sekunden lang.

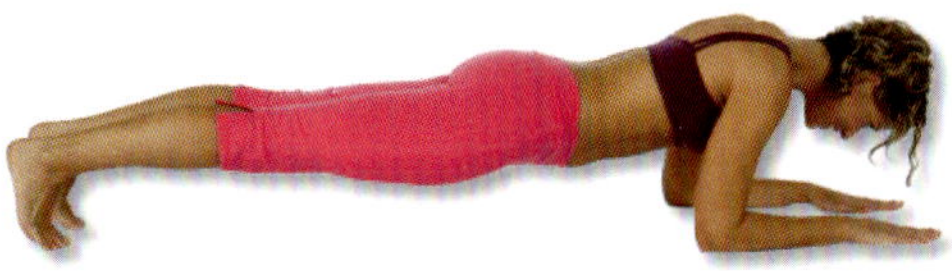

Wie weit sind Sie gekommen?

▶ Bis Stufe 3:
Bronze
Hey, immerhin bin ich auf dem Siegertreppchen gelandet. Was will man mehr?

▶ Bis Stufe 5:
Silber
Mich kann man immerhin schon mal für edlen Schmuck verwenden …

▶ Bis Stufe 8:
Gold
Ich bin die Nummer eins. Das macht mir so schnell keiner nach!

Wiederholen Sie diese Übung, so oft Sie möchten. Mit ihr kann man sehr gut die Fortschritte verfolgen, die sich einstellen, wenn die Rumpfmuskulatur durch Hula-Hoop stärker wird. Man kann mit ihr aber nicht nur die eigene Rumpfkraft messen, sondern sie auch *trainieren*.

werden Meridiane genannt. Sie entsprechen den zwölf Hauptorganen und befinden sich überwiegend im Bauch- und Beckenbereich. Wenn der Reifen über Ihren Rumpf rollt, werden diese Bahnen ähnlich stimuliert wie in der Akupunktur oder Akupressur.

Die ideale MUSIKBEGLEITUNG

Heiße Hip-Hop-Rhythmen, die sofort ins Blut gehen

1.	**HIPS DON'T LIE**	Shakira (feat. Wyclef Jean)
2.	**LOSE MY BREATH**	Destiny's Child
3.	**MY HUMPS**	Black Eyed Peas
4.	**MILKSHAKE**	Kelis
5.	**TAKE CONTROL**	Amerie
6.	**WIND IT UP**	Gwen Stefani
7.	**JUMP ON**	Thara (feat. Fat Man Scoop)
8.	**CUPID SHUFFLE**	Cupid
9.	**FERGALICIOUS**	Fergie
10.	**THE ANTHEM**	Pitbull (feat. Lil Jon)

Spielen Sie mit den Winkeln

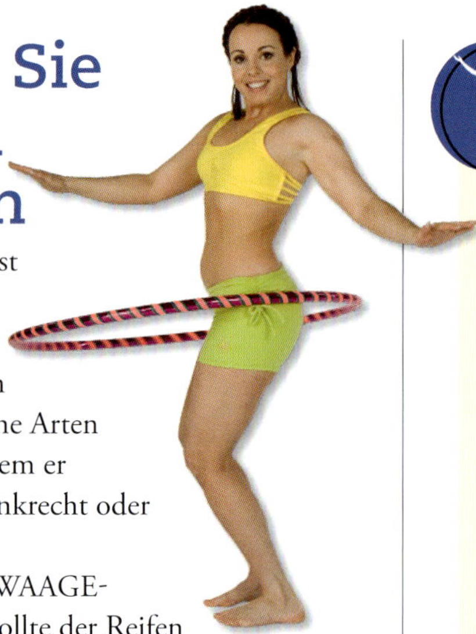

In diesem Buch ist immer wieder die Rede davon, dass sich der Reifen auf drei verschiedene Arten bewegen kann: indem er sich waagerecht, senkrecht oder diagonal dreht.

Wenn ich von WAAGERECHT spreche, sollte der Reifen sich parallel zum Boden befinden. Das klassische Beispiel dafür ist die Pumpe (Seite 32–34). Es gibt eine Menge anderer Übungen, in denen sich der Reifen ebenfalls auf dieser Ebene bewegt, unter anderem das Lasso (Seite 74–75), der horizontale Lufthauch (Seite 98–99) und das Karussell (Seite 152–153). Der Reifen kann sich an jeder Körperstelle und auf jeder Höhe waagerecht drehen – bei einer niedrigen Variante von Nektar (Seite 80–81) beispielsweise kann man ihn um die Sprunggelenke kreisen lassen. Das andere Extrem ist etwa Lasso (Seite 74–75), bei dem Sie den Reifen hoch über dem Kopf schwingen.

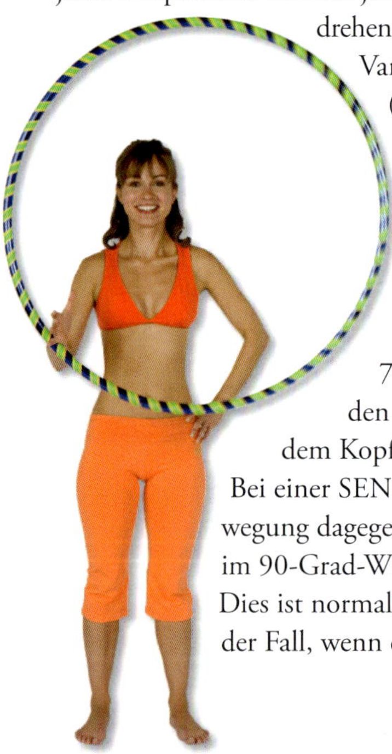

Bei einer SENKRECHTEN Bewegung dagegen rotiert der Reifen im 90-Grad-Winkel zum Boden. Dies ist normalerweise immer dann der Fall, wenn der Reifen nicht um die Körpermitte kreist, sondern in einer oder beiden Händen gehalten wird. (Anmerkung: Manche akrobatisch veranlagten Hooper können den Reifen auch mit den Beinen oder Füßen in eine senkrechte Position bringen.) Eine klassische vertikale Bewegung ist der Zirkel (Seite 78–79), aber es gibt noch zahlreiche andere wie Wurf (Seite 86–87), Strumpfband (Seite 134–135) und Glitzern (Seite 160–161).

Bei einigen Übungen umkreist der Reifen den Körper auch DIAGONAL, er dreht sich also weder parallel noch senkrecht zum Boden, sondern irgendwo dazwischen. Zu diesen Bewegungen, die Sie ebenfalls noch kennenlernen werden, gehören Poknaller (Seite 60–61), Limbo (Seite 58–59) und Fassrolle (Seite 62–63). (Anmerkung: Bei manchen Bewegungen, in denen der Reifen

Stärken Sie IHREN WILLEN

Der Kiefer ist über einen Meridian mit den Hüften verbunden. Je lockerer die Hüften werden, umso entspannter ist deshalb auch der Kiefer. Mit anderen Worten: lockere Hüften – lockere Lippen. Im übertragenen Sinn können Sie mit einem beweglichen Kiefer Ihre Gedanken deutlicher in Worte fassen.

Versuchen Sie, mehrere Minuten lang »JA!« und dann »NEIN!« zu rufen, während Sie in der Pumpe sind. Vielen fällt das »NEIN!« schwer, Sie sollten es aber trotzdem tun, um auf diese Weise Ihre Durchsetzungsfähigkeit und Entschlusskraft zu stärken. Und »JA« zur eigenen Schönheit und inneren Größe zu sagen ist gerade an Tagen, an denen man sich nicht so gut fühlt, eine äußerst heilsame Übung.

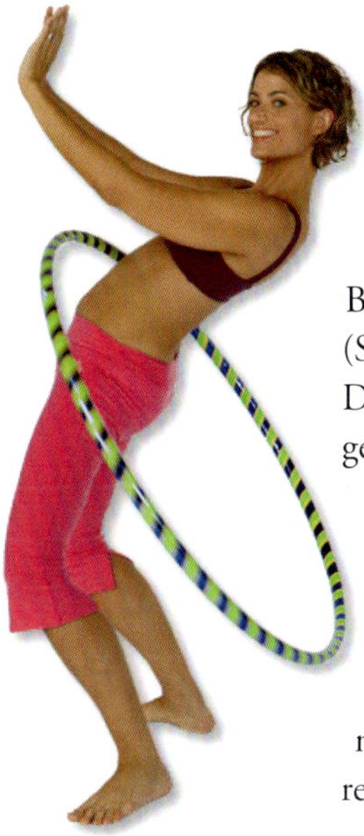

von einem Körperteil »getragen« wird, während Sie über den Boden wirbeln – WAAGE (Seite 162–163) und DISCO (Seite 190–191) gehören beispielsweise dazu –, steht er ebenfalls in einer diagonalen Position, allerdings nur, bis Ihre Beinarbeit schnell genug ist, um ihn waagerecht kreisen zu lassen.)

Ganz schön schräg

Den Reifen in eine diagonale Position zu bringen fühlt sich gut an, sieht cool aus und liefert ein tolles Workout für den Bauch und den unteren Rücken. Das liegt daran, dass der Reifen den Rumpfmuskeln einen gewissen Widerstand bietet, während Sie sich vor- oder zurücklehnen, um den Reifen in Schräglage zu bringen. Diese zu halten erfordert eine gehörige Portion Präzision und Kraft! Weil Sie auch die Fersen vom Boden heben müssen, wenn Sie sich in den Reifen drücken, trainieren Sie dabei außerdem auch die Waden- und Oberschenkelmuskulatur.

»Hula-Hoop ist ein sensationelles Ausdauertraining. Nach nur vier Monaten sieht mein Bauch zehn Jahre jünger aus!«

Marci, 56

Damit Sie bei den diagonalen Bewegungen nicht ins Hohlkreuz fallen, sollten Sie darauf achten, dass die Bauchmuskeln den Großteil der Arbeit erledigen. Vergessen Sie also nicht, Ihr Sixpack anzuspannen und den Bauchnabel in Richtung Wirbelsäule zu ziehen.

Falls Sie sich fragen sollten, ob es einen genauen Winkel zu erreichen gilt – probieren Sie einfach aus, ob Sie es schaffen, den Reifen in eine möglichst senkrechte Lage zu bringen. Ein Hula-Hoop-Anfänger schafft normalerweise einen Winkel von etwa 45 Grad, während Fortgeschrittene mit etwas Übung satte 80 Grad erreichen und somit einer vertikalen Position schon sehr nahe kommen.

LIMBO und POKNALLER sind heiße Übungen, die ohne provokante Beckenstöße gar nicht funktionieren! Lassen Sie bei diagonalen Bewegungen also alle Hemmungen fallen.

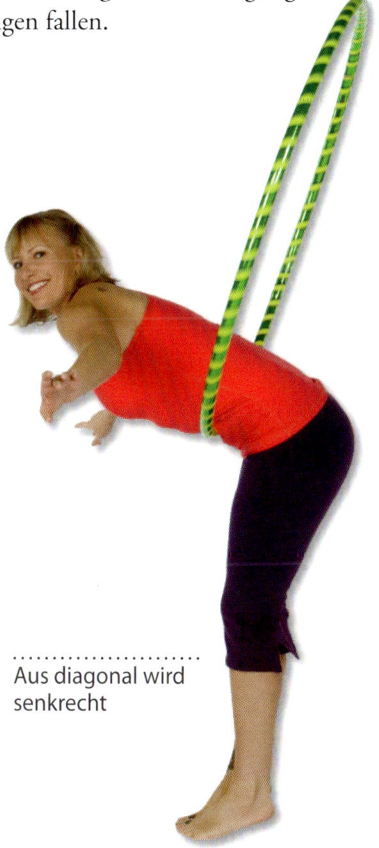

Aus diagonal wird senkrecht

Wirbelwind

Ausgehend von der PUMPE, beschleunigen Sie den Reifen auf Topgeschwindigkeiten, die Sie eine Zeit lang halten. Zwischendurch legen Sie immer wieder Erholungsphasen mit einem langsameren Tempo ein.

Anmerkung: Behalten Sie eine Stoppuhr oder eine Uhr mit Sekundenanzeige im Blick.

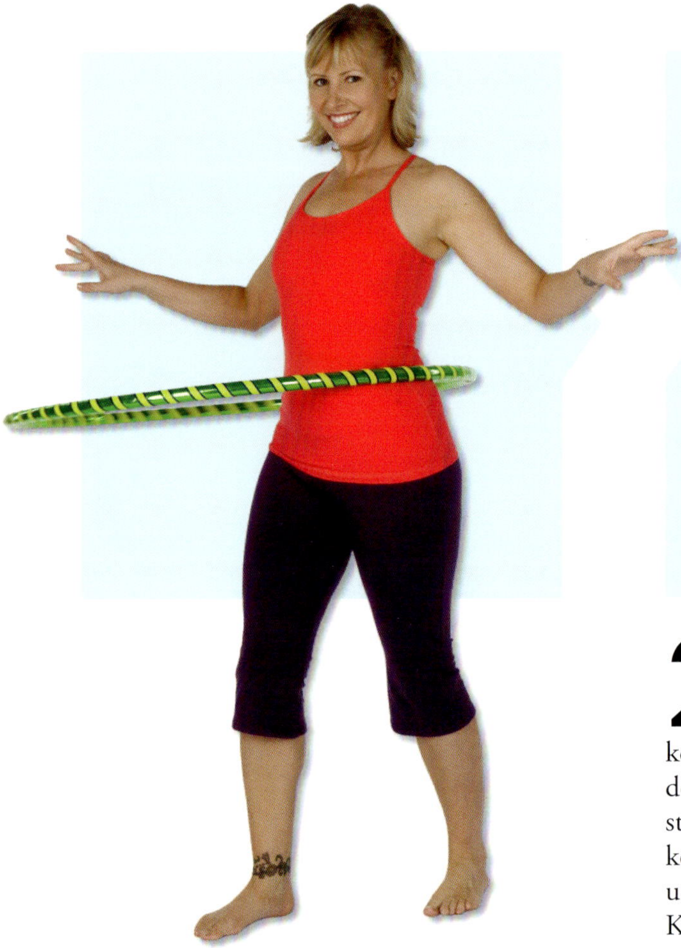

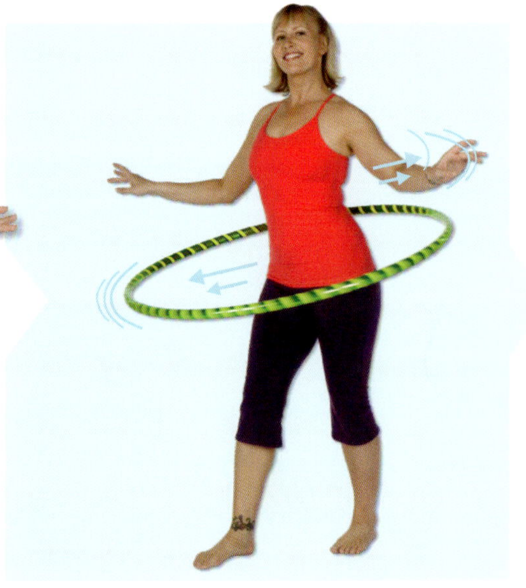

2 Als Nächstes beginnen Sie damit, den Reifen mit Druck- und Zugbewegungen auf die doppelte Geschwindigkeit zu bringen. Wippen Sie dabei nicht auf den Füßen hin und her, sondern stehen Sie stabil, damit Ihre Hüften schneller kreisen können. Fahren Sie eine Minute lang fort und atmen Sie dabei tief ein. Halten Sie den Kopf aufrecht und ziehen Sie die Schultern nach hinten unten.

1 Fangen Sie in der PUMPE an. Nehmen Sie sich zwei Minuten Zeit, um in den natürlichen Rhythmus des Reifens zu kommen.

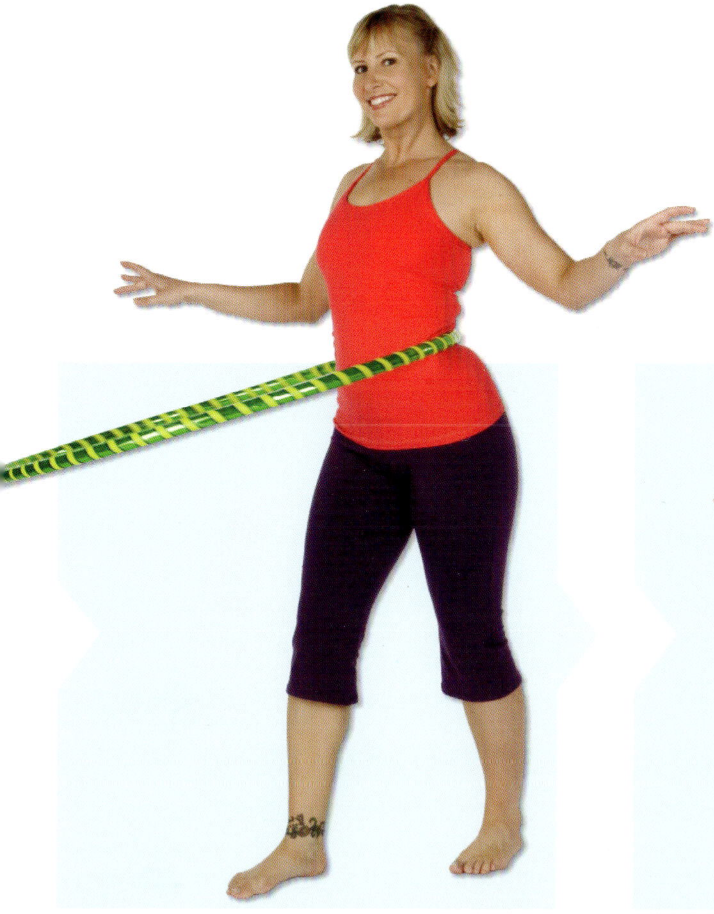

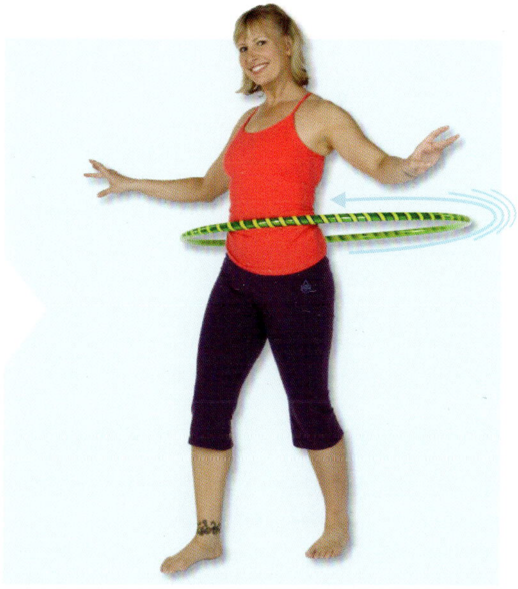

3 Nach einer Minute schalten Sie einen Gang zurück und gehen wieder in die normale Pumpe über, um sich für etwa 30 Sekunden eine Pause zu gönnen.

4 Verwandeln Sie sich mit blitzschnellen Umdrehungen wieder in einen Wirbelwind. Fahren Sie fort, die Geschwindigkeiten zu wechseln, bis Sie erhitzt sind und Ihnen kribbelig ist, was nach etwa vier bis sechs solchen Intervallen der Fall sein dürfte. Den Wirbelwind kann man mehrfach hintereinander ausführen und hervorragend als Krafttraining oder Warm-up vor anderen Rumpfübungen verwenden.

Pokiller

Und runter geht's! Der Reifen bewegt sich parallel zum Boden und rollt über dem Po nach vorne übers Becken, sodass er sich direkt unter den Hüften befindet.

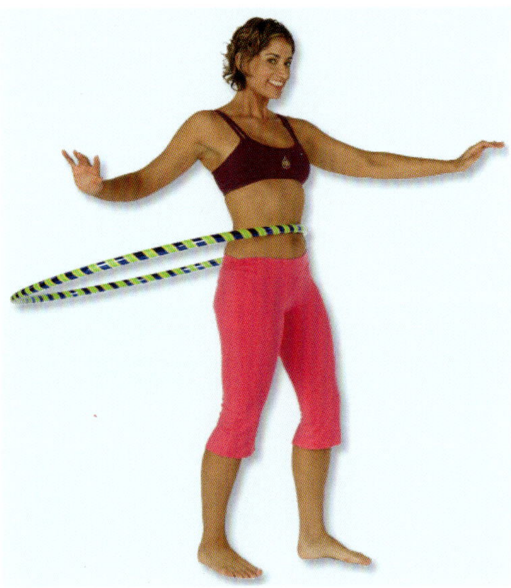

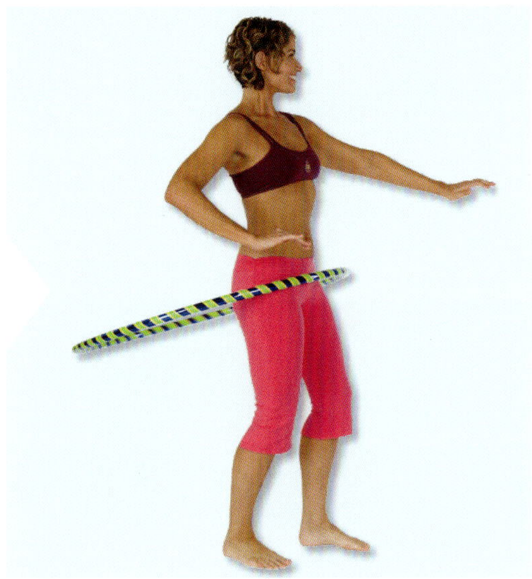

1 Bringen Sie den Reifen mit der PUMPE zum Kreisen. Fangen Sie an, das Tempo des Reifens zu reduzieren, indem Sie die Vorwärts- und Rückwärtsbewegung der Hüften verlangsamen. Der Reifen wird anfangen, in Richtung Boden zu sinken.

2 Sobald Sie das Gefühl haben, der Reifen rollt auf dem Po, legen Sie wieder einen Zahn zu und beschleunigen Ihre Vorwärts- und Rückwärtsbewegungen (bzw. Druck und Zug), die Sie auf den Reifen ausüben. Dieser sollte sich nun unterhalb der Hüftknochen und oberhalb des Schambeins befinden. Ihre Hüften sollten für einen Außenstehenden nur noch verschwommen zu sehen sein, ähnlich den Flügeln eines Kolibris.

So gelingt's

▶ Wenn Ihre Bewegungen zu schnell sind, kann es passieren, dass der Reifen wieder zur Taille hochwandert. Atmen Sie in diesem Fall ruhig weiter und verlangsamen Sie die Hüftbewegungen, damit der Reifen ein wenig nach unten rutscht. Beschleunigen Sie daraufhin wieder, denn wenn Sie den Reifen zu langsam bewegen, wird er zu Boden fallen. In diesem Fall sollten Sie eine der auf den Seiten 36 bis 37 bereits beschriebenen AUFFANGMETHODEN anwenden.

TANZ-TIPP

Marschieren Sie auf der Stelle, um Ihre Gesäßmuskeln zu trainieren und dem Reifen so eine festere Oberfläche zu bieten. Tanzen Sie in der Zwischenzeit mit dem Oberkörper, indem Sie die Arme zur Seite strecken und den Kopf nach links und rechts bewegen.

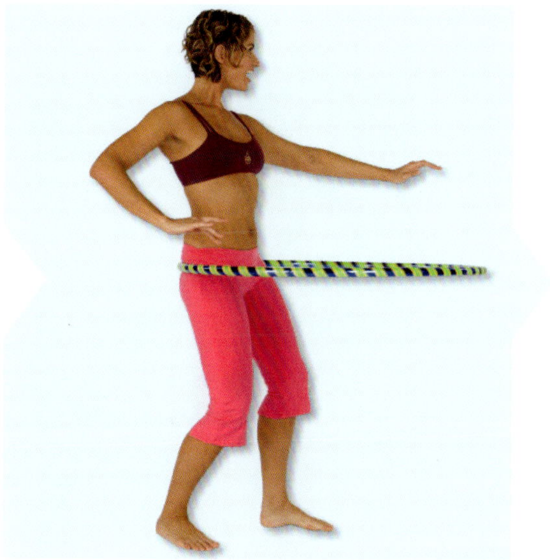

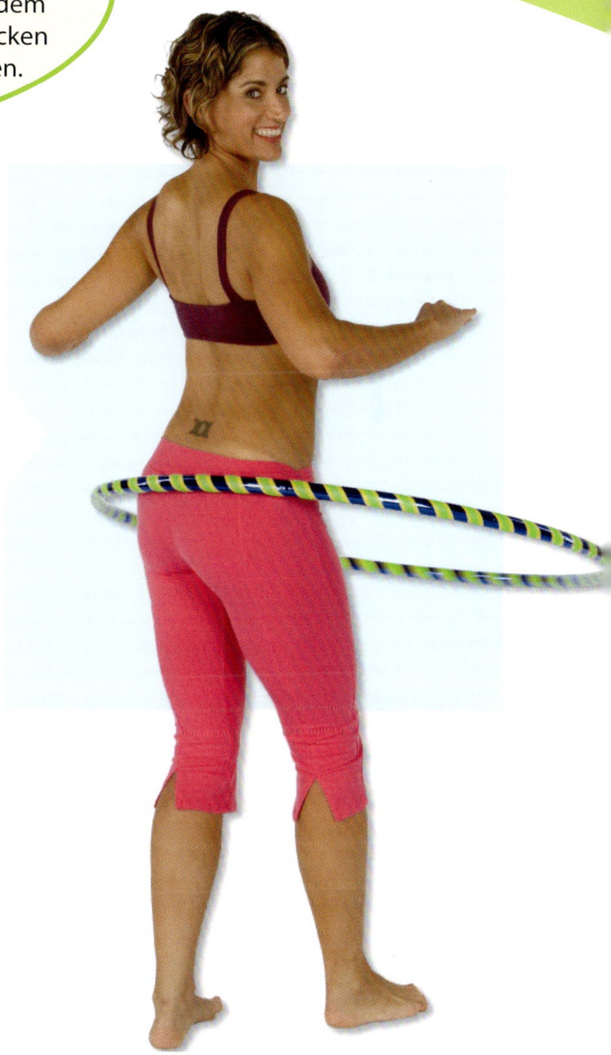

3 Wenn der Reifen über den Po rollt, ziehen Sie den Körper zurück, wobei das Steißbein den Anfang macht. Sie sollten dabei einen angenehmen, sanften Druck am Ischiasnerv spüren. Halten Sie die Schultern hinten unten und den Kopf aufrecht, der Blick ist nach vorne gerichtet. Atmen Sie.

4 Pressen Sie Fersen und Fußballen fest auf den Boden und achten Sie darauf, dass Sie nicht vor- und zurückwippen. Wenn die Füße flach aufliegen, können Sie sich fest in den Boden stemmen und dadurch die Geschwindigkeit und Genauigkeit der Hüftbewegungen besser steuern.

Puls

Lassen Sie den Reifen mit schnellen Schüttelbewegungen, dem sogenannten Shimmy (Seite 21), den Oberkörper auf- und abwandern, während Sie den Reifen in einer waagerechten Position halten. Diese Übung ist toll, um sich an einem kalten Morgen im Park aufzuwärmen!

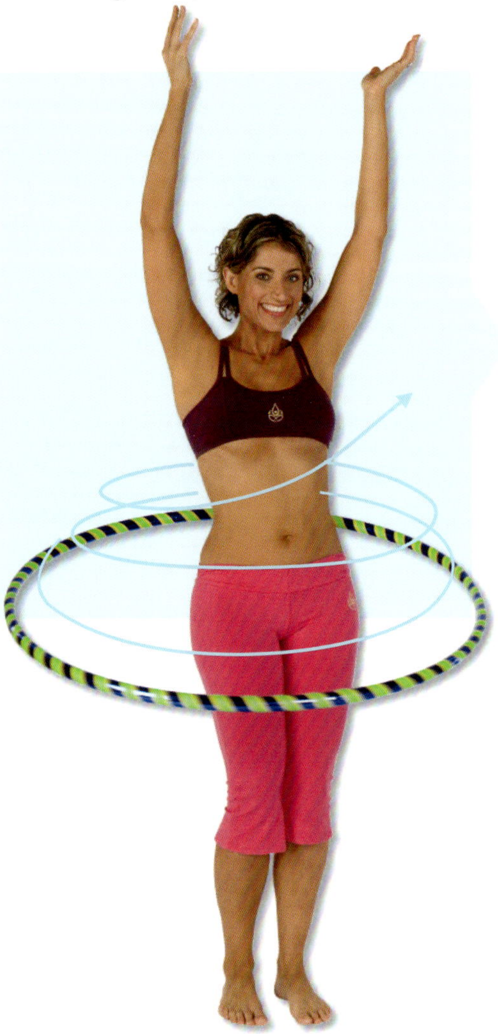

1 Bringen Sie den Reifen mit der PUMPE in Bewegung. Strecken Sie die Arme nach oben, um sie aus der Bahn des Reifens zu bringen; die Ellenbogen sollten sich etwa auf Höhe der Schultern oder sogar noch weiter oben befinden. Beschleunigen Sie das Tempo Ihrer Druck- und Zugbewegungen.

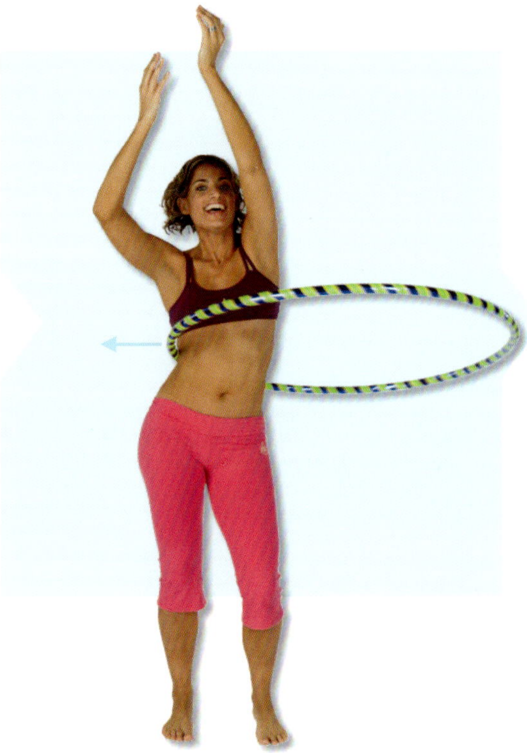

2 Achten Sie nun auf die Punkte, an denen der Reifen Sie seitlich am Körper berührt. Verlagern Sie Ihre Druckbewegungen jetzt genau auf diese Punkte, indem Sie Ihren Brustkorb nach rechts und links schieben, bis Ihre Bewegungen genau zur Seite hin verlaufen. Atmen Sie tief ein und aus, um das schnelle Tempo halten zu können.

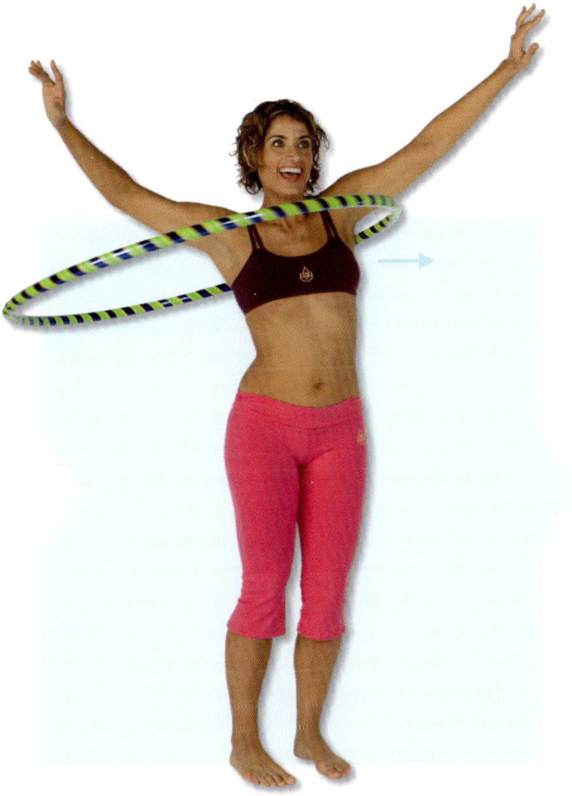

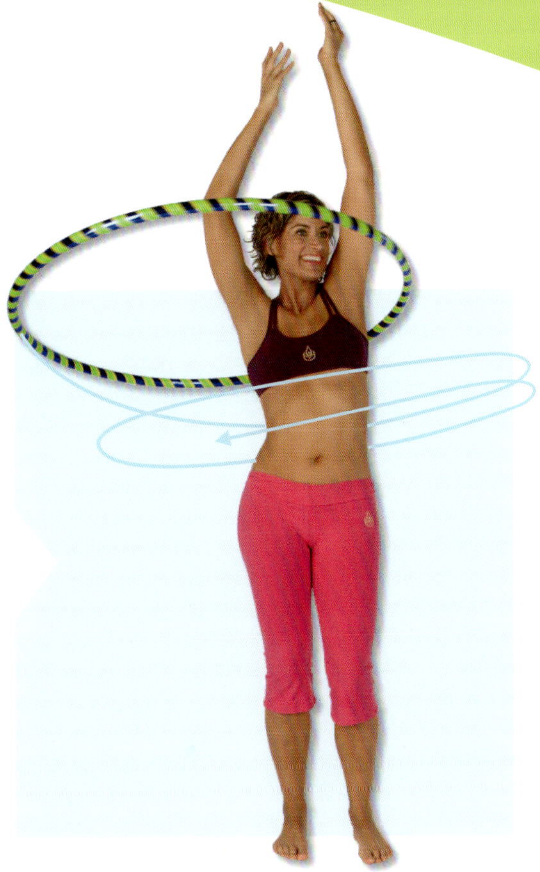

3 Setzen Sie die ausladenden Bewegungen Ihres Oberkörpers fort, um den Reifen den Körper weiter hochwandern zu lassen. Optisch ähnelt man dabei einer nassen Spaghettinudel, die man abzuschütteln versucht. Statt der Hüften sollte nun eine neue Muskelpartie in der oberen Bauchregion die Arbeit übernehmen. Der Reifen kann eventuell ein wenig ins Taumeln geraten oder rutschen, setzen Sie aber die schnellen Seitwärtsbewegungen, den Shimmy, fort, um ihn bis zu den Rippen zu bringen.

4 Machen Sie weiter, bis sich der Reifen direkt unter den Achseln befindet. Halten Sie ihn dort so lange wie möglich und lassen Sie ihn dann wieder den Oberkörper hinuntergleiten, zurück in die Pumpe. Anschließend spannen Sie die Rumpfmuskeln wieder an und bringen den Reifen mithilfe des Shimmy nach oben. Diese Übung beherrscht, wer den Reifen mehrfach in einer fließenden Bewegung den Oberkörper entlangtransportieren kann.

• Machen Sie diese Übung regelmäßig, damit Sie einen kräftigen Rumpf entwickeln. Je ruhiger Sie den Rest des Körpers dabei halten können, umso besser. Atmen Sie tief ein und aus und entspannen Sie Ihre Mimik.

Limbo

Erinnern Sie sich daran, wie Sie beim Limbo immer tiefer und tiefer unter dem Stock hindurchgetanzt sind? Wenn man nicht ausscheiden wollte, musste man seinen Oberkörper fast parallel zum Boden halten. Die folgende Bewegung erfordert dieselbe Kraftanstrengung, um sich zurückzulehnen und den Reifen mit den Bauchmuskeln hochzudrücken, sodass der Reifen schräg nach oben zeigt.

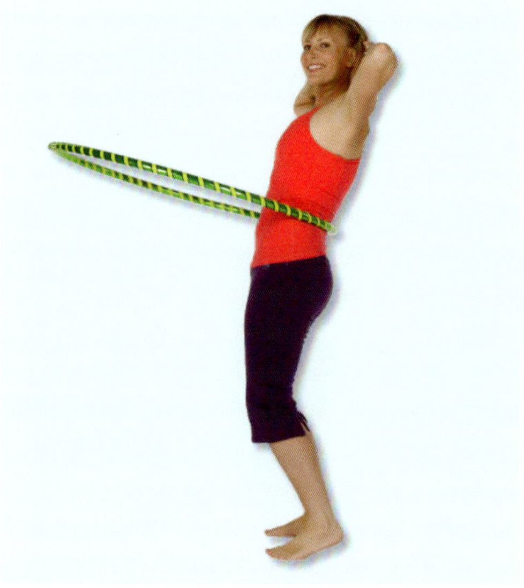

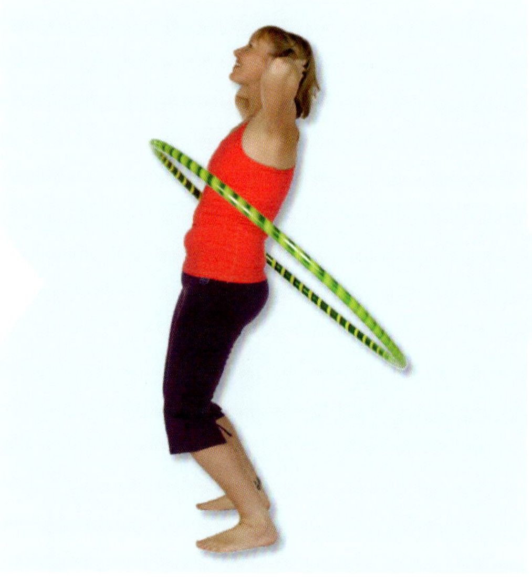

1 Beginnen Sie mit der PUMPE. Spannen Sie die Bauchmuskeln an und lehnen Sie sich leicht zurück, wobei Sie das Becken vor- bzw. nach oben kippen. Sobald Sie den Reifen über Ihrem Bauch spüren, hören Sie auf, sich vor- und zurückzubewegen, sondern konzentrieren Sie sich darauf, ihn Richtung Himmel zu drücken. Damit Ihnen die Arme nicht in die Quere kommen, sollten Sie sie vor der Brust kreuzen oder hinter dem Kopf verschränken.

2 Sehen Sie nach oben! Wenn Sie den Kopf nach hinten neigen, um hochzublicken, verändern Sie die gesamte Haltung des Oberkörpers, sodass er sich ebenfalls nach oben dreht. Ihr Ziel sollte es sein, bei gleichzeitiger Anspannung der Bauchmuskeln Ihren Rumpf möglichst parallel zum Boden zu bringen. Vergessen Sie nicht zu atmen, damit Gesicht und Kiefer entspannt bleiben.

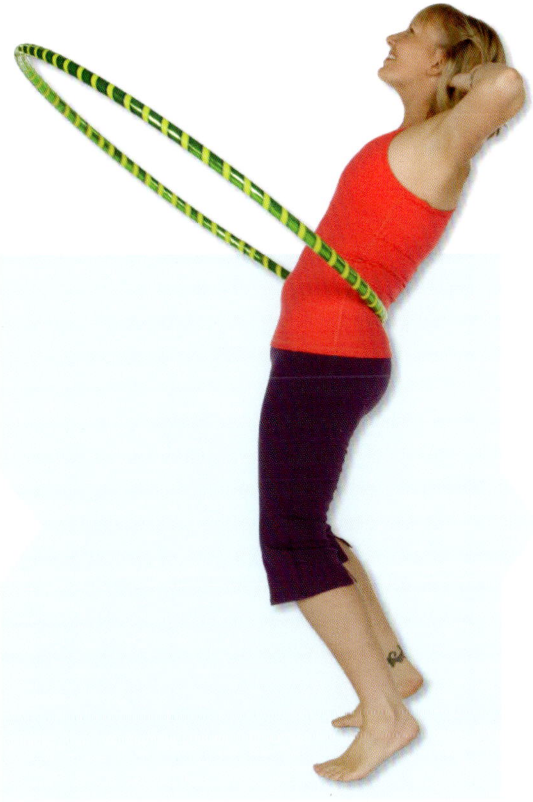

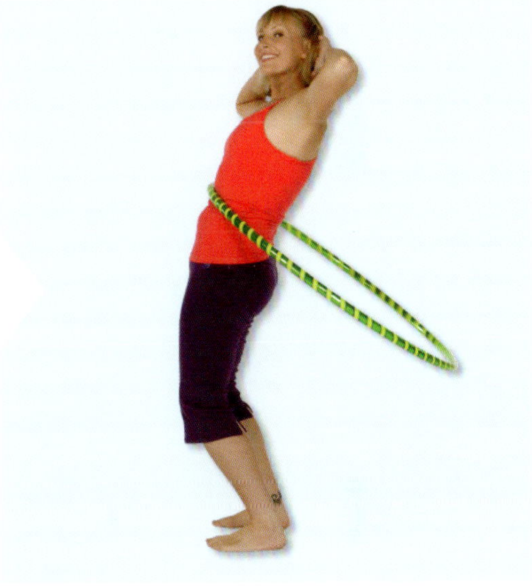

3 Während Ihre Fußballen die ganze Zeit über Bodenkontakt halten, wippen Sie mit den *Fersen* auf und ab, als hätten Sie dort eingebaute Sprungfedern. Dadurch rutschen Sie möglicherweise ein wenig nach vorne, das macht aber nichts.

4 Jedes Mal, wenn der Reifen über Ihre Körpervorderseite rollt, stoßen Sie ihn kräftig mit dem Bauch ab, während Sie zugleich auf den Beinen auf und ab wippen. Ihr Rücken bleibt dabei entspannt und beteiligt sich nicht daran, den Reifen voranzutreiben. Setzen Sie die Übung so lange fort, bis Ihre Oberschenkel und Rumpfmuskulatur eine Pause einfordern, und kehren Sie zur Pumpe zurück.

So gelingt's

▶ Falls sich der Reifen zu sehr in eine Richtung neigt, ändern Sie einfach Ihre Körperhaltung, indem Sie mit dem anderen Bein einen Schritt nach vorne machen. Auf diese Weise sollte sich der Reifen wieder gerade über Ihren Bauch bewegen.

Poknaller

Diese Bewegung ist das genaue Gegenteil von LIMBO: Lehnen Sie sich vor und drücken Sie den Reifen mit dem unteren Rücken nach oben, damit er sich vor Ihrem Körper diagonal nach unten neigt.

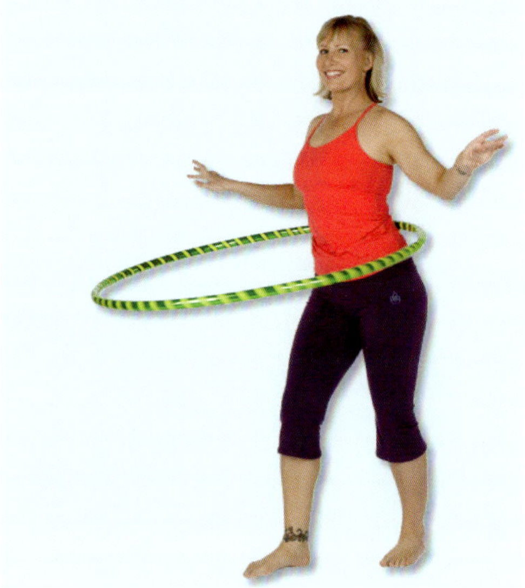

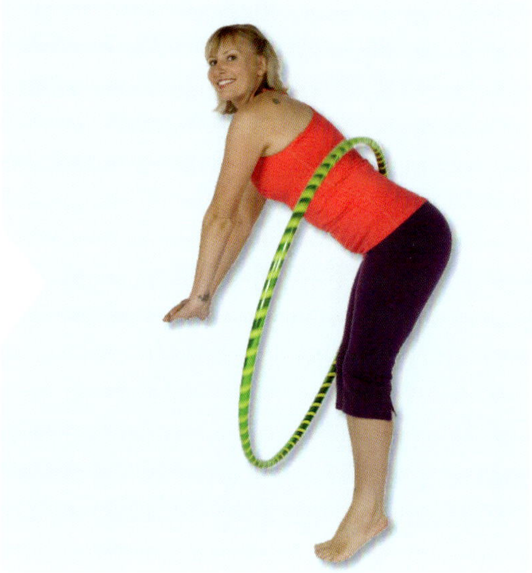

1 Beginnen Sie mit der PUMPE. Lehnen Sie den Oberkörper leicht in Richtung Boden, machen Sie ein leichtes Hohlkreuz und kippen Sie das Becken vor. Halten Sie die Arme oben und aus der Umlaufbahn des Reifens.

2 Jedes Mal, wenn Sie spüren, dass der Reifen über Ihren Rücken rollt, heben Sie wippend Ihre Fersen an, um ihm wieder Schwung zu geben. Lassen Sie die Fersen immer wieder den Boden berühren. Dieses Wippen kann eventuell dazu führen, dass Sie ein wenig zurückwandern. Das ist völlig in Ordnung.

In Worte gefasst

▶ Sagen Sie jedes Mal »Jetzt!«, wenn der Reifen in der PUMPE Ihren unteren Rücken berührt. Sagen Sie es laut, und behalten Sie den Rhythmus bei, wenn Sie das Becken nach vorne kippen, um den Reifen in den richtigen Winkel zu bringen. Das kann Ihnen helfen, die Fersen im richtigen Augenblick zu heben und den unteren Rücken in die Aufwärtsbewegung zu bringen.

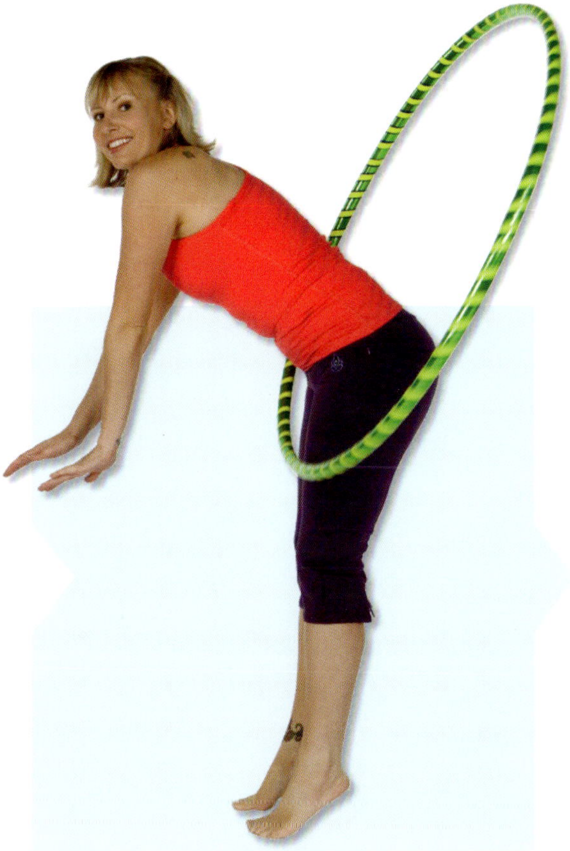

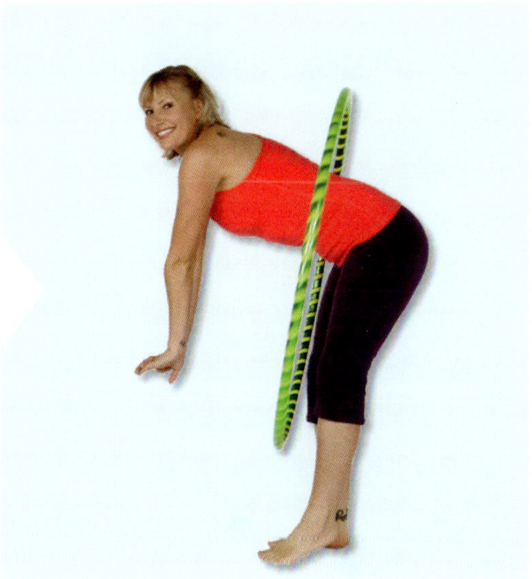

3 Das Federn der Füße und die Aufwärtsbewegung des unteren Rückens sollten im Rhythmus des Reifens erfolgen. Blicken Sie nach vorne und nicht nach unten auf den Boden. Vergessen Sie auch das Atmen nicht. Stellen Sie sich vor, Sie wären eine Marionette mit Fäden auf der Rückseite der Hüftknochen, die rhythmisch nach oben gezogen werden.

4 Wenn der Reifen in die eine Richtung kippt, dann ändern Sie Ihre Körperhaltung, indem Sie mit dem anderen Bein einen Schritt nach vorne gehen. Richten Sie sich ein wenig auf, falls sich der Reifen so stark neigt, dass er gegen Ihre Knie stößt. Sollten Sie spüren, dass der Reifen auf Ihr Gesäß rutscht, dann machen Sie einen kleinen Satz nach hinten, um ihn wieder höher auf den Rücken zu bringen.

Fassrolle

Diese Übung kombiniert LIMBO und POKNALLER zu einer nahtlosen Bewegung, indem der Körper immer wieder um die eigene Achse gedreht wird, während der Reifen seinen steilen Winkel beibehält.

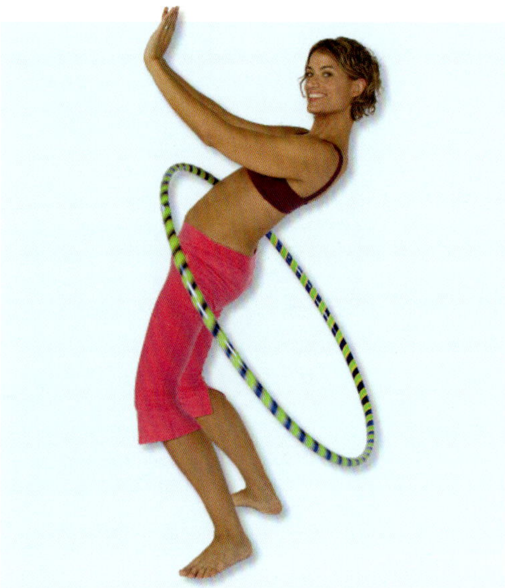

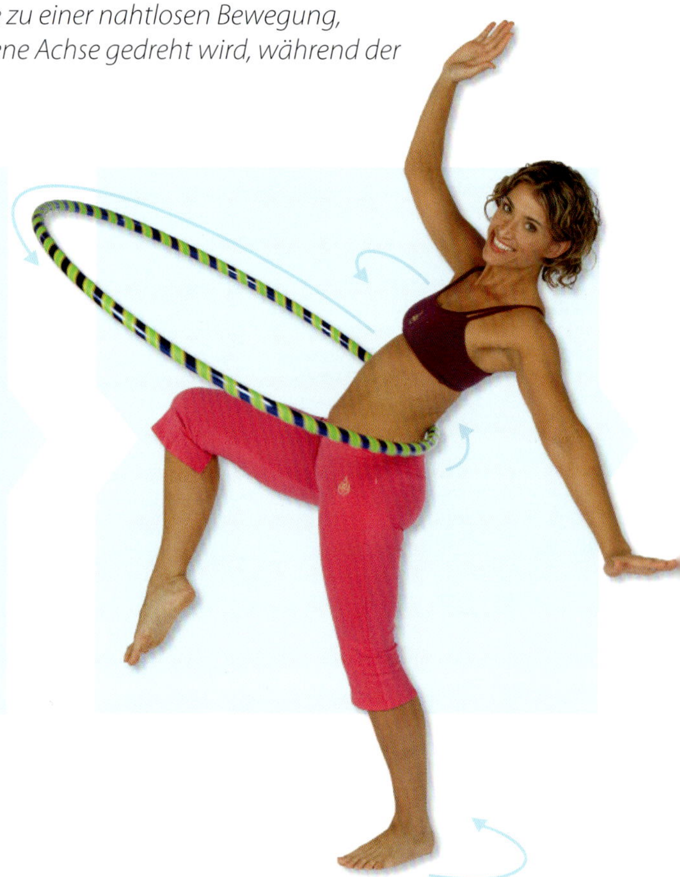

1 Bringen Sie den Reifen in die LIMBO-Position und achten Sie darauf, dass er in einem sehr steilen Winkel um den Körper kreist. Halten Sie die Arme oben, damit sie dem Reifen nicht in die Quere kommen.

2 Wenn er nach links rotiert, heben Sie den rechten Fuß (und umgekehrt). Dabei drehen Sie sich mit dem anderen Fuß um 180 Grad, sodass der Körper nun nach vorne geneigt ist.

So gelingt's

▶ Sie müssen in der Lage sein, auf einem Fuß zu stehen und ihn zu drehen, das heißt einen sogenannten Pivot-Turn zu vollführen, indem Sie das Standbein drehen, ohne es vom Boden abzuheben. Die Ferse ist jedoch leicht vom Boden abgehoben, während die Drehung hauptsächlich auf dem Fußballen ausgeführt wird. Es hilft, wenn man zuerst ohne Reifen übt. »Wenden« Sie den Körper durch die Drehung Ihres Fußes um 180 Grad.

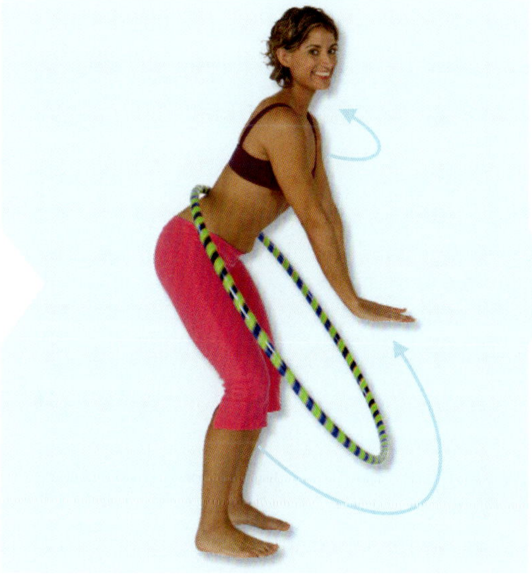

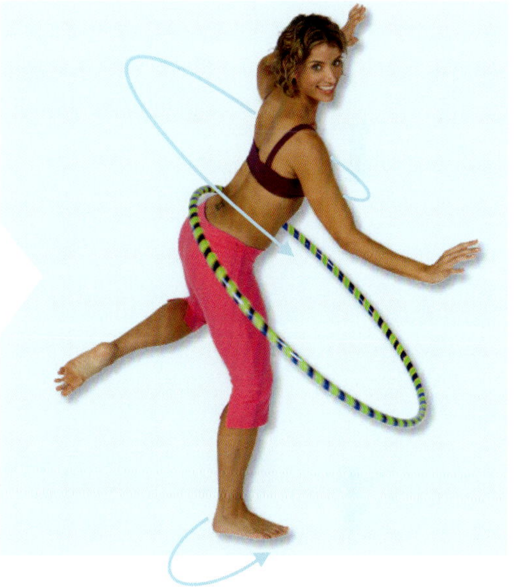

3 Halten Sie den Kopf aufrecht, selbst wenn Ihr Oberkörper nach vorne geneigt ist! Stellen Sie sich auf beide Füße, verteilen Sie Ihr Gewicht gleichmäßig darauf und gehen Sie in den POKNALLER über. Wenn Sie so weit sind, heben Sie den Fuß auf *derselben* Seite, in die sich auch der Reifen dreht. Wenn der Reifen also nach links läuft, heben Sie den linken Fuß.

4 Beim Anheben des Fußes drehen Sie sich auf dem anderen Fuß und wenden Ihren Körper erneut, sodass er wieder wie in der Ausgangsposition nach oben zeigt. Stellen Sie sich auf beide Füße, verteilen Sie Ihr Gewicht gleichmäßig darauf, und machen Sie den LIMBO.

Behalten Sie ausgeprägte Winkel bei, indem Sie vor und nach der FASSROLLE den Reifen kraftvoll nach oben in den LIMBO und nach unten in den POKNALLER drücken.

Wenn Sie im LIMBO und im POKNALLER sind, sollten Sie den Oberkörper fast parallel zum Boden halten. Mit ein wenig Übung wird die FASSROLLE fließender und die Körperdrehung schneller.

So kam ich wieder in Form

ZWEI JAHRE NACHDEM ICH IN EINE NEUE Stadt gezogen war, kannte ich mich dort immer noch nicht besonders gut aus. Ich war nicht sehr unternehmungslustig und steckte im Alltagstrott fest – ich arbeitete oft sehr lange und kam immer nur gerade rechtzeitig nach Hause, um das Abendessen zuzubereiten und todmüde ins Bett zu fallen. Und der nächste Tag verlief genau gleich. Ich kam mir vor wie eine Maschine. Wo war mein alter Elan? Ich bin früher immer gerne ausgegangen. Und jetzt konnte ich mich nicht einmal mehr daran erinnern, wie es war, sich zu amüsieren.

Also entschloss ich mich, etwas zu unternehmen, um meinen trägen Körper auf Vordermann zu bringen. Ich dachte an Bauchtanz oder Pole Dancing, um meine müden Knochen in Schwung zu bringen und mich wieder im eigenen Körper wohlzufühlen. Zufällig entdeckte ich dann aber Hula-Hoop-Kurse.

Als ich mit Hula-Hoop anfing, hatte ich das Gefühl, ich besäße weder Rhythmusgefühl noch Koordination. Der Reifen muss mir Abertausende Male heruntergefallen sein. Ich wage auch nicht, mir vorzustellen, was sich wohl die Mieter gedacht haben, die unter mir wohnten. Aber langsam stiegen sowohl meine Fähigkeiten als auch mein Selbstbewusstsein. Heute habe ich Freude daran, auszugehen und mich mit anderen Hoopern zu verabreden, die alle verschiedene Persönlichkeiten und Hula-Hoop-Stile haben. Bei diesen Treffen führen wir uns gegenseitig unsere neuesten Tricks vor und geben einander Tipps. Eine wirklich tolle Gelegenheit, um unter Leute zu kommen.

Wie Austin Powers habe also auch ich mein »Mojo« wiedergefunden! Mein neues Alter Ego ist Catwoman! Ich finde, es ist eine feine Sache, wenn man zu hören bekommt, man sei attraktiv, aber es ist etwas völlig anderes, sich auch wirklich attraktiv zu fühlen. Dank Hula-Hoop fühle ich mich sinnlich und begehrenswert. Und wie es nun mal so ist, bekommt mein Mann das auch zu spüren. Er ist immer ganz versessen darauf zu sehen, wie ich mit Leidenschaft den Reifen um mich kreisen lasse. Er freut sich sehr darüber, seine »alte Monica« wieder zurückzuhaben. Und ich mich natürlich auch.

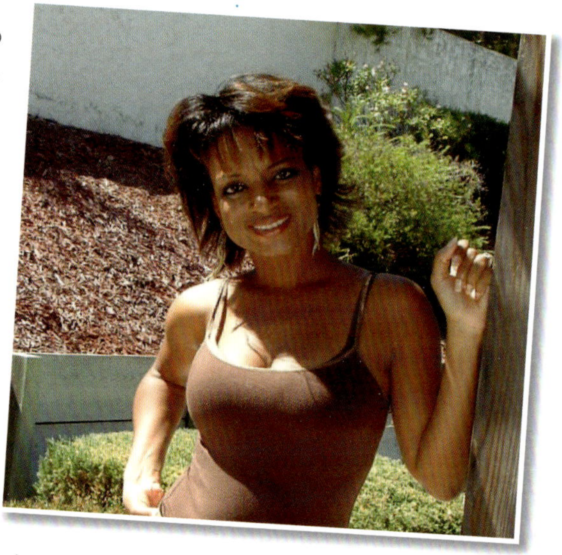

Name: Monica
Beruf: Finanzdienstleisterin

Von Grund auf überzeugt sein

Der Begriff »starke Körpermitte« bezieht sich auf mehr als Muskeln oder die Chi-Energie – er schließt auch unsere tiefsten Überzeugungen über uns und die Welt mit ein. Jeder Mensch hat Grundüberzeugungen – also beispielsweise Antworten auf so wichtige Fragen wie »Wer bin ich?«, »Welchen Sinn hat das Leben?« oder »Warum bin ich auf der Welt?« Das sind die Brillengläser, durch die wir das Leben betrachten.

Ihre Überzeugungen wirken sich auf Ihr Hula-Hoop aus! Sie entscheiden darüber, ob Sie motiviert bleiben oder sich entmutigen lassen, wenn der Reifen zu Boden fällt. Grundüberzeugungen steuern ebenfalls Ihren Entschluss, nackte Haut zu zeigen oder sie zu verstecken.
Sie beeinflussen, ob Sie jedem davon erzählen, dass Sie mit dem Hula-Hoop angefangen haben, oder ob Sie es für sich behalten. Sie sind verantwortlich für Ihren Drang mehr zu lernen – oder den Entschluss, die Flinte ins Korn zu werfen.

Bewegungstherapeuten glauben, dass Körper, Geist und Seele eine Einheit sind, das heißt mit anderen Worten, dass Ihre Grundüberzeugungen durch Ihre Bewegungen beeinflusst werden können und umgekehrt. Ihre Überzeugungen wirken sich also nicht nur auf Ihr Hula-Hoop aus, Hula-Hoop kann sich auch auf Ihre Überzeugungen auswirken! So können lockere Hüften auch Ihren Geist beweglicher machen.

Entwickeln Sie außerdem ein Bewusstsein für die Geschichte Ihres Lebens: Sie besitzen die Macht, sie zu verändern. Nehmen Sie sich einen Augenblick Zeit, um sich zu überlegen, welchen der folgenden Überzeugungen Sie zustimmen. Ich empfehle Ihnen, sich in Ihrem Tagebuch Notizen darüber zu machen, welche Glaubenssätze Sie gerne verändern möchten.

WIE SEHEN SIE IHRE WELT?

Ich kann alles schaffen.	Das geht echt schwer. Das Leben ist hart!
Liebe und Glück stehen mir zu.	Ich bin nicht gut genug.
Ich bin ein guter Mensch.	Irgendetwas stimmt nicht mit mir.
Ich kann jede neue Fähigkeit erlernen, die ich beherrschen möchte.	Ich bin nicht gut in … Ich schaffe es einfach nicht.
Ich bin ein Glückspilz!	Ich bin ein Pechvogel!
Ich bin im Herzen jung geblieben und sprühe vor Energie.	Ich werde langsam alt und bin außer Form.
Ich bin von netten Menschen umgeben.	Ich bin allein auf der Welt und kann mich nicht anpassen.
Es ist genug für alle da.	Jeder muss sehen, wo er bleibt.
Ich fühle mich wohlbehütet, alles ist im Lot.	Überall lauern Gefahren!
Mein Körper hat genau die richtige Größe und Form.	Ich bin zu dick/dünn.
Ich verehre die Sinnlichkeit und Schönheit meines Körpers!	Sich sinnlich oder sexy zu fühlen ist unanständig und schlecht.

DIE BEWEGUNGEN

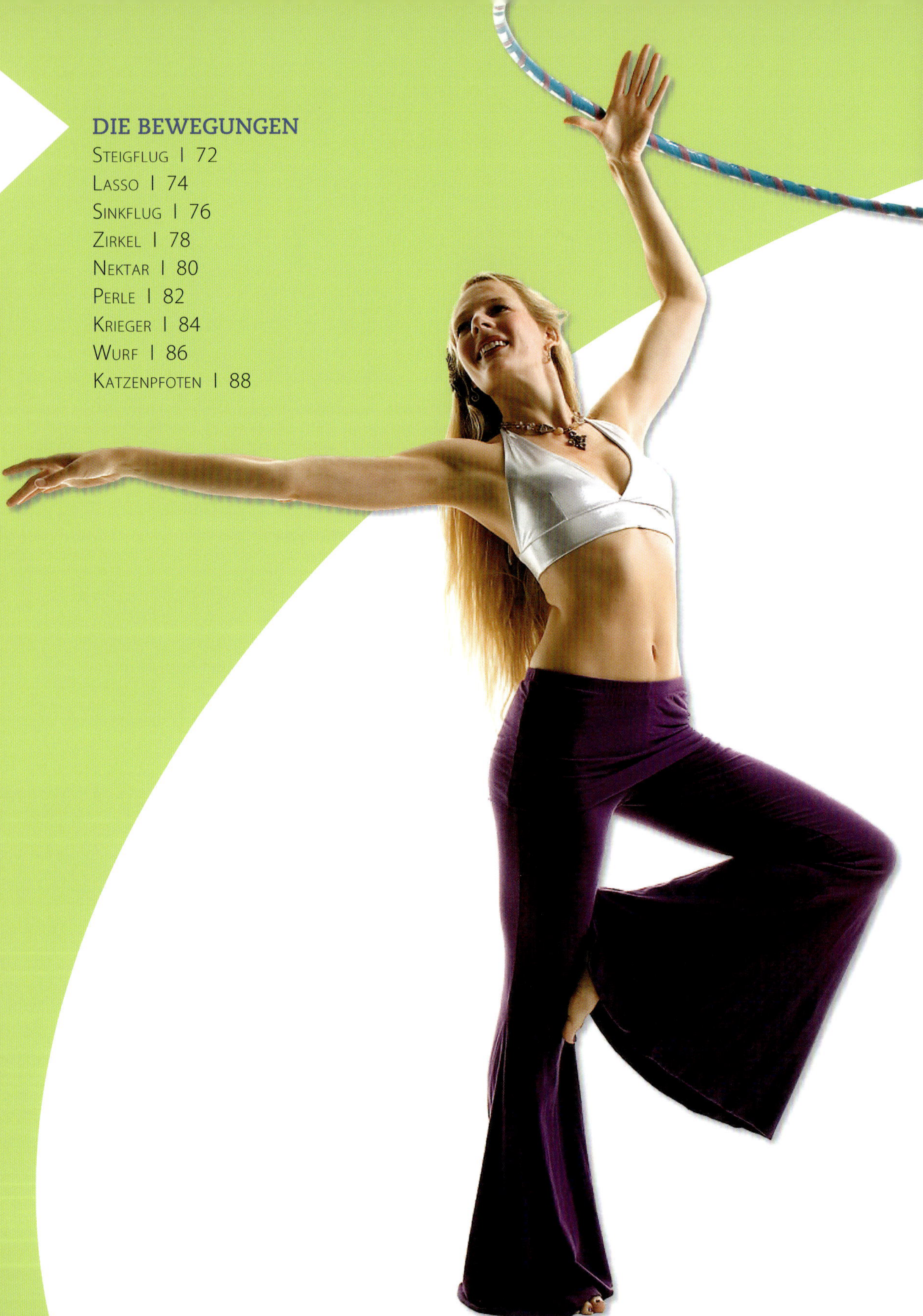

Kapitel 4

Ran an die Arme!

STARKER BIZEPS, PERFEKTER TRIZEPS UND KRÄFTIGE HANDGELENKE

Wenn man das Stichwort Hula-Hoop fallen lässt, denken die meisten Menschen an den Reifen, der um die Taille kreist. Sie schütteln oft ungläubig den Kopf, wenn sie erfahren, dass man mit Hula-Hoop auch die Schultern, Arme, Handgelenke und Hände trainieren kann! Aber so ist es nun mal.

Es gibt unzählige Bewegungen, bei denen der Reifen nicht um den Rumpf rotiert, sondern Hände und Arme zum Einsatz kommen, um ihn am Laufen zu halten. Solche Bewegungen bezeichne ich als körperferne Bewegungen. Es gibt auch ein paar Übergänge, bei denen man die Hände verwendet, um den Reifen vom Rumpf über den Kopf zu bringen (wie beim STEIGFLUG, Seite 72–73) oder von dort zum Körper zurückzuführen (wie beim SINKFLUG, Seite 76–77). Bei diesen Bewegungen spürt man schon nach wenigen Minuten den Widerstand, den das Gewicht des Reifens für Deltamuskel, Bizeps, Trizeps, die Unterarme und Handgelenke darstellt.

Körperferne Übungen trainieren speziell die Arme und Schultern, aber vergessen Sie nicht, dass Sie selbst beim Rumpfkreisen die Arme in Bewegung halten können und auch sollten. Während der Reifen um Ihre Mitte rotiert, können Sie die Arme rhythmisch schwingen oder stoßen. Wenn Sie bereits über Erfahrungen mit einer Form von Tanz oder Kampfkunst verfügen, dann bietet es sich an, diese Armbewegungen zu übernehmen und zum Beispiel mit der PUMPE oder dem PO-KILLER zu kombinieren. Wie Ihnen jeder Tänzer bestätigen kann, bieten konstante Arm- und Handbewegungen ein tolles Workout, ohne dass Sie dabei auch nur in die Nähe von Kurzhanteln kommen müssen.

Ganz gleich, ob Ihnen straffe Oberarme wichtig sind oder nicht – Physiotherapeuten sind der Überzeugung, dass es wichtig ist, diesen Körperbereich regelmäßig zu belasten. Wer darauf verzichtet, läuft Gefahr, irgendwann einmal keine schwereren Objekte mehr heben, drücken oder ziehen zu können. Starke Arme helfen Ihnen somit dabei, lange ein aktives und unabhängiges Leben zu führen. Legen Sie los, greifen Sie zu Ihrem Reifen und bringen Sie Ihre Arme in Bestform!

»Es ist unglaublich, wie straff und fest meine Arme durch Hula-Hoop geworden sind. Indem sie sich so natürlich nach außen und von meinem Körper weg bewegen, verleihen sie meinem Tanz ein bezauberndes, anmutiges Element.«

Anne, 32

Handgelenke, Ellenbogen und Schultern

Auf diese drei Gelenke kommt es bei der Ausführung körperferner Hula-Hoop-Bewegungen besonders an.

Handgelenke. Sie stellen die starken Übergänge zwischen Händen und Armen dar. Ihre Handgelenke helfen dabei, Ihren Körper auszubalancieren, wenn Sie sich zum Beispiel an einem Geländer festhalten, und können – etwa bei einem Handstand – sogar Ihr ganzes Gewicht tragen. Viele körperferne Bewegungen erfordern und entwickeln eine Menge Kraft in den Handgelenken. Achten Sie aber darauf, dass Sie diese jeweils nur kurz belasten, um Verletzungen vorzubeugen. Falls Ihre Handgelenke von Haus aus etwas schwach sind, sollten Sie vielleicht auch einen Arzt zu Rate ziehen und fragen, ob in Ihrem Fall eine Bandage angebracht ist oder ob es Sinn macht, zusätzlich Kalzium, Leinöl oder ein Nahrungsergänzungsmittel einzunehmen, das den Wirkstoffkomplex Glucosamin/Chondroitin/MSM (Methylsulfonylmethan) enthält. Glucosamin ist ein natürlicher Bestandteil der Gelenkschmiere und ein wirkungsvoller Puffer zwischen den Knorpelflächen. Chondroitin ist der Hauptbestandteil des Knorpelgewebes und sorgt für gesunde und funktionierende Gelenke. MSM wird mit der Nahrung aufgenommen und ist als Schwefellieferant für den Stoffwechsel des Menschen wichtig. MSM wird des Weiteren zum Aufbau von Proteinen benötigt, die unter anderem in Haut, Haaren, Zähnen oder Knochen vorkommen. Halten Sie auf alle Fälle Rücksprache mit Ihrem Arzt, ob eine Einnahme überhaupt notwendig ist. Als Alternative können Sie auch mit einem extraleichten Reifen experimentieren.

Ellenbogen. Diese Jungs können mehr als nur unliebsame Zeitgenossen aus dem Weg schieben! Durch Hula-Hoop wird Ihnen bewusst, wie dankbar Sie für diese eleganten Gelenke sein sollten, die die Oberarme mit den Unterarmen verbinden. In Übungen wie KLIMPERN (Seite 156–157) und SCHLEUDER (Seite 158–159) werden Sie feststellen, dass Ihre Ellenbogen durchaus zu ausdrucksstarkem Tanz und rhythmischen Schlägen in der Lage sind. Sie werden sich nicht nur der Position und des Bewegungsradius Ihrer Ellenbogen bewusst werden, sondern auch ein Gespür dafür entwickeln, welche Fülle unterschiedlicher Haltungen allein aufgrund einer Änderung der Ellenbogenstellung möglich wird.

Schultern. Sie haben viel zu tun. Man kann »Dinge auf die leichte Schulter nehmen«, ihnen eine »große Last aufbürden« oder einem Freund die Möglichkeit bieten, sich daran »anzulehnen und auszuweinen«. Sie sollten also stark sein! Die meisten Hula-Hoop-Neulinge müssen darauf achten, den Rücken gerade zu halten, indem sie die Schultern locker lassen und die Schulterblätter zurück- bzw. nach unten ziehen. In entspanntem Zustand können sich Schultern nämlich besser bewegen. Im weiteren Verlauf dieses Buches werden Sie die WAAGE (Seite 162–163) entdecken, eine mittelschwere Übung, bei der Sie lernen, den Reifen um die Schulter kreisen zu lassen.

Alles im Griff

Bevor Sie mit den körperfernen Bewegungen loslegen, die Ihrem Rumpf eine wohlverdiente Pause verschaffen, folgt hier eine kurze Anleitung, wie man die Hände um den Reifen legt. Wenn in meinen Kursen die Frage nach dem richtigen Griff aufkommt, rate ich meinen Schülern grundsätzlich dazu, ihrer Intuition zu folgen. Denn manchmal ist es kontraproduktiv, Dinge

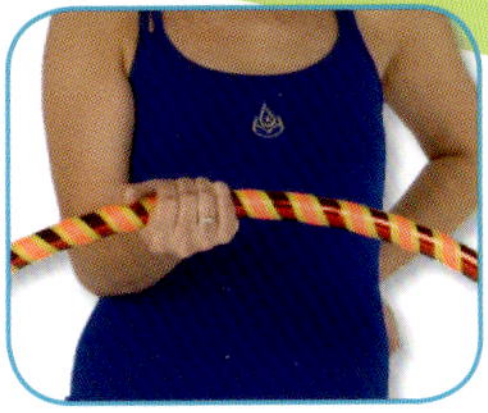

Innerer Griff

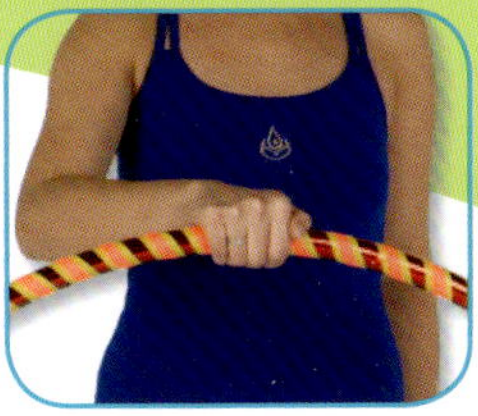

Äußerer Griff

bis ins Detail zu analysieren. Besser ist es, zunächst dem natürlichen Instinkt zu vertrauen. Also lesen Sie diesen Abschnitt nur flüchtig durch und kehren Sie später wieder hierher zurück, falls Sie Probleme mit einer bestimmten Handposition haben.

Innerer Griff* kontra *äußeren Griff. Weil der Reifen im Grunde genommen nichts anderes als ein gebogenes Rohr ist, ist es problematisch, eine genaue Trennlinie zwischen *innen* und *außen* zu ziehen. Betrachten Sie den Großteil der Reifenoberfläche als außen befindlich und den verbleibenden schmalen Streifen, der die innere Oberfläche bildet, als *innen* liegend. Ein Wechsel von der Innen- zur Außenseite wird möglich, indem Sie den Griff lockern und einen Finger nach dem anderen umpositionieren, bis sich alle Finger in der neuen Stellung befinden und Sie die Außenseite des Reifens halten. Die Handfläche zeigt in diesem Fall nach unten.

Den Reifen stets gut festhalten. Um dies zu üben, müssen Sie den Reifen senkrecht vor dem Körper halten. Greifen Sie die Außenseite des Reifens, als wollten Sie ihm die Hand geben. Sie können den Reifen heben und senken, ohne den Griff zu verändern.

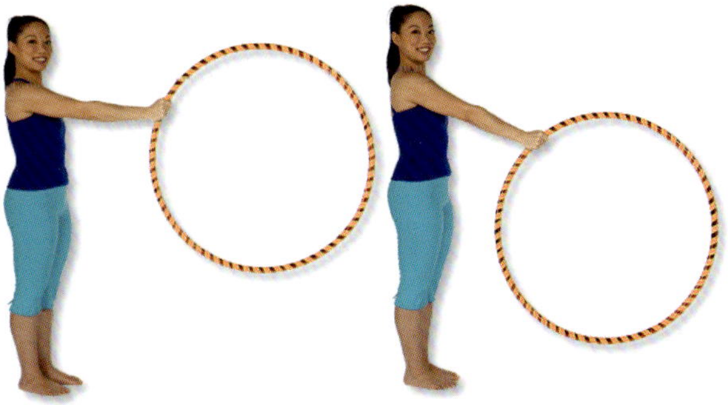

Halten Sie den Reifen gut fest.

Kippen Sie das Handgelenk, um Winkel oder Position des Reifens zu verändern. Um herauszufinden, wie sich das anfühlt, sollten Sie den Reifen wie unten abgebildet greifen. Verwenden Sie dafür die rechte Hand. Kippen Sie das Handgelenk um 90 Grad nach links (also gegen den Uhrzeigersinn). Der Reifen befindet sich nun nicht mehr senkrecht, sondern waagerecht vor Ihnen.

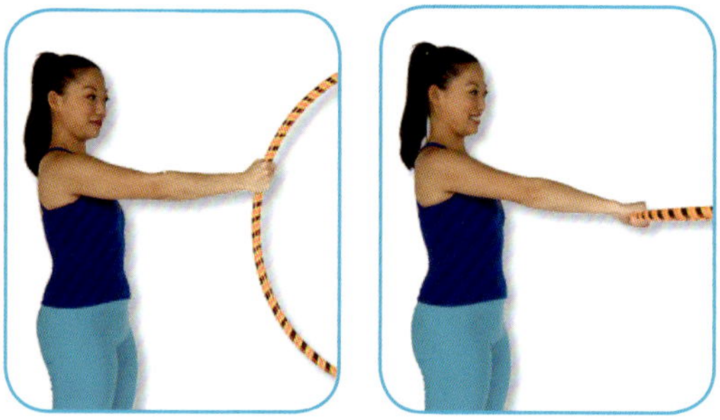

Der Wechsel in die Waagerechte

Das Drehen des Handgelenks besteht aus einer schnellen Kippbewegung, die die Hand in die entgegengesetzte Position bringt. Um diese Technik zu üben, sollten Sie den Reifen wie unten abgebildet senkrecht vor dem Körper halten. Achten Sie darauf, dass der Daumen nach oben zeigt. Mit einer schnellen Bewegung drehen Sie nun das Handgelenk um 180 Grad (also gegen den Uhrzeigersinn). Der Reifen befindet sich anschließend wieder in einer vertikalen Position, nur zeigt der Daumen jetzt nach unten.

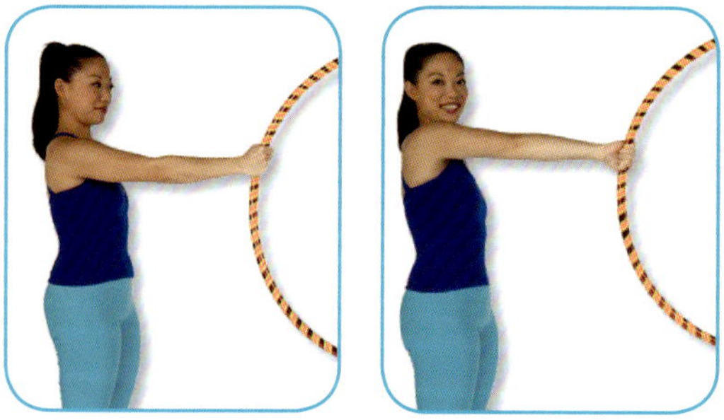

Reifendrehung um 180 Grad

Den Reifen in der Hand kippen lassen. Halten Sie den Reifen waagerecht vor sich, die Fingerknöchel zeigen dabei nach oben und die Handflächen nach unten. Sie können ihn auch mit beiden Händen halten – solange sie nur eng beieinander sind, also Daumen an Daumen. Lockern Sie den Griff nun leicht, damit der Reifen nach unten kippt und senkrecht vor Ihrem Körper zum Stehen kommt.

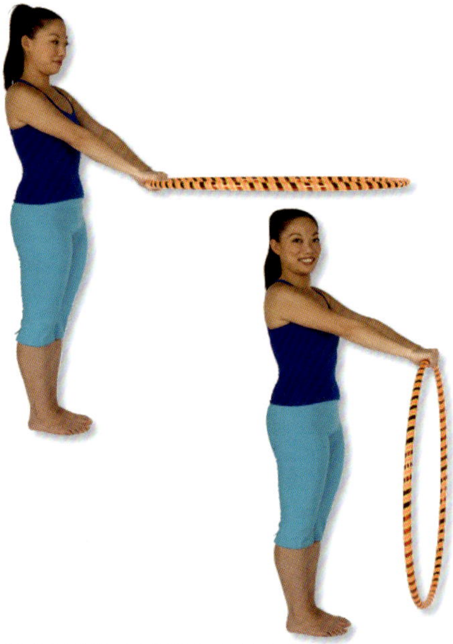

Lassen Sie den Reifen nach unten kippen.

Anmerkung: Normalerweise wird das Kippen des Reifens nicht wie oben beschrieben durch eine Lockerung des Griffs herbeigeführt, sondern durch ein kraftvolles Anwinkeln des Handgelenks, mit dem der Reifen in die neue Position gebracht wird. Versuchen Sie einmal, den Reifen auf diese Weise in die waagerechte Ausgangsstellung zurückzubringen. Sie werden sehen, wie viel Kraft diese Bewegung erfordert.

Den Reifen über die Hand rollen lassen und ihn wieder greifen. Sie werden den Reifen gelegentlich auch ganz loslassen und ihn über Ihre Hand rollen lassen (meist über den Handrücken, direkt hinter den Knöcheln), bevor Sie ihn neu zu fassen bekommen. Statt diese Techniken als graue Theorie zu betrachten, sollten Sie vielmehr mit ihnen experimentieren. Denken Sie nicht zu viel darüber nach. Mit etwas Übung lernen Sie ganz von selbst, wie man den Reifen richtig hält, loslässt, seine Position verändert und ihn wieder neu greift.

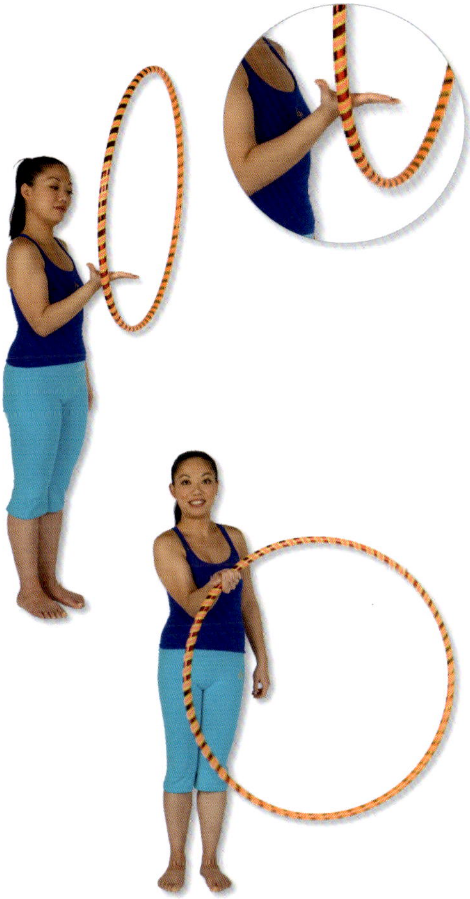

Der Reifen rollt über die Hand

Die ideale MUSIKBEGLEITUNG

Musik mit spanischen oder orientalischen Einflüssen lädt förmlich zu fließenden und rhythmischen Bewegungen ein.

1.	**SANTA MARIA (DEL BUEN AYRE)**	Gotan Project
2.	**MAMBO NO. 5**	Perez Prado y Su Orquesta
3.	**CANTO A LA HABANA**	Bebo Valdes
4.	**SUAVEMENTE**	Elvis Crespo
5.	**LA BOQUILLA**	Ska Cubano
6.	**EL CEPILLO**	Fulanito
7.	**NAMOH NAMOH**	Daler Mehndi
8.	**RHYTHMS OF BOLLYWOOD**	Taufiq Qureshi
9.	**LA INDIA CON LA VOE (MAW TRIBIN)**	MAW (ft. India)
10.	**CHANTOS**	David Ospina

Steigflug

Heben Sie den Reifen waagerecht von der Hüfte über den Kopf. Ich zeige Ihnen nun eine elegante Art, um den Reifen vom Rumpf in die Hand zu bringen.

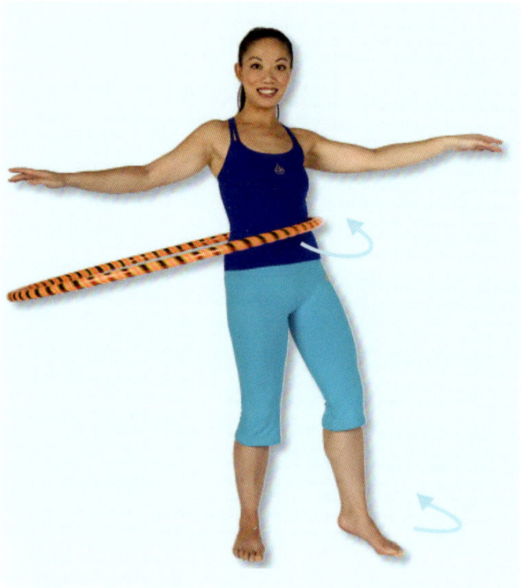

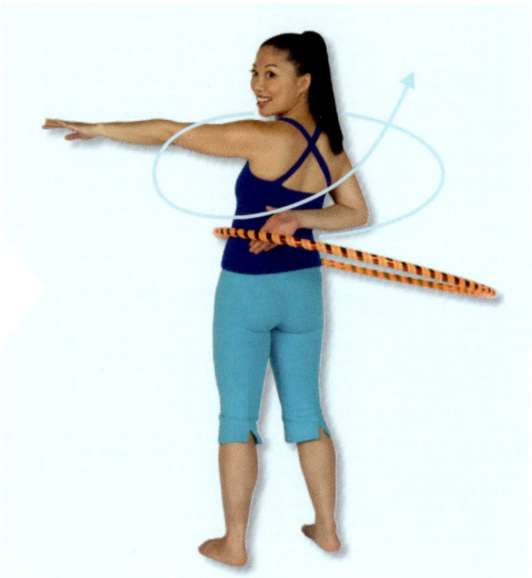

1 Fangen Sie mit der PUMPE an. Verlangsamen Sie die Vorwärts- und Rückwärtsbewegung des Beckens, damit der Reifen möglichst langsam um die Taille kreist. Drehen Sie sich fortlaufend um die eigene Achse, indem Sie kleine Schritte in die Richtung machen, in die auch der Reifen rotiert.

2 Wenn sich der Reifen nach links bewegt, nehmen Sie nun die rechte Hand (und umgekehrt) und legen sie so auf den Rücken, dass sie möglichst auf der Hüfte der gegenüberliegenden Körperseite aufliegt. Ihre Handinnenfläche zeigt nach außen, die Fingerspitzen weisen nach unten.

So gelingt's

Der einzigartige Griffwechsel ist bei dieser Bewegung entscheidend. Wenn Sie den Reifen über den Kopf heben, müssen Sie die Position der Hand verändern. Wechseln Sie hierzu vom inneren zum äußeren Griff und wieder zurück. Fahren Sie anschließend mit dem LASSO auf Seite 74–75 fort.

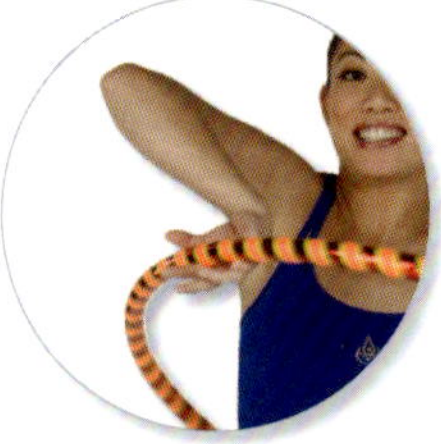

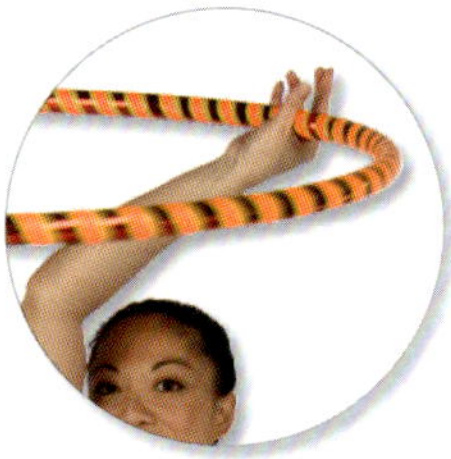

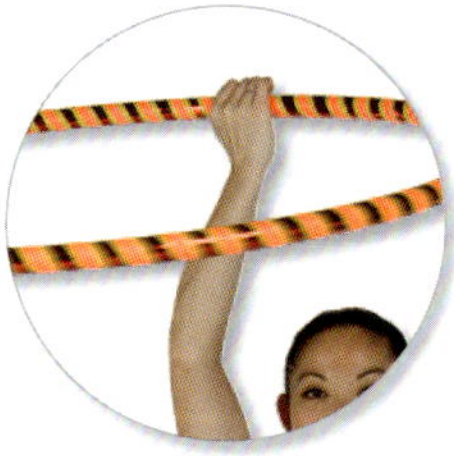

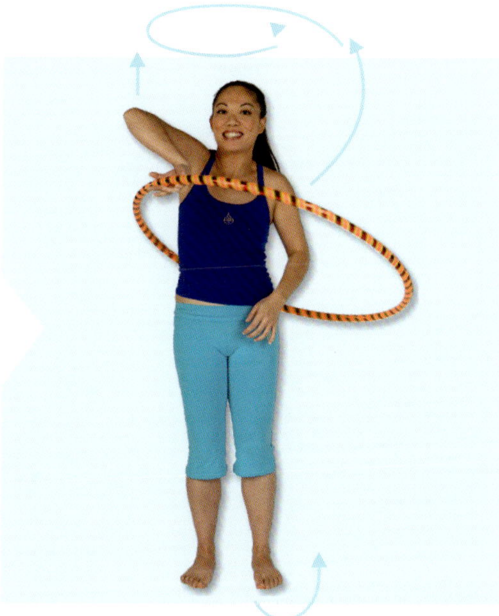

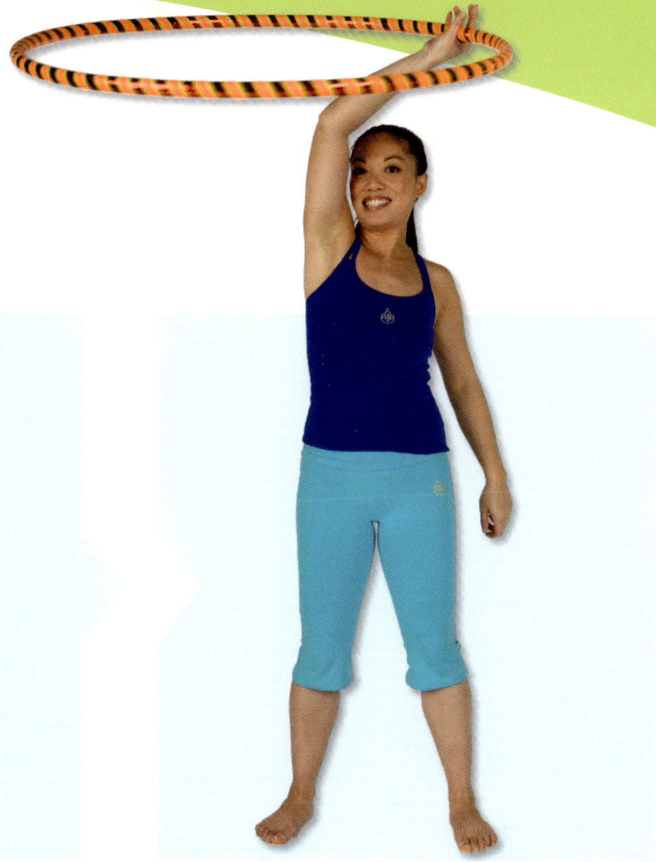

3 Während Sie sich weiter um Ihre eigene Achse drehen, greifen Sie den Reifen leicht, sobald er über die offene Handfläche rollt, und ziehen ihn hoch, wobei die Bewegung vom Ellenbogen ausgeht. Durch Ihre eigene Drehung sollte es problemlos möglich sein, den Reifen zu heben und den Arm schnell wieder in eine etwas entspanntere Position zu bringen. Der Reifen soll sich auch weiterhin drehen, während er sich wie ein Korkenzieher den Körper nach oben schraubt.

Anmerkung: Schritte 3 und 4 laufen schnell ab und sind eine fließende Bewegung.

4 Bringen Sie den Reifen über den Kopf und strecken Sie den Arm aus. Die Handfläche zeigt nach oben, der kleine Finger führt die Bewegung an.

5 Wenn der Reifen sich erst einmal über dem Kopf befindet, lassen Sie ihn über den Handrücken gleiten. Wechseln Sie dabei vom inneren zum äußeren Griff und dann wieder zurück zum inneren.

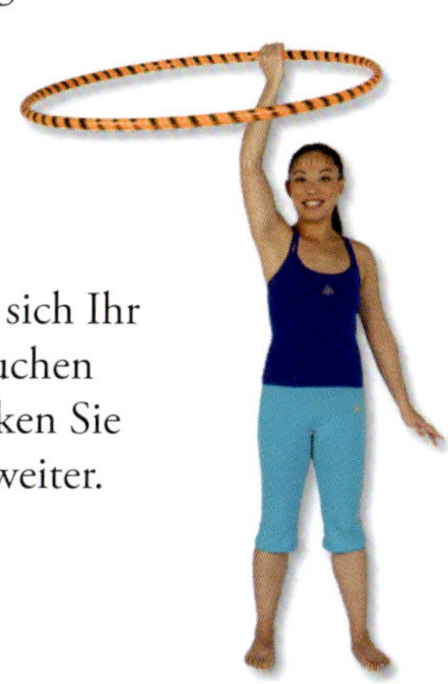

• Es macht nichts, wenn sich Ihr Arm bei den ersten Versuchen im Reifen verfängt. Denken Sie positiv und machen Sie weiter.

Lasso

Stellen Sie sich vor, Sie sind Wonder Woman mit ihrem goldenen Lasso und wirbeln den Reifen mit nur einer Hand über dem Kopf.

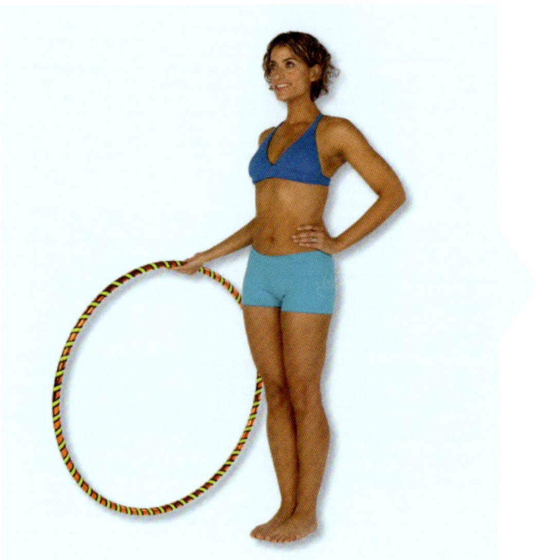

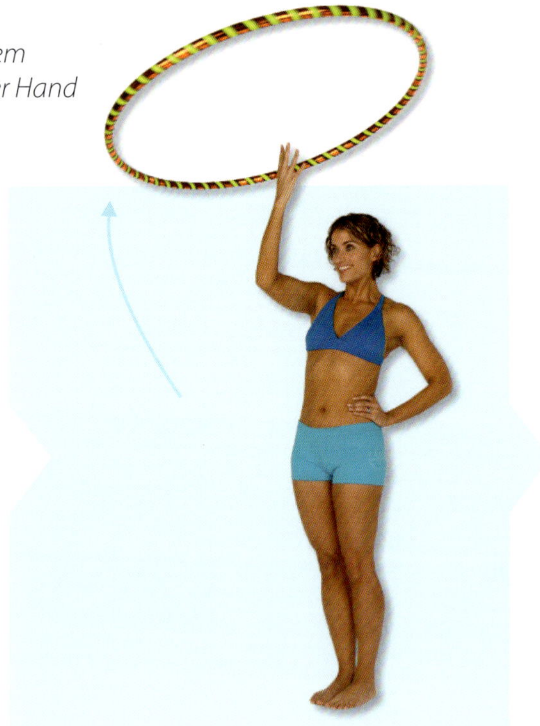

1 Sie können aus dem STEIGFLUG (Seite 72–73) heraus direkt in das LASSO übergehen, oder Sie stellen den Reifen anfangs neben sich. Heben Sie ihn über den Kopf und greifen Sie ihn an der Innenseite. Die Handfläche zeigt dabei nach außen.

2 Nutzen Sie die Kraft Ihres gesamten Arms, um den Reifen in Rotation zu versetzen.

Aufgepasst!

Es ist wichtig, den Reifen bei jeder Umdrehung kurz zu greifen! So hält man ihn unter Kontrolle und in einer waagerechten Lage. Andernfalls könnte Ihnen der Reifen aus der Hand gleiten und Menschen oder Gegenstände treffen.

TANZ-TIPP

Das LASSO ist eine Übung, die man toll mit dynamischen Fußbewegungen kombinieren kann. Experimentieren Sie mit Kicks, Kniebeugen und Ausfallschritten, um auch die untere Körperpartie zu trainieren.

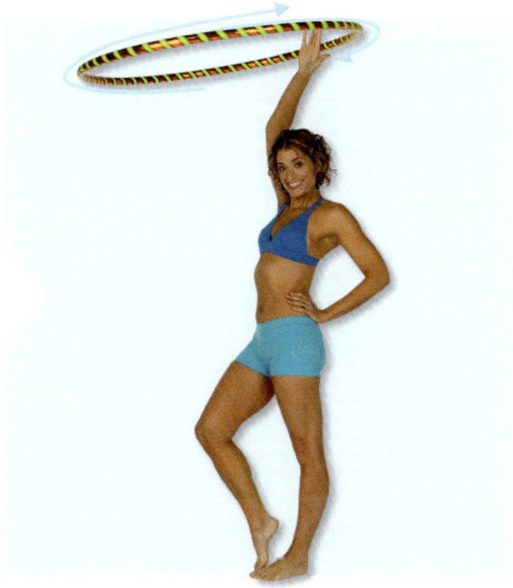

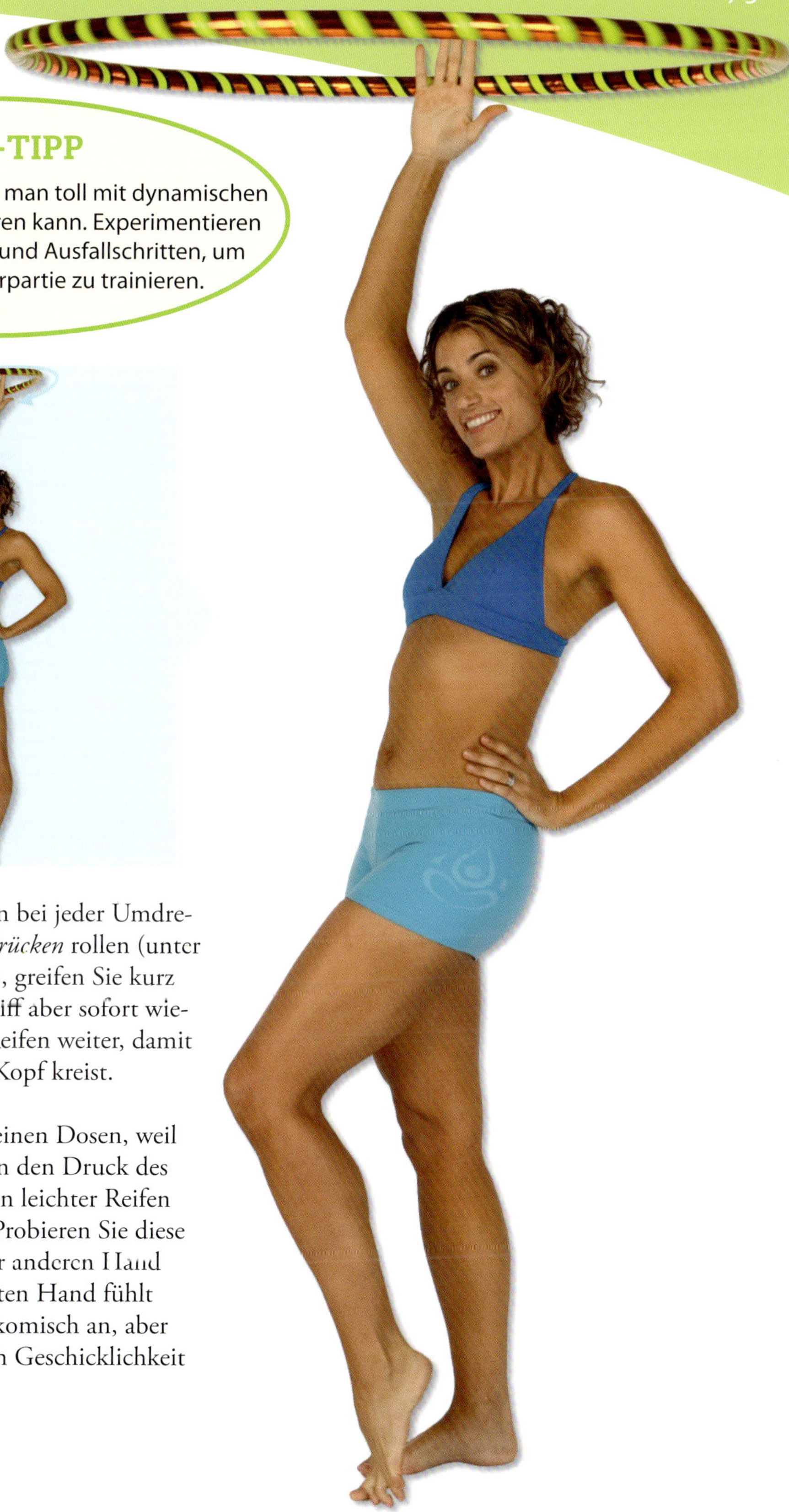

3 Lassen Sie den Reifen bei jeder Umdrehung *über den Handrücken* rollen (unter den Fingerknöcheln), greifen Sie kurz nach ihm, lösen Sie den Griff aber sofort wieder und schieben Sie den Reifen weiter, damit er wie ein Lasso über dem Kopf kreist.

• Üben Sie das LASSO in kleinen Dosen, weil sich der Handrücken erst an den Druck des Reifens gewöhnen muss. Ein leichter Reifen ist hierfür besser geeignet. Probieren Sie diese Übung auch einmal mit der anderen Hand aus. Mit der nichtdominanten Hand fühlt sie sich zunächst vielleicht komisch an, aber mit der Zeit entwickeln sich Geschicklichkeit und Kraft.

Sinkflug

Bringen Sie den Reifen vom LASSO zurück zur Körpermitte.

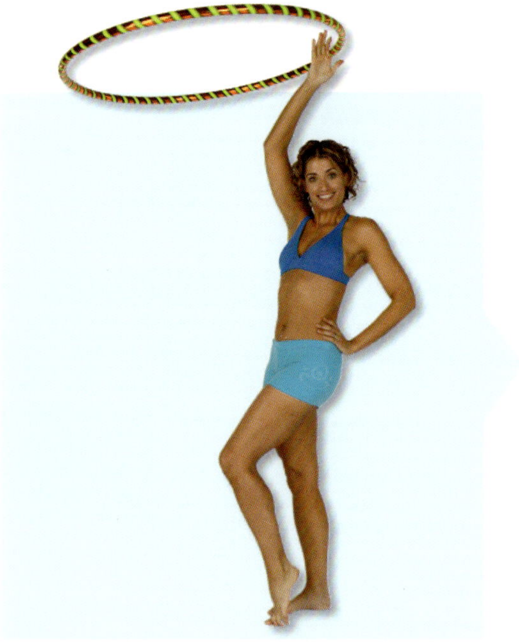

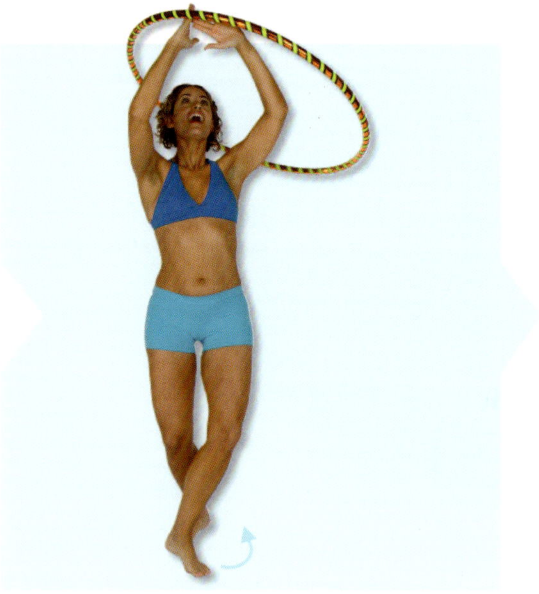

1 Starten Sie mit dem LASSO. Verwenden Sie dieselbe Hand, die Sie im STEIGFLUG verwendet haben, und achten Sie darauf, dass der Reifen sich in Ihrem INFLOW bewegt (Kapitel 2, Seite 34). Machen Sie kontinuierlich kleine Schritte in die Richtung, in die sich auch der Reifen bewegt, und drehen Sie dabei den Körper. Währenddessen führen Sie den Reifen mit der LASSO-Hand näher an den Kopf heran.

2 Legen Sie nun die freie Hand mit nach außen zeigender Handinnenfläche an die Innenseite des Reifens. Ihre Finger sollten dabei zur Seite zeigen, der kleine Finger befindet sich ganz oben – in etwa so, als wollten Sie die Augen vor der Sonne schützen. Beide Hände sollten nun den Reifen berühren und etwa zwei bis fünf Zentimeter voneinander entfernt sein.

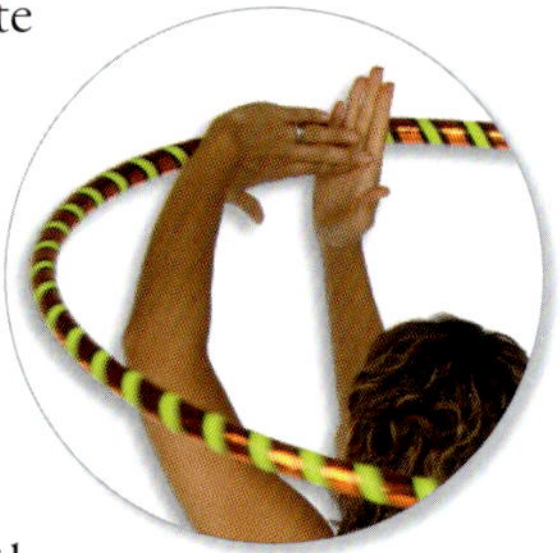

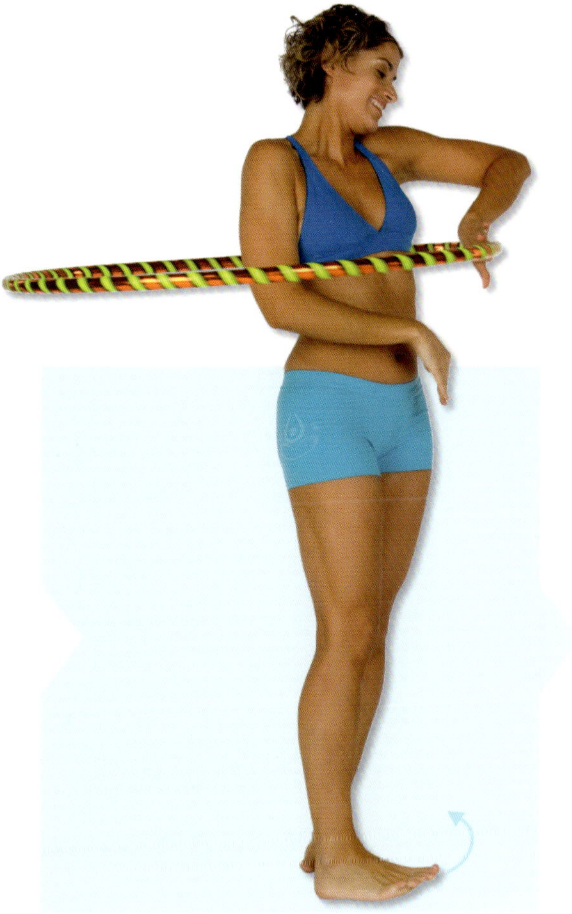

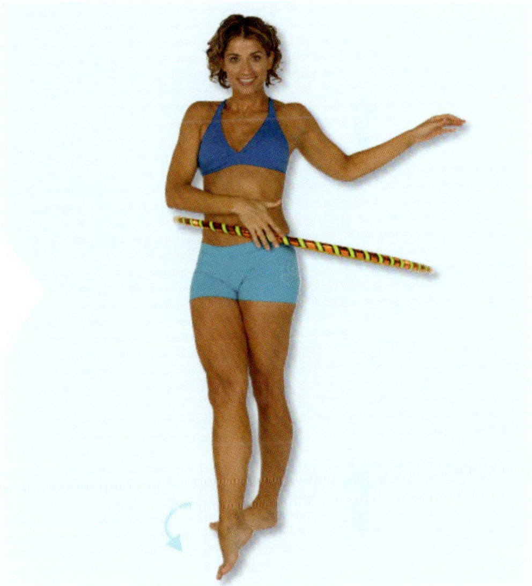

3 Lassen Sie nun die LASSO-Hand los und führen Sie den Reifen mit der »Sonnenschutz Hand« locker zur Körpermitte.

4 Wenn der Reifen auf Taillenhöhe ist, stoßen Sie ihn kräftig seitlich gegen den Rumpf, um seinen Drehimpuls zu verstärken und zur PUMPE zurückzukehren.

So gelingt's

- Geben Sie sich der Bewegung hin, indem Sie sicherstellen, dass Ihre Hände den Reifen im Griff haben.

Zirkel

Verwenden Sie eine Hand, um den senkrecht gehaltenen Reifen vor oder neben dem Körper zu drehen. Der Zirkel ist ein wichtiger Bestandteil vieler komplexer Bewegungen.

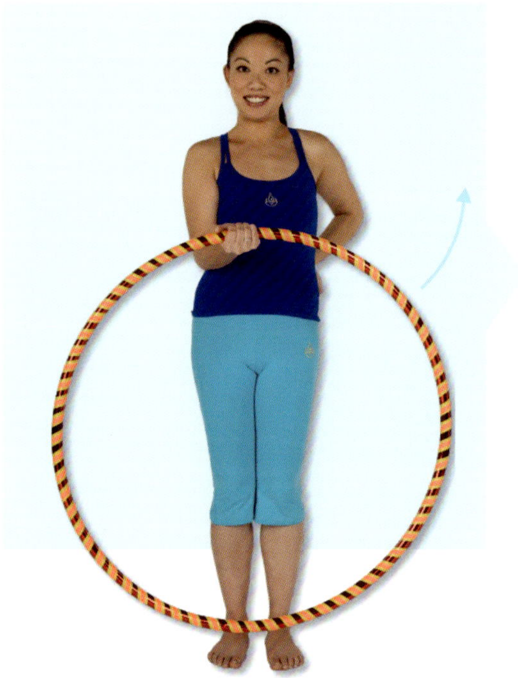

1 In der Ausgangsposition halten Sie den Reifen vor sich und fassen ihn im inneren Griff, das heißt, die Handfläche zeigt nach oben. Geben Sie ihm einen sanften Stoß, damit er Schwung entwickelt und sich zu drehen anfängt.

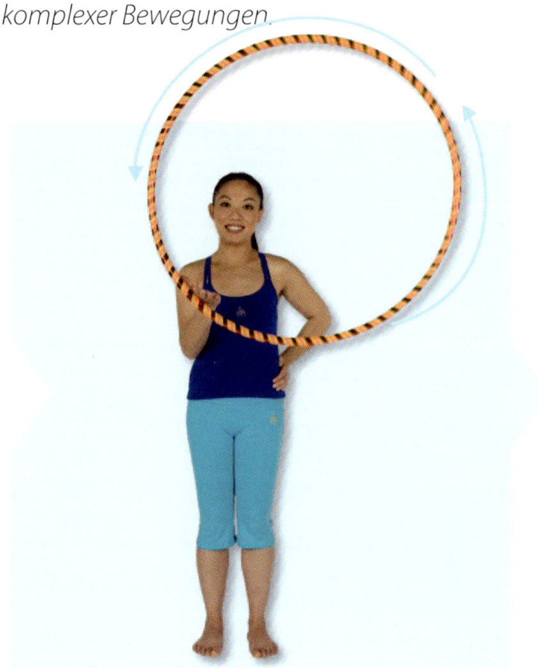

2 Lassen Sie den Reifen bei jeder Rotation über den Handrücken rollen, greifen Sie den Reifen kurz, um Winkel und Geschwindigkeit zu überprüfen, und schicken Sie ihn weiter auf die Reise.

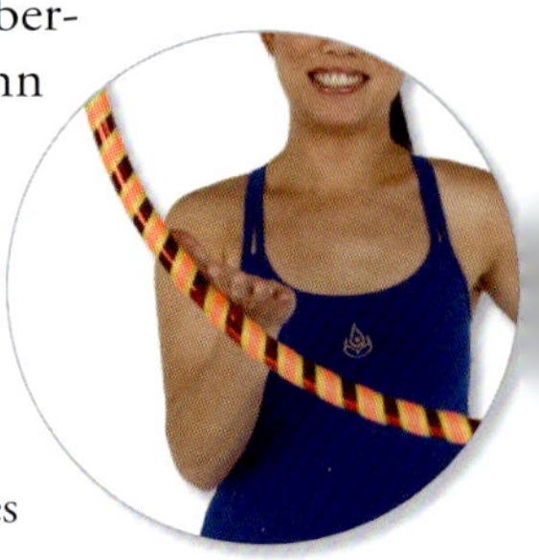

Anmerkung: Achten Sie darauf, die Schulter nicht zu bewegen, um den Reifen zu drehen – nutzen Sie stattdessen die Kraft Ihrer Hand, Ihres Handgelenks und Ihres Arms.

TANZ-TIPP

Der ZIRKEL kann mit einem einfachen Step-Touch kombiniert werden, der abwechselnd nach links und rechts erfolgt. Blockieren Sie nur nicht die Bahn des Reifens, indem Sie beispielsweise die Knie zu hoch heben.

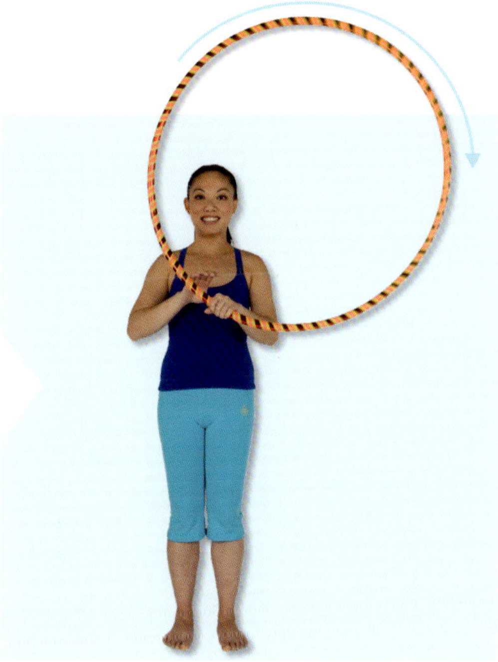

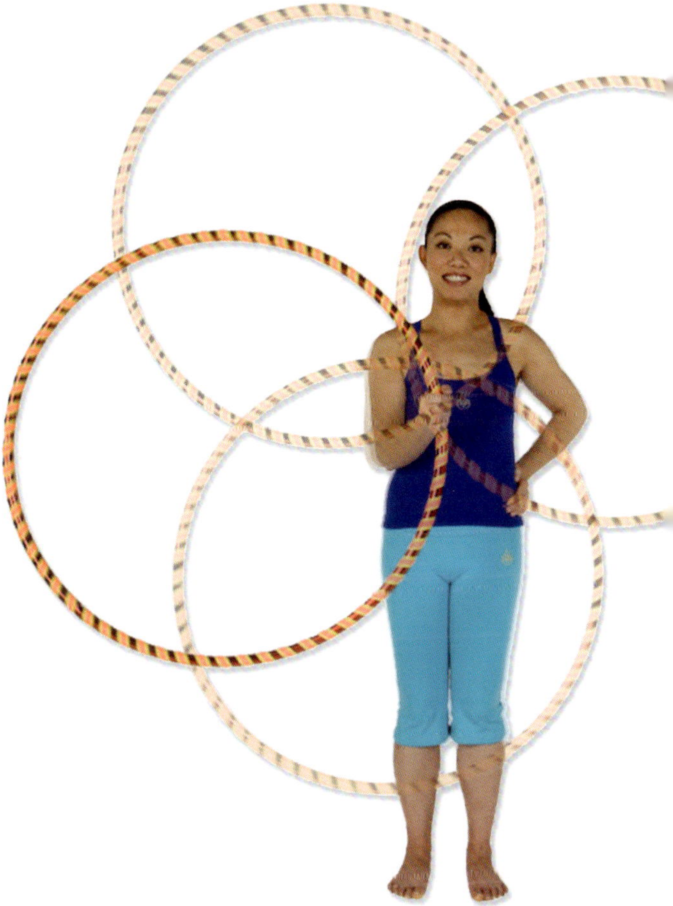

3 Wenn Sie den ZIRKEL mit der einen Hand beherrschen, sollten Sie diese Übung auch einmal mit der anderen probieren. Ändern Sie außerdem die Drehrichtung des Reifens, bis Sie den ZIRKEL mit beiden Händen sowie im und gegen den Uhrzeigersinn beherrschen. Sie können natürlich auch variieren und den Reifen seitlich am Körper bewegen statt direkt davor.

Aufgepasst!

- Falls diese Übung schmerzhaft für Sie ist, sollten Sie beim Umgreifen beide Hände benutzen oder einen leichteren Reifen verwenden.

Nektar

Bei dieser einfachen, körperfernen Bewegung reichen Sie den konstant waagerecht gehaltenen Reifen hinter dem Körper von einer Hand zur anderen. NEKTAR ist die Basis für eine Vielzahl anderer Bewegungen wie den HORIZONTALEN LUFTHAUCH (Seite 98–99) und die PERLE (Seite 82–83).

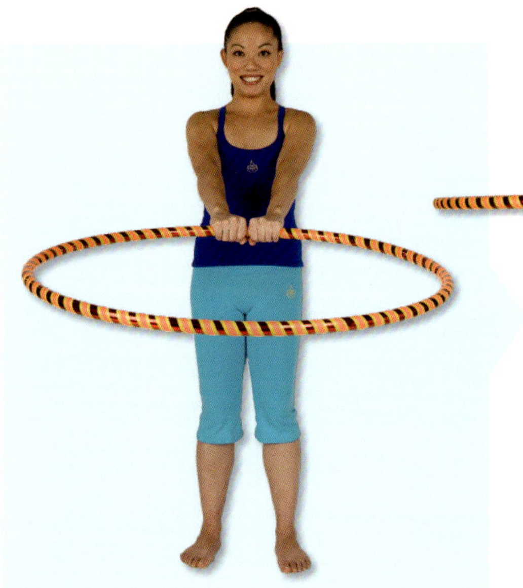

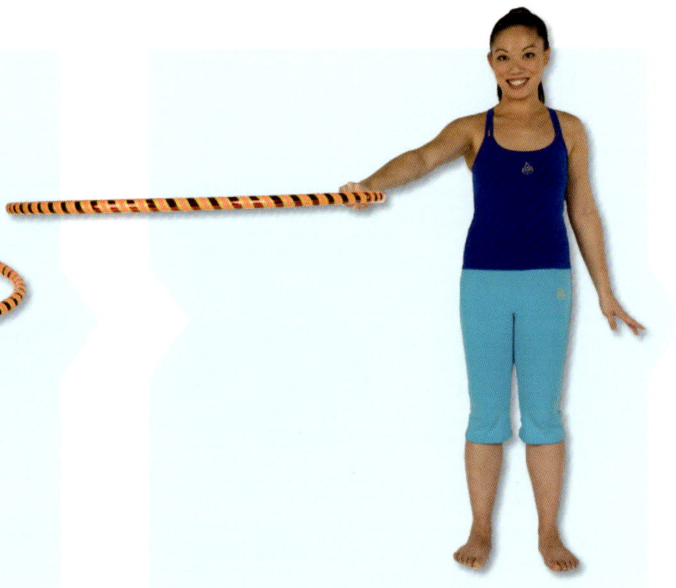

1 Stellen Sie sich aufrecht hin und halten Sie den Reifen waagerecht vor dem Körper. Die rechte Hand greift den Reifen von außen, die Handfläche weist also nach unten. Wenn Ihnen der Reifen zu schwer ist, um ihn nur mit einer Hand zu halten, benutzen Sie einfach beide Hände. Die Daumen zeigen in diesem Fall zueinander und beide Handflächen sind nach unten gerichtet.

2 Verwenden Sie die rechte Hand, um den Reifen nach rechts hinter den Körper zu bringen (lösen Sie die linke Hand, wenn Sie den Reifen zu Beginn mit beiden Händen gehalten haben), und halten Sie ihn dabei die ganze Zeit über waagerecht.

Aufgepasst!

- Halten Sie den Reifen gut fest, denn sonst verwandelt er sich in einen gewaltigen Frisbee und macht sich selbstständig.

TANZ-TIPP

Seien Sie ein wenig experimentierfreudig: Heben und senken Sie den Körper, indem Sie die Knie beugen, bewegen Sie den Kopf von einer Seite zur anderen bzw. vor und zurück oder marschieren Sie auf der Stelle.

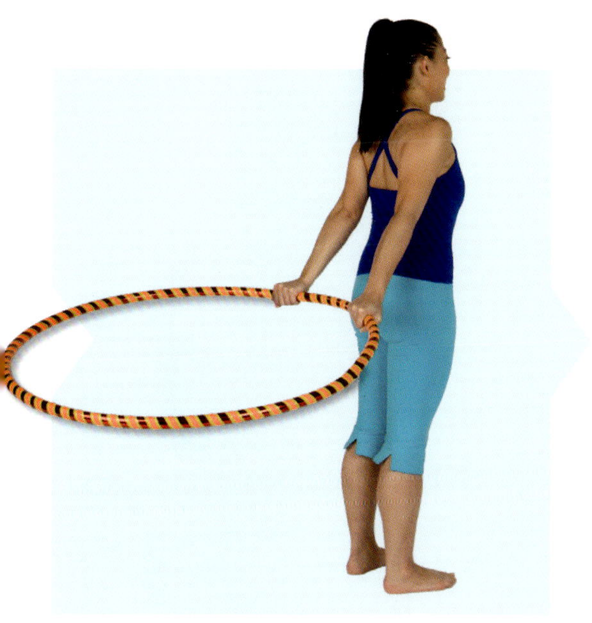

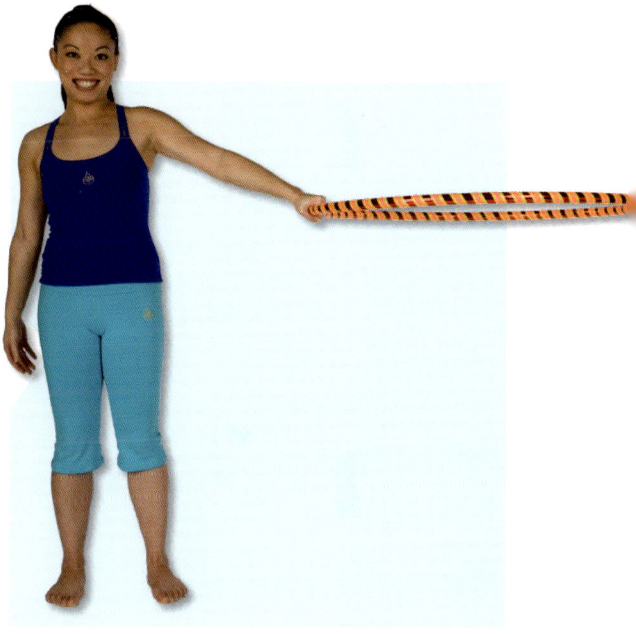

3 Sobald sich der Reifen hinter Ihrem Rücken befindet, führen Sie auch die linke Hand zurück und greifen danach. Die Handfläche der linken Hand weist nach unten, das heißt, die kleinen Finger beider Hände zeigen zueinander.

4 Mit der linken Hand schwingen Sie den Reifen um den Körper und zurück in die Ausgangsposition. Geben Sie ihn zurück in die rechte Hand und gehen Sie unmittelbar wieder zu Schritt 2 über.

• Den Reifen waagerecht zu halten fällt viel leichter, wenn man die Bewegung schnell und schwungvoll ausführt. Wechseln Sie die Richtung und führen Sie NEKTAR auch gegen den Uhrzeigersinn aus.

Perle

Bringen Sie den waagerecht gehaltenen Reifen hinter den Nacken und reichen Sie ihn von der einen Hand in die andere. Die PERLE ist eine glamouröse Bewegung, die ähnlich wie eine edle Kette die Aufmerksamkeit auf Hals und Gesicht lenkt. Aber sie erfordert viel Geduld, Übung und bewegliche Schultern.

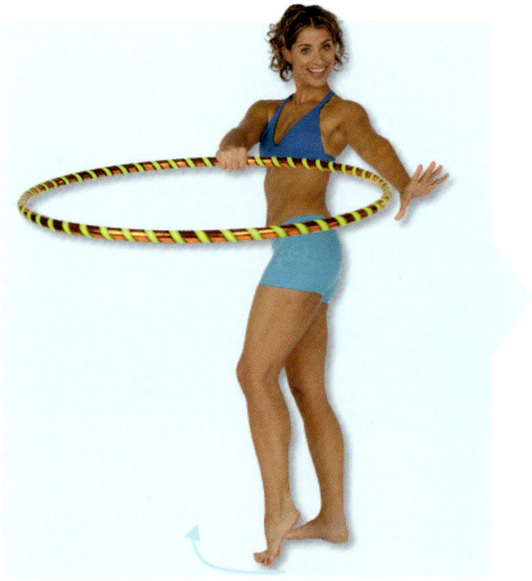

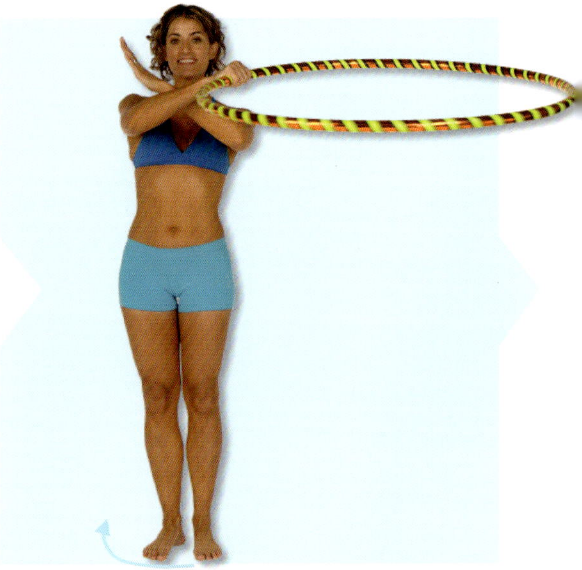

1 Fangen Sie mit NEKTAR an. Für die PERLE müssen Sie nun ein wenig Extraschwung erzeugen, indem Sie nicht nur den Reifen von einer Hand in die andere geben, sondern dabei zusätzlich den Körper im Uhrzeigersinn drehen. Machen Sie hierfür kleine Schritte in dieselbe Richtung, in die sich auch der Reifen bewegt.

Anmerkung: Diese Übungsanleitung bezieht sich auf die im Uhrzeigersinn ausgeführte PERLE.

2 Um mit der PERLE zu beginnen, sollte sich der Reifen in der rechten Hand befinden. Die Handfläche zeigt dabei nach unten. Führen Sie den leicht gekippten Reifen nach oben, damit er Ihre linke Schulter problemlos passieren kann. Drehen Sie sich weiter.

Aufgepasst!

Drehen Sie sich ständig weiter, denn sonst passiert es, dass Sie den nötigen Schwung verlieren und den Reifen nicht zu fassen bekommen.

TANZ-TIPP

Sie wundern sich schon, was Sie als Nächstes tun sollen, um den Tanz am Laufen zu halten? Versuchen Sie es doch einmal mit einigen Runden NEKTAR und dann einer weiteren PERLE oder einem HORIZONTALEN LUFTHAUCH (Seite 98–99).

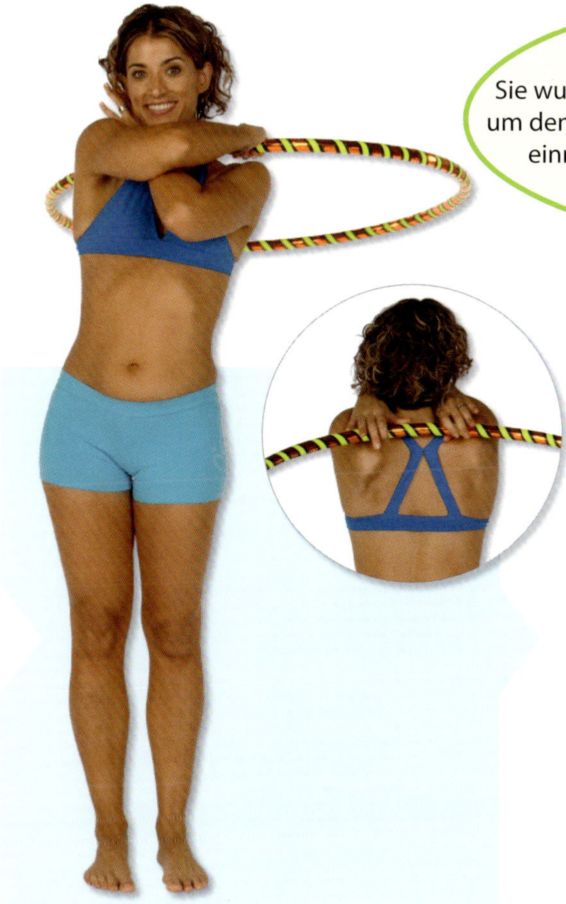

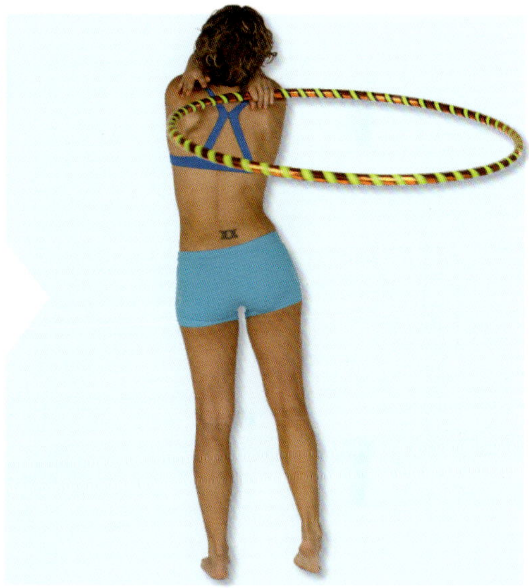

3 Schwingen Sie den Reifen über die Schulter und greifen Sie mit dem rechten Arm so weit wie möglich nach hinten, um ihn am Nacken vorbeizuführen. Heben Sie zugleich die linke Hand, um den Reifen »aufzufangen«, wenn er an der rechten Schulter vorbei nach vorne kommt, und kreuzen Sie hierfür die Unterarme vor dem Hals. Ihr linker Ellenbogen sollte dabei etwas tiefer gehalten werden als der rechte, um den Reifen weiter herumzubekommen.

4 Sobald Sie den Reifen mit der linken Hand gegriffen haben (die Handfläche zeigt dabei nach unten), lassen Sie die rechte Hand los. Versetzen Sie dem Reifen mit den Fingern dabei einen kleinen Extrastoß. Mit der linken Hand bringen Sie den Reifen zurück in NEKTAR.

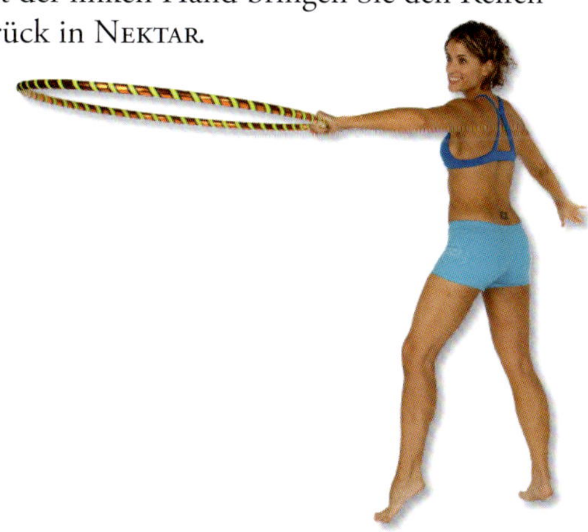

Krieger

Bei dieser Übung wird der Reifen abwechselnd auf beiden Seiten des Körpers senkrecht geschwungen.

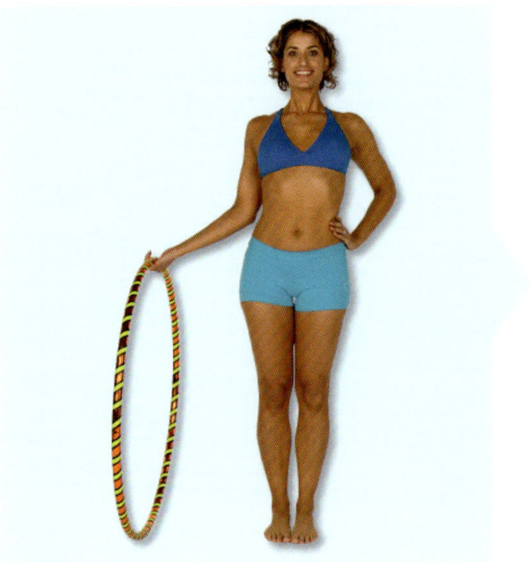

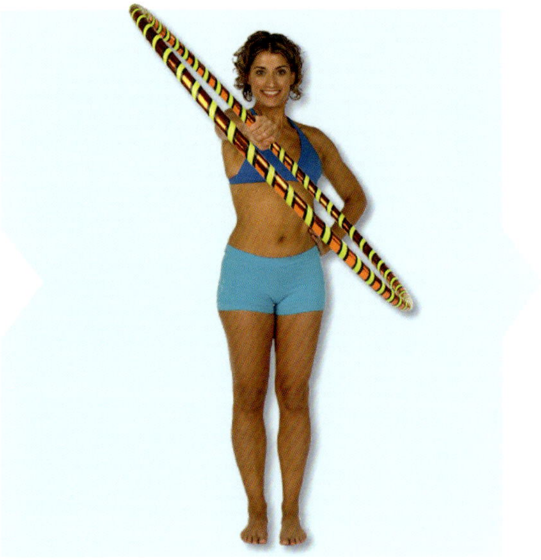

1 Halten Sie den Reifen senkrecht neben sich, ungefähr 30 cm rechts vom Körper. Er sollte locker in der Hand liegen. Die Handfläche zeigt dabei nach oben, der Ellenbogen nach unten – in etwa so, als hielten Sie ein Sprungseil hinter sich und wollten zum Seilhüpfen ansetzen.

Anmerkung: Diese Anleitung gilt für Rechtshänder. Linkshänder führen die Übung auf der anderen Seite aus.

2 Greifen Sie den Reifen, indem Sie ihn sanft mit den Fingern umschließen. Heben Sie ihn hoch und lassen Sie ihn dann schräg nach vorne schwingen, also zum linken Fuß hin. Ihr Handgelenk führt dabei eine Drehbewegung aus, die so aussieht, als wollten Sie Milch aus einem Krug in ein Glas gießen – sie wird also schräg vor dem Körper ausgeführt.

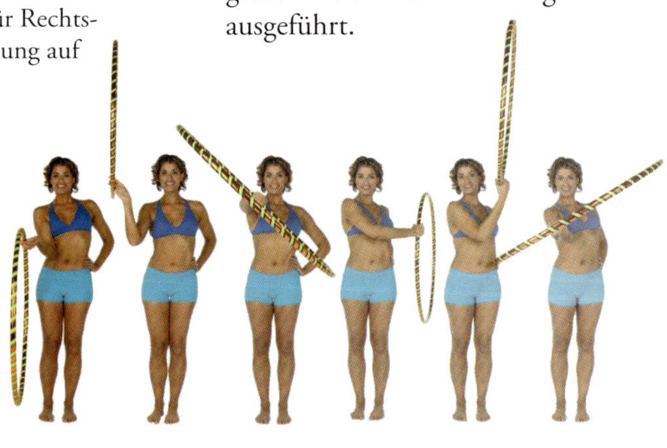

Die Bewegungsabfolge

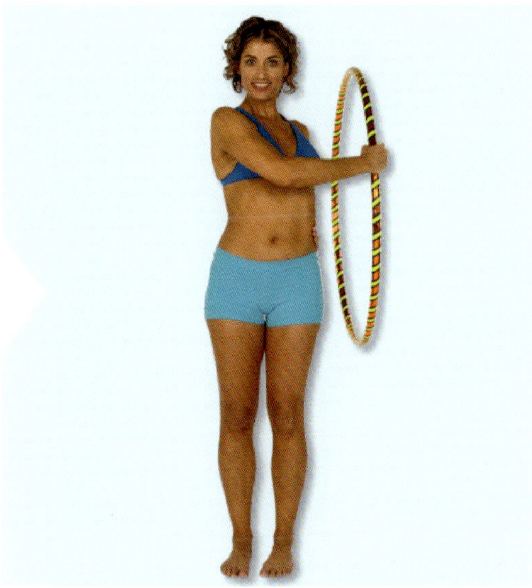

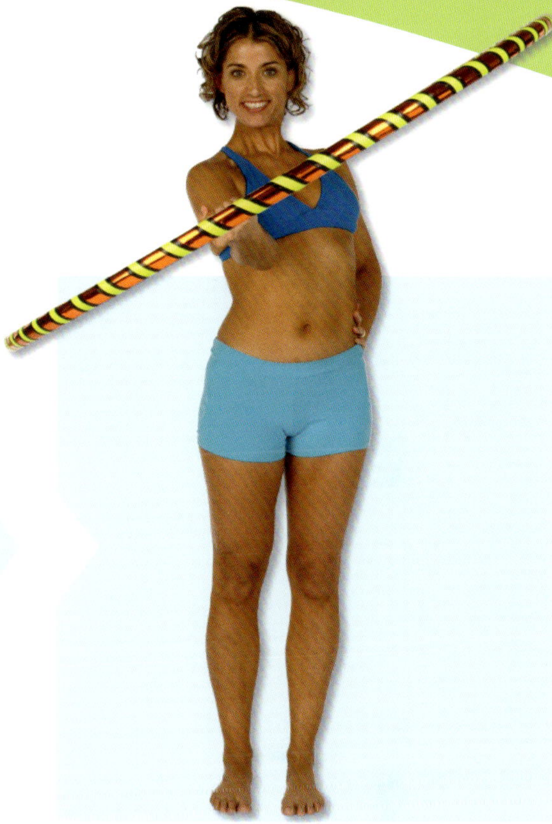

3 Lassen Sie den Reifen seitlich am Körper wieder in die Höhe schwingen, bevor Sie ihn in die Gegenrichtung bringen.

So gelingt's

Damit der KRIEGER gelingt, muss sich das Handgelenk so bewegen, als würden Sie damit eine liegende Acht, also das Symbol für Unendlichkeit, in die Luft zeichnen.

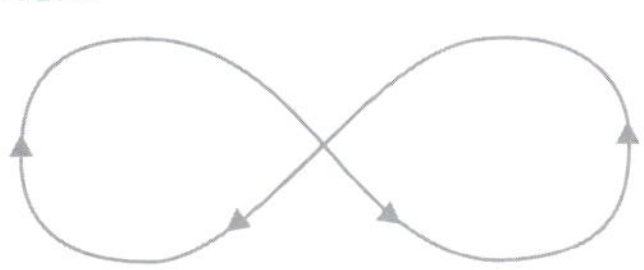

4 Ohne den Griff zu verändern, der weiterhin locker bleibt, drehen Sie das Handgelenk nun so, als wollten Sie mit einem Portionierer Eiskrem aus einer Dose löffeln, die Sie in der anderen Hand halten. Diese Bewegung sollte den Reifen Richtung Boden vor Ihren rechten Fuß bringen.

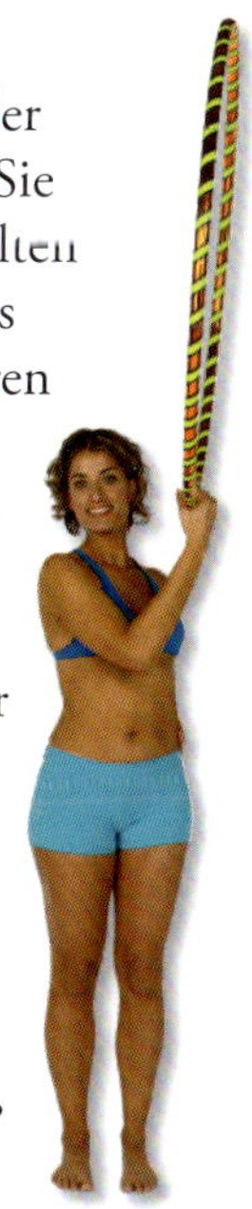

• Der Reifen bleibt die ganze Zeit über senkrecht und seitlich möglichst nah am Körper. Ein großer Reifen kann den Boden streifen, also sollten Sie ihn hoch halten, damit er sich frei bewegen kann. Schultern und Oberkörper können rhythmisch mitschwingen, um dem Reifen nicht in die Quere zu kommen.

Wurf

Versetzen Sie dem Reifen in der ZIRKEL-Position (Seite 78–79) einen Stoß nach oben, sodass er senkrecht aufsteigt, und fangen Sie ihn in der Abwärtsbewegung wieder auf.

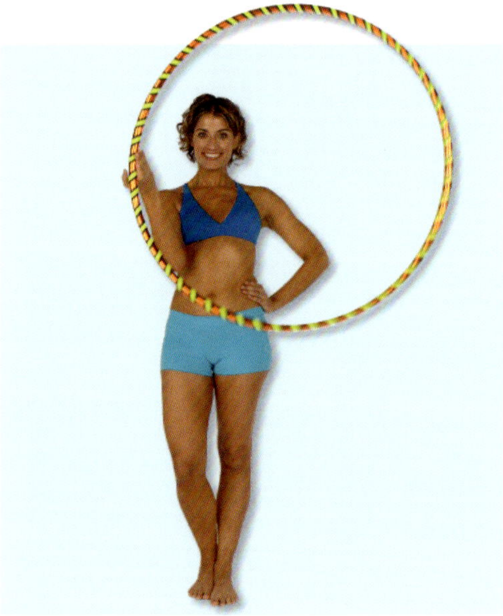

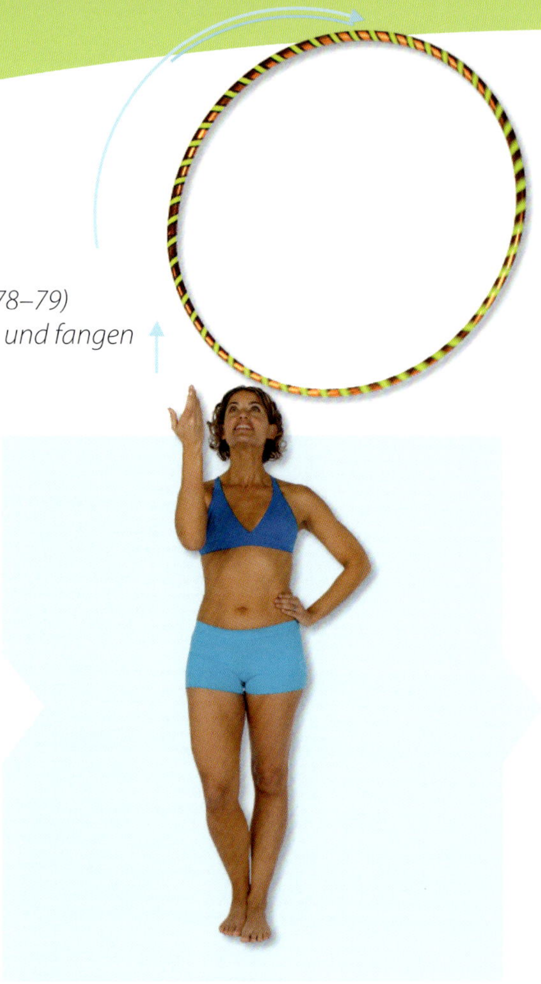

1 Beginnen Sie mit der Ausgangsposition im ZIRKEL vor dem Körper und versuchen Sie, den Reifen möglichst langsam zu drehen, ohne ihn jedoch zum Taumeln zu bringen.

2 Wenn der Reifen vom Handrücken auf die Handfläche rollt, versetzen Sie ihm aus dem Handgelenk heraus einen Stoß, sodass er nach oben fliegt, während er sich weiterhin frei drehen kann. Die Handbewegung ähnelt der Geste, die man macht, wenn man jemanden dazu auffordert aufzustehen – also um ein nachdrückliches Heben der Hand, wobei die Handinnenfläche nach oben zeigt.

Aufgepasst!

▶ Es kann schmerzhaft sein, den nach unten fallenden Reifen mit einer verkrampften Hand oder einem ausgestreckten Arm aufzufangen. Achten Sie also auf einen lockeren Griff, um in der Abwärtsbewegung die Reifeninnenseite zu fassen zu bekommen, und folgen Sie dem Schwung des Reifens, um den Kontakt zu dämpfen.

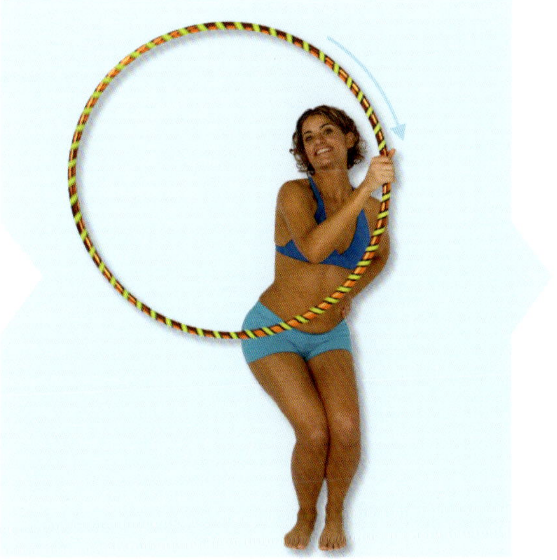

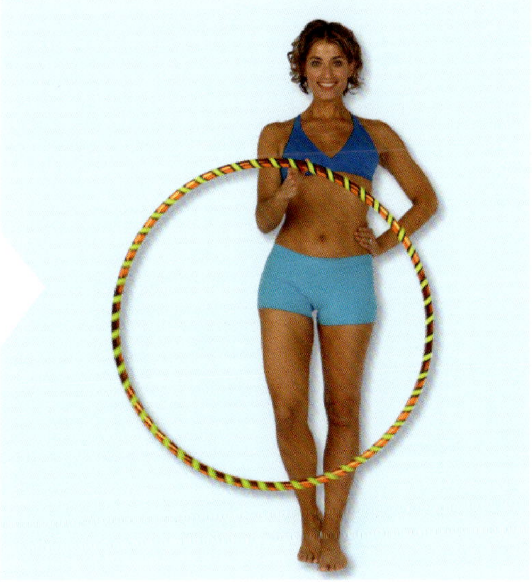

3 Beobachten Sie den Reifen genau, damit Sie schon bereit sind, ihn aufzufangen, sobald er anfängt zu fallen. Strecken Sie die Hand aus, um die Innenseite des Reifens zu fassen zu bekommen, ergreifen Sie ihn und folgen Sie seinem Schwung, indem Sie Ihre Hand in dieselbe Richtung führen, in die sich auch der Reifen dreht. Sie müssen seiner Bewegung folgen – in etwa so, als wollten Sie einen Ball fangen.

4 Wenn sich der Reifen nach rechts dreht, werden Sie den Reifen etwa bei fünf Uhr fangen und bei sechs Uhr in die ZIRKEL-Position zurückkehren. Dreht er sich nach links bzw. gegen den Uhrzeigersinn, erfolgt das Auffangen bei etwa sieben Uhr und das Lösen bei sechs Uhr. Schieben Sie ihn jetzt wieder an und lassen Sie ihn los, um wieder in die ZIRKEL-Position zu kommen.

• Am Anfang sollten Sie den Reifen kontrolliert und nicht zu hoch werfen. Sie sollten maximal einen Schritt machen müssen, um ihn aufzufangen. Nachdem Sie die Fangbewegung perfektioniert haben, können Sie sich steigern – sofern Ihnen nach oben noch Platz zur Verfügung steht.

Katzenpfoten

Bei dieser Übung stoßen die Hände abwechselnd nach unten in den Freiraum zwischen Reifen und Körper, während der Reifen in der Pumpe um die Taille kreist.

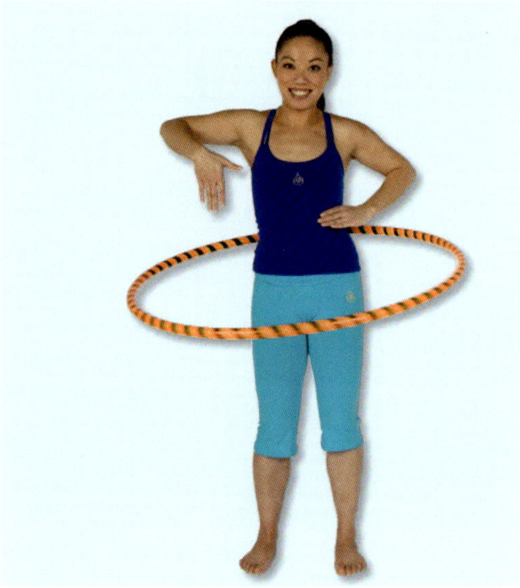

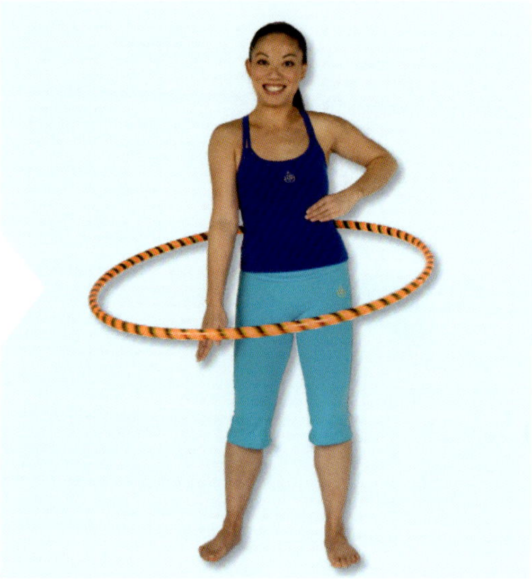

1 Fangen Sie mit der PUMPE an. Während der Reifen um Ihre Taille kreist, müssen Sie darauf achten, wann und wo sich eine Öffnung zwischen Reifen und Körper bildet.

2 Sobald Sie ein Gefühl für den Rhythmus entwickelt haben, stoßen Sie eine Hand in diese Öffnung. Die Finger schießen dabei gerade nach unten und sofort wieder nach oben, also noch bevor der Reifen über die Hand rollen kann.

So gelingt's

▶ Sie müssen sich in diese Bewegung wirklich hineinfühlen. Um dieses kinästhetische Bewusstsein zu entwickeln, sollten Sie mit geschlossenen Augen trainieren und lernen, sich auf den sensorischen Reiz zu verlassen, den Sie wahrnehmen, wenn der Reifen gegen die eine Seite Ihres Körpers drückt. Dieser Kontakt ist für Sie das Signal dafür, dass sich auf der Gegenseite in genau diesem Moment ein Zwischenraum bildet, in den Sie Ihren Arm tauchen können.

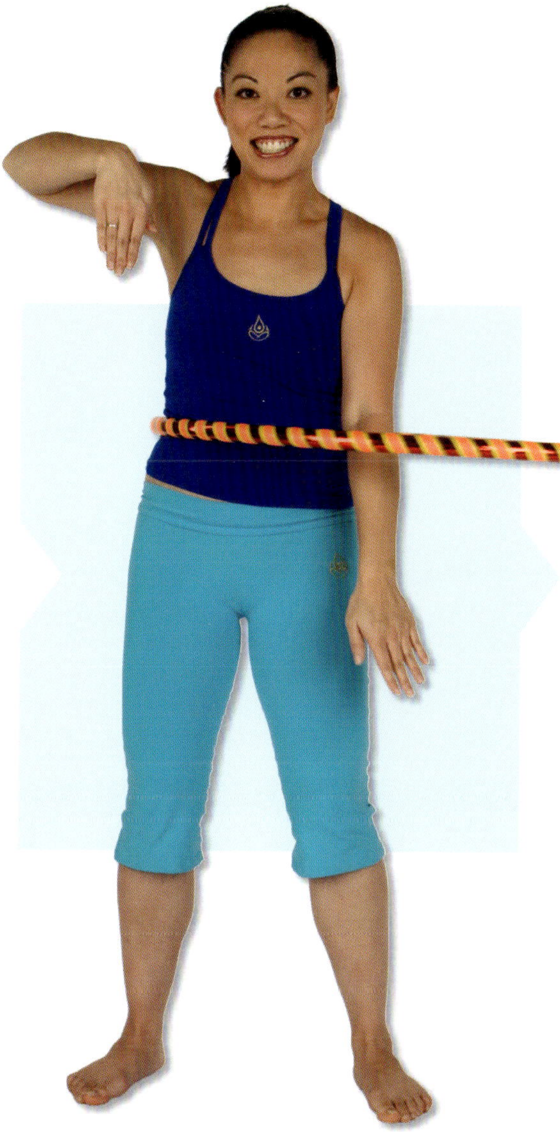

3 Versuchen Sie es nun mit der anderen Hand. Strecken Sie den Arm möglichst weit nach unten und ziehen Sie ihn sofort wieder zurück.

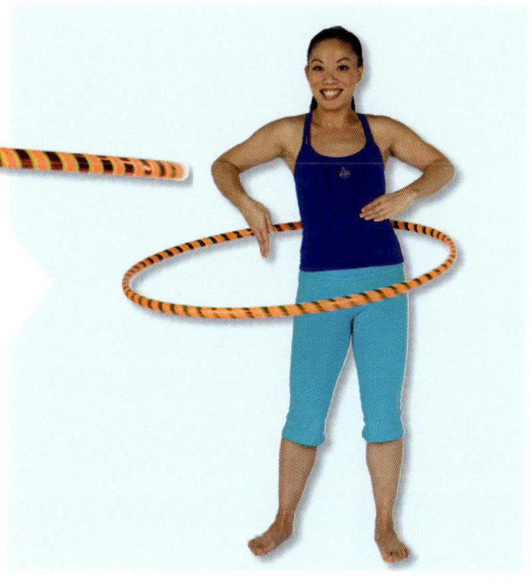

4 Üben Sie so lange, bis Sie es schaffen, im Laufe einer einzigen Umdrehung des Reifens beide Hände nacheinander nach unten und wieder hochzubringen.

Eine blühende Knospe

ICH WAR EIN EINZELKIND UND WÄHREND meiner Jugend zog meine Familie fast jährlich in eine neue Stadt, sodass ich überall immer nur »die Neue« war. Ich begriff schnell, dass das Leben in der Schule einfacher war, wenn man mich dort gar nicht erst zur Kenntnis nahm. Ich erinnere mich noch daran, wie ich mit hängenden, nach vorne gebeugten Schultern herumsaß und meine Arme eng an den Körper presste, um möglichst wenig Platz einzunehmen. Das war meine Schutzhaltung. Ich kaute an meinen Fingernägeln und versteckte meine Hände manchmal aus Scham in meinem Schoß.

Von meinem 15. bis 27. Lebensjahr arbeitete ich immer wieder in Restaurants. Am Ende des Tages taten mir die Füße weh und der Rest meines Körpers fühlte sich fast taub an. Ich war immer noch gehemmt, und im Umgang mit anderen Menschen hatte ich immer das Gefühl, mein Licht geradezu zwanghaft unter den Scheffel zu stellen. Und immer waren meine Hände fahrig und unruhig.

Erst als ich einige Jahre später mit dem Nia-Fitnessprogramm begann, fand mein Körper endlich die Freiheit, sich auszudrücken. Ich gewann an Kraft, Beweglichkeit und vor allem an Anmut. Ich lernte, eine stolze und aufrechte Haltung einzunehmen und meinen Platz in der Gesellschaft zu behaupten. Und ich nutzte meine Hände, um mich frei auszudrücken. Als ich dann zum Hula-Hoop kam, blühte ich vollends auf – ich fühlte mich im wahrsten Sinne des Wortes als Mitte einer Blume, und meine neu befreiten Arme waren Blütenblätter.

Freies, selbstvergessenes Tanzen gab mir mein Körpergefühl zurück. Das Besondere am Hula-Hoop ist, dass ich lernen musste, mit einem Objekt zu interagieren, während es sich bewegte. Der Reifen hat seinen eigenen Rhythmus. Ich muss mich im selben Takt bewegen und stets wissen, wann und wie ich auf seine Bewegungen reagieren muss.

Aber der Reifen hat mich nicht nur körperlich befreit, sondern schenkte mir auch die innere Kraft, die man braucht, um anderen zu helfen. Das Mädchen, das früher Angst hatte, seinen Platz zu behaupten oder seine Meinung zu äußern, ist heute Lebensberaterin und ermutigt inzwischen andere, das Beste aus sich herauszuholen. Manchmal fordere ich meine Klienten auch dazu auf, in den Reifen zu steigen und ihn als persönlichen Schutzwall zu betrachten, in dem sie sich frei ausdrücken können und sollen. Und sobald sie ihre erste Bewegung lernen, recken sie normalerweise die Arme in die Luft und jubeln vor Freude. Und ich kann dann meist nur schmunzeln und sage: »Genau!«

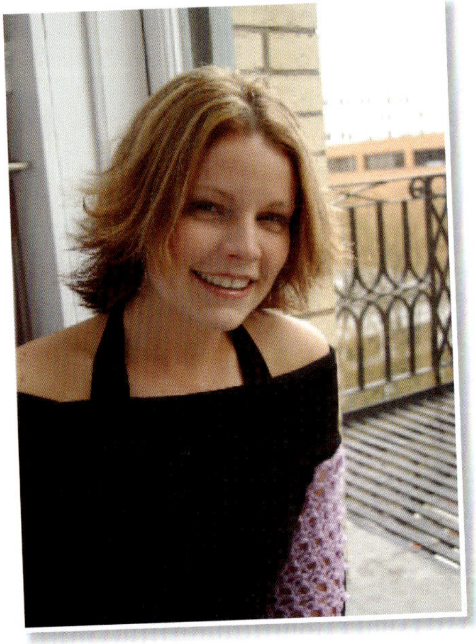

Name: Candice
Beruf: Life Coach

Geist und Bewegung

Immer wieder bitte ich meine Schüler, darauf zu achten, wie sich die kleinen, aber feinen Wechsel der Finger-, Hand- und Ellenbogenposition auf ihre Gefühlslage auswirken. Sie fragen sich, was ich damit meine? Versuchen Sie's mal: Drehen Sie während der PUMPE einmal Ihre Handflächen nach oben. Achten Sie auf die Empfindungen, die Sie dabei wahrnehmen. Drehen Sie nun die Hände um, sodass die Handflächen nach unten zeigen. Merken Sie den Unterschied? Die meisten Menschen haben das Gefühl, dass die nach oben zeigenden Handflächen eine positive, hebende Wirkung ausüben, während die nach unten zeigenden Handflächen den Körper erden und beruhigend wirken. Experimentieren Sie doch einmal ein wenig mit den Empfindungen, die Sie erzeugen können, indem Sie Ihre verschiedenen Gelenke in alle möglichen Richtungen bewegen.

Diese Erfahrung lässt sich steigern, wenn man zusätzlich seine Vorstellungskraft aktiviert und während der einzelnen Bewegungen eine bestimmte Situation visualisiert. Sie könnten sich zum Beispiel vorstellen, etwas Schweres wegzudrücken, Ihre Hände durch Wasser gleiten zu lassen oder mit den Fingerspitzen Laserstrahlen zu verschießen. Die Technik, sich solche Bilder vorzustellen, um einer Bewegung Absicht und Struktur zu verleihen, nennt man Ideokinese. Sie verbessert die Koordination zwischen Muskeln und Nervensystem, indem sie unsere Vorstellungskraft und unseren Körper besser miteinander verknüpft. Vorstellungen helfen uns außerdem dabei, unsere Umgebung besser und intensiver wahrzunehmen, und zwar in vielerlei Hinsicht.

Andre Bernard, einer der führenden Experten im Bereich der Ideokinese, merkt hierzu an: »Um einen starken Eindruck auf das Nervensystem auszuüben, muss ein Bild ungewöhnlich sein, und zwar am besten, indem es unerhört, grotesk, reizvoll oder auf andere Weise extrem ist.« In meinen HoopGirl-Kursen und in diesem Buch verwende ich eine Menge lebendiger, starker Bilder, um die sinnliche Erfahrung für Körper und Geist möglichst intensiv zu gestalten.

Die Matrix

STELLEN SIE SICH VOR, SIE SIND EINE FIGUR aus dem Spielfilm *Matrix* und besitzen die Fähigkeit, Ihren Rumpf in jede beliebige Richtung zu wenden und zu neigen, während Sie dabei gleichzeitig den Reifen mithilfe der PUMPE um die Taille kreisen lassen. Lehnen Sie den Kopf und Oberkörper, so weit es geht, nach links bzw. rechts, während sich der Reifen weiterdreht, und wechseln Sie immer wieder die Seite. Verblüffen Sie sich selbst mit Ihren übermenschlichen Fähigkeiten.

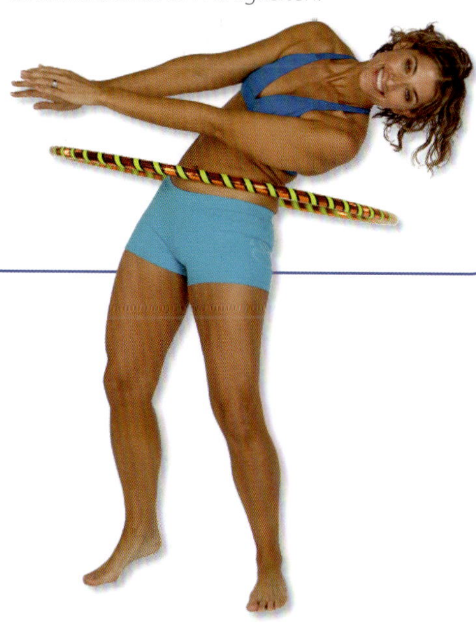

DIE BEWEGUNGEN

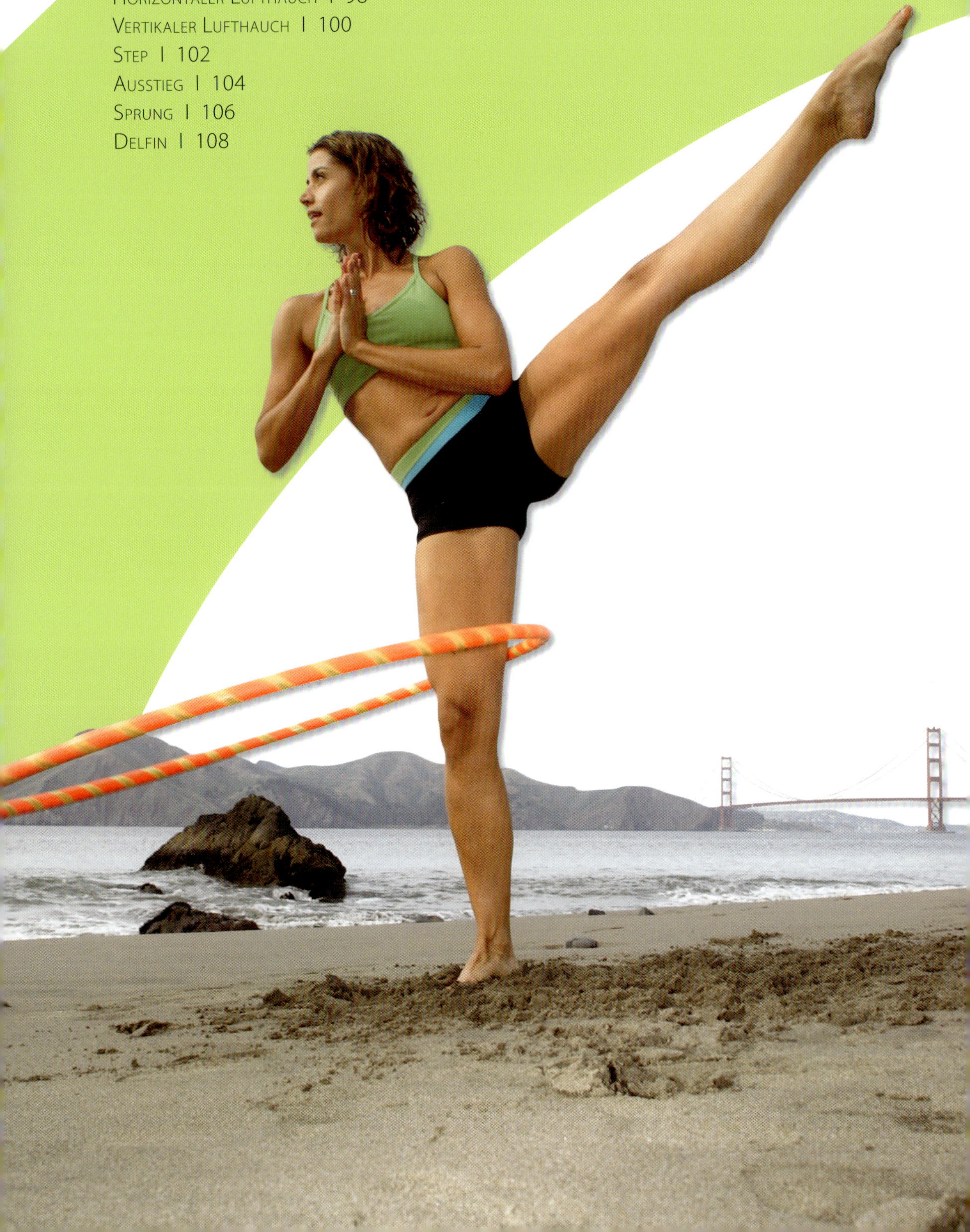

Kapitel 5

Schöne Beine

AUSFALLSCHRITTE, BEINHEBEN UND SPRÜNGE FÜR EINE TOLLE FORM

Das Geheimnis toller Beine ist eigentlich gar keines. Der Schlüssel zum Erfolg ist die Kombination von gesundem Essen (siehe Ernährungstipps ab Seite 215) und einem regelmäßigen kardiovaskulären Training, um überflüssiges Körperfett zu reduzieren, zusammen mit Kraftübungen, die gezielt die Muskeln in Po, Ober- und Unterschenkeln kräftigen. Ausdauer- und Krafttraining gehen Hand in Hand (oder in diesem Fall Bein in Bein), denn der Muskelaufbau regt auch den Stoffwechsel an, was wiederum bedeutet, dass Sie während des Ausdauertrainings mehr Kalorien verbrennen. Das ist das ganze Geheimnis!

Wie wir gesehen haben, benötigt man für Hula-Hoop eine Menge Ausdauer. Mit dynamischem Hula-Hoop kann man über 600 Kalorien pro Stunde verbrennen, die Herzfrequenz beschleunigen und eine tiefere Atmung erzielen, sodass mehr Sauerstoff in die Muskeln gelangt. Was die Ausbildung schlanker Muskulatur angeht, so liefert das Eigengewicht des Reifens zusammen mit dem Ihres Körpers genügend Widerstand, um nicht nur Ihre Kraft zu verbessern, sondern auch Ihre Figur. Der Reifen wiegt knapp 700 Gramm, was nach nicht allzu viel klingt, aber bei etwa 100 Umdrehungen pro Minute werden Sie spüren, wie sich Ihre Muskeln verausgaben – glauben Sie mir.

Dieses Kapitel befasst sich mit Übungen speziell für die Beine, aber vergessen Sie nicht, dass alle Hula-Hoop-Übungen für den Rumpf gleichzeitig auch die Beine trainieren. In der PUMPE zum Beispiel müssen sich Ihre Beine in den Boden stemmen, um den Bewegungen der Hüften mehr Nachdruck zu verleihen und den Oberkörper zu stabilisieren.

Eine Frage der Anatomie

Bevor es losgeht, sollten wir uns einige Schlüsselzonen des Unterkörpers ansehen, die im Hoopdancing von Bedeutung sind.

Knie. Sie sind die größten Gelenke des Körpers und ermöglichen es uns, den Körper zu heben und zu senken, wobei sie unser gesamtes Gewicht tragen. Indem wir die Knie beugen, entlasten wir den unteren Rücken. Der Winkel, in dem sich das Knie beugt, bestimmt die Position des Beckens und beeinflusst somit die gesamte Körperhaltung. Dank unserer Knie können wir in die Luft springen, aber ebenso auch den Aufprall der Landung dämpfen. Das Wissen um alle diese Zusammenhänge hilft Hoopern, ihre Knie bewusster zu bewegen.

Sprunggelenke. Diese kleinen, tapferen Kerle lassen Bewegungen in praktisch jede Richtung zu. Sie sind entscheidend dafür verantwortlich, dass man sich im Reifen drehen und wenden kann. Betrachten Sie ihre Fähigkeiten aber nicht als selbstverständlich! Wenn man sich ständig auf nur einem Fuß in die immer gleiche Richtung dreht, kann das zu Verletzungen führen. Gönnen Sie also dem Sprunggelenk Ihrer dominanten Körperhälfte regelmäßig eine Pause und trainieren Sie auch die Gegenseite, um dort Kraft aufzubauen. Drehungen und Pirouetten gelingen auf hartem Boden besser, wenn Sie Tanzschuhe mit glatter Sohle tragen. Normale Sportschuhe sind aufgrund ihrer Rutschfestigkeit weniger dafür geeignet.

Füße. Zehen sind die Finger der Füße. Geübte Zehen können sich spreizen, greifen und sogar schnippen! Achten Sie auf Ihren Gang und versuchen Sie herauszufinden, welchen Teil des Fußes Sie bevorzugen: Den Ballen? Die Zehen? Die Ferse? Wie ist Ihr Fußgewölbe beschaffen? Nach einem Sprung müssen Sie unbedingt darauf achten, mit den Ballen zuerst aufzukommen, da Füße und Unterschenkel den Stoß auf diese Weise besser abfedern können. Im Hula-Hoop dienen die Füße und Zehen nicht nur zum Halten des Gleichgewichts, sondern tragen auch wesentlich zum ästhetischen Ausdruck, unserer Körpersprache, bei. Stellen Sie sich beispielsweise einen geraden Fuß mit gestreckten Zehen vor und vergleichen Sie ihn mit einem angewinkelten Fuß. Versuchen Sie ruhig auch einmal, barfuß zu hoopen, um sich an unbeschwerte Kindertage zurückzuerinnern.

Stark statt dünn

Bei den Beinen geht es um viel mehr als nur darum, möglichst schlank und hübsch zu sein. Die Beine und Füße verbinden Sie mit der Erde. Sie schenken Ihnen also Bodenhaftung und durch sie können Sie überschüssige Energie freisetzen, sich konzentrieren und die Stabilität und Kraft der Unterlage aufnehmen, die Sie stützt. Ihre Beine bewegen Sie nicht nur vorwärts, sondern können auch die Richtung wechseln; symbolisch gesehen, tragen sie Sie durchs Leben. Fühlen Sie sich emotional stabil oder ängstlich, sind Sie beweglich oder verkrampft? Wenn man sich auf seine Beine konzentriert, richtet man seinen Blick nicht nur auf das große Ziel, das man anvisiert, sondern auch auf die Marschroute.

Hula-Hoop hilft Ihnen, die Schönheit Ihrer Beine neu zu definieren und Aspekte wie Kraft, Haltung und Ausdauer in den Vordergrund zu stellen. Denken Sie dabei an einen Gepard, der mit 120 km/h durch die Savanne sprintet, oder an das furiose Aufstampfen eines Flamenco-Tänzers. Es geht darum, stark – und nicht dünn – zu sein. Starke Beine bedeuten, mit einer präzisen, ausdrucksstarken und dynamischen Art hoopen, tanzen … und durchs Leben gehen zu können.

Dieser Punkt ist vor allem dann wichtig, wenn Sie sich Gedanken über Ihre Oberschenkel machen – jenen ständig kritisierten, bemäkelten und als Problemzone verschrienen Bereich des weiblichen Körpers. Seien wir mal ehrlich: Für die meisten Frauen ist das in den Medien verbreitete Bild der schlanken, makellosen Beine unerreichbar. Und dennoch versuchen wir, ihm zu entsprechen.

Hula-Hoop verschafft Ihnen viele Gelegenheiten, Ihre Beine mit großer Dankbarkeit zu betrachten. Sobald Sie anfangen zu tanzen, sich um die eigene Achse zu drehen und in die Hocke zu gehen, werden Sie ihre Energie, Stabilität und Zuverlässigkeit schätzen lernen. Sie tragen Sie nicht nur im Limbo (Seite 58–59) und werden mit Übungen wie dem Lufthauch (Seite 98–101) kräftiger, sie unterstützen Sie in jeder Lebenslage – ganz gleich, wohin Sie gehen und was Sie mit Ihrem Leben auch anfangen wollen.

Die Wertschätzung IHRER BEINE

Machen Sie es sich zur Gewohnheit, die positiven Eigenschaften Ihrer Beine hervorzuheben. Atmen Sie tief, sprechen Sie jeden Satz laut aus und erkennen Sie die Wahrheit, die hinter den Worten steckt. Es kann auch hilfreich sein, sich dabei im Spiegel zu betrachten.

- ★ *Ich liebe meine Beine so, wie sie sind!*
- ★ *Meine Beine sind meine Freunde. Ich nehme sie an und kümmere mich um sie.*
- ★ *Meine Beine werden jeden Tag attraktiver.*
- ★ *Meine Unterschenkel sind stark und schön.*
- ★ *Es macht mir Spaß, meine Beine mit Bädern, Massagen und Fußpflege zu verwöhnen.*

Raffinierte Fußarbeit

Ihre Füße und Beine haben uneingeschränktes Tanzpotenzial. Hooper, die ihren Bein- und Fußbewegungen mehr Pfiff verleihen wollen, können sich aus einer Vielzahl an Tanzstilen bedienen. Lassen Sie Ihrer Fantasie freien Lauf und kombinieren Sie zum Beispiel die Pumpe mit der Fußarbeit jedes beliebigen Tanzstils. Streetdance wie Hip-Hop, Pop and Lock, Krumping und B-Girl Styles liefern dynamische Schrittfolgen, die mit den Reifenumdrehungen rhythmisch variiert werden können. Vom orientalischen Bauchtanz und Bollywood-Tanz können Sie fließende Gesten für Arme und Hände übernehmen, von den Kampfkünsten dagegen kraftvolle, gerade

Übungen für die Beine

BEGINNEN WIR, IHRE FUSSARBEIT ZU VERFEINERN, indem wir drei Übungen für die Beine zu einigen typischen Oberkörperbewegungen hinzufügen, die Sie im vorigen Kapitel schon kennengelernt haben. Obwohl Sie diese möglicherweise schon kennen, ist es wichtig, auf eine korrekte Form zu achten, um die Muskeln optimal zu beanspruchen und Verletzungen vorzubeugen.

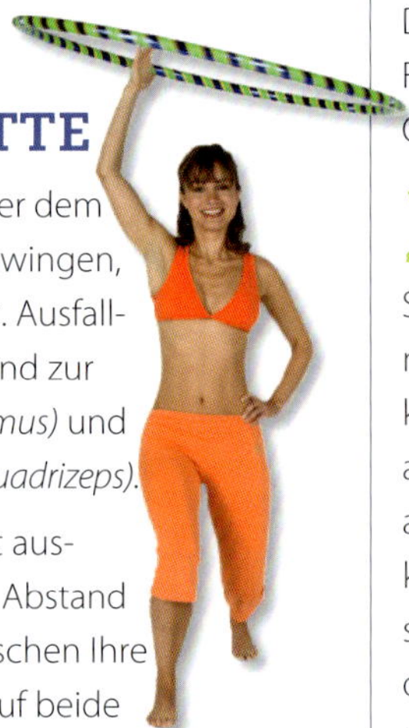

AUSFALLSCHRITTE

1 Während Sie den Reifen über dem Kopf im Lasso (Seite 74) schwingen, machen Sie einen Ausfallschritt. Ausfallschritte eignen sich hervorragend zur Stärkung des Pos *(Gluteus maximus)* und der Oberschenkelvorderseite *(Quadrizeps)*.

2 Ihre Füße sind schulterbreit auseinander (für den richtigen Abstand testen Sie, ob beide Fäuste zwischen Ihre Füße passen), das Gewicht ist auf beide Beine gleichmäßig verteilt. Wenn Sie das Lasso mit der rechten Hand ausführen, machen Sie mit dem rechten Fuß einen Schritt gerade nach vorne (also nicht zur Mitte hin). Halten Sie den Rücken gerade und beugen Sie nun das rechte Knie, um den Oberkörper zum Boden zu senken. Ihr Knie sollte jeweils auf Höhe der Hüfte und des Sprunggelenks sein, aber auf keinen Fall über den Fuß hinausragen. Sie sollten in den Hüften kein Ziehen spüren.

3 Kehren Sie in die Ausgangsposition zurück, führen Sie die Über-Kopf-Bewegung jetzt mit der linken Hand aus und machen Sie einen Ausfallschritt mit dem linken Bein. Je tiefer Sie dabei zum Boden kommen, umso stärker werden Ihre Gesäß- und Oberschenkelmuskeln beansprucht, wenn Sie wieder in die Ausgangsstellung zurückkehren. Führen Sie die Ausfallschritte abwechselnd mit dem linken und rechten Bein durch und wechseln Sie auch die Hände, um das Lasso auf beiden Seiten auszuführen. Wiederholen Sie die Übung etwa achtmal auf jeder Seite.

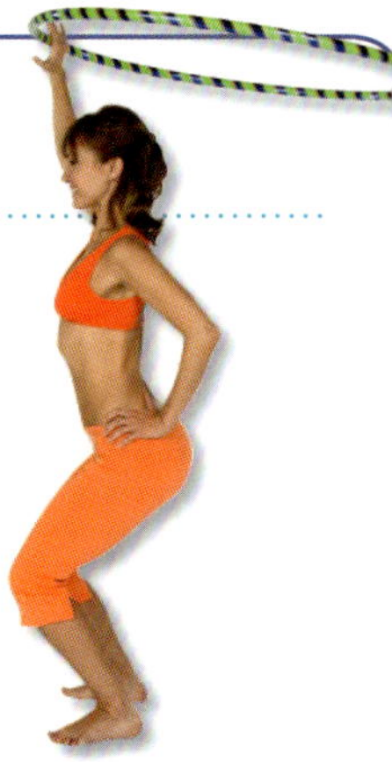

KNIEBEUGEN

1 Kniebeugen sind toll, um alle Hauptmuskelgruppen unterhalb der Taille zu trainieren. Das Gewicht muss auf den Fersen bleiben, damit die Muskeln auf der Oberschenkelrückseite beansprucht werden.

2 Mit schulterbreit gestellten Beinen und gleichmäßig verteiltem Gewicht schwingen Sie den Reifen im Lasso. Ziehen Sie den Bauchnabel in Richtung Wirbelsäule, um die Bauchmuskeln anzuspannen. Ohne die Fersen zu heben, atmen Sie ein, wenn Sie den Körper nach hinten absenken. Versuchen Sie, so tief wie möglich zu kommen, und stellen Sie sich dabei vor, Sie würden sich auf einen Stuhl setzen. Spannen Sie dann die Gesäß- und Oberschenkelmuskeln an und atmen Sie aus, während Sie sich langsam wieder aufrichten. Führen Sie zwei Sätze mit jeweils acht Wiederholungen durch, und ändern Sie nach dem ersten Satz die Richtung des Reifens.

FERSENHEBEN

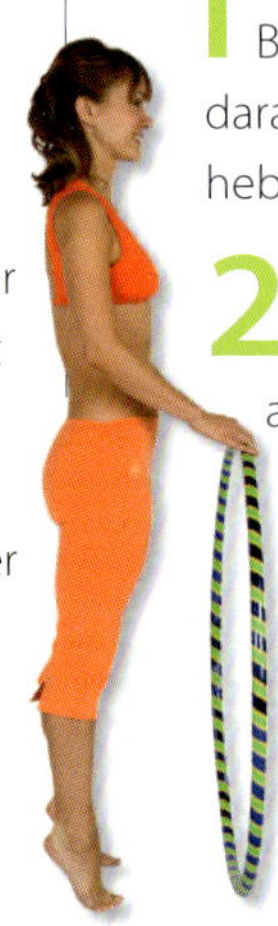

1 Stellen Sie den Reifen vor sich auf dem Boden ab und legen Sie die Hände locker darauf ab. Machen Sie sich bereit fürs Fersenheben. Ihre Waden werden es Ihnen danken.

2 Ihre Füße befinden sich direkt unter den Hüften. Atmen Sie aus, während Sie sich auf die Ballen stellen, und heben Sie die Fersen vom Boden ab. Zählen Sie bis zehn und stemmen Sie sich in den Boden. Dabei sollten Sie vor allem die beiden großen Zehen spüren. Atmen Sie ein und senken Sie die Fersen langsam ab. Wiederholen Sie diese Übung zehnmal.

Schritte und Kicks. Sie können sich auch von Standardtänzen wie Foxtrott und Walzer oder von temperamentvollen lateinamerikanischen Tänzen inspirieren lassen, um Ihren eigenen Choreografien mehr Dynamik und Dramatik zu verleihen.

Zur Inspiration für Ihre eigene Choreografie gehen Sie zunächst in die Pumpe und kombinieren Sie dazu einen Schritt aus dem Latindance und aus dem Standardtanz. Solche Schrittkombinationen bewirken eine Gewichtsverlagerung und verändern dadurch die Hüftposition, Ihr Reifen kann also leicht ins Taumeln geraten. Stellen Sie sich der Herausforderung.

SALSA

Machen Sie mit einem Bein einen Schritt nach vorne und verlagern Sie Ihr Gewicht in einem kleinen Wiegeschritt auf das hintere Bein. Bringen Sie den vorderen Fuß nun wieder zurück in Ausgangsposition. Einen Taktschlag so bleiben. Gehen Sie nun mit dem ursprünglichen Standbein einen Schritt zurück, verlagern Sie Ihr Gewicht dabei mit einem weiteren Wiegeschritt auf den vorderen Fuß und bringen Sie Ihr Spielbein mit einem Schritt wieder nach vorne, sodass beide Füße erneut in die Ausgangsposition kommen. Pause.

KREUZSCHRITT

Für den Kreuzschritt nach rechts gilt: 1.) Mit dem rechten Fuß einen Schritt nach rechts machen. 2.) Dann den linken Fuß über Kreuz davorsetzen. 3.) Mit dem rechten Fuß wieder einen Schritt zur Seite machen. 4.) Den linken Fuß diesmal über Kreuz dahintersetzen. 5.) Einen weiteren Schritt nach rechts machen. 6.) Führen Sie den linken Fuß abschließend neben den rechten. Wiederholen Sie diese Schrittfolge so weit nach rechts, wie Sie möchten, und wiederholen Sie die gesamte Sequenz nach links.

Die ideale MUSIKBEGLEITUNG

Groovige House-Musik, die den Puls nach oben treibt.

1. **PETALPUSHING**	Miguel Migs
2. **LADADI (DADA)**	Davison Ospina
3. **LOVE AND HAPPINESS**	River Ocean
4. **CALABRIA 2007** *(Club Mix)*	Enur
5. **RAIN DOWN LOVE** *(Club Mix, 2007)*	Freemasons (ft. Siedah Garrett)
6. **LOVE WILL FIND A WAY** *(Secret Soul Remix)*	Cambis & Freakquence Lab (ft. Kwame Remy)
7. **GOOD NIGHT**	Brown Sugar, Niko De Luka (ft. Dawn Tallman-Romain Curtis Remix)
8. **YOU ARE MY HOUSE**	Oscar P. (ft. Ama-Original Mix)
9. **I LIKE THE WAY YOU MOVE** *(Radio Mix)*	Ariano Kina
10. **SHINE ON** *(Radio Mix)*	R.I.O.

Horizontaler Lufthauch

Während Sie den waagerecht gehaltenen Reifen um den Körper herumbewegen, heben Sie ein Bein seitlich und reichen den Reifen darunter durch, indem Sie ihn von der einen Hand in die andere geben.

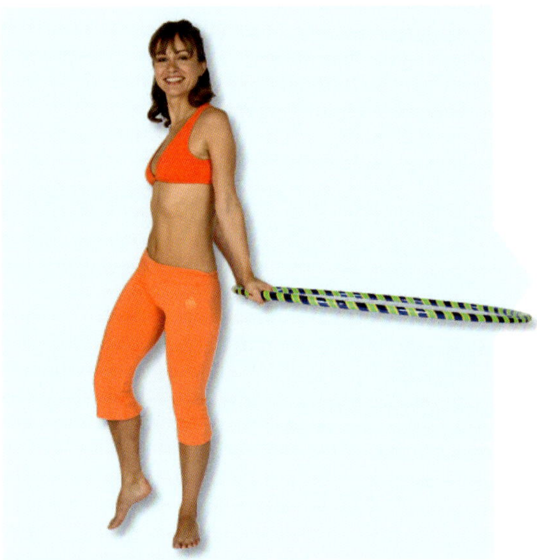

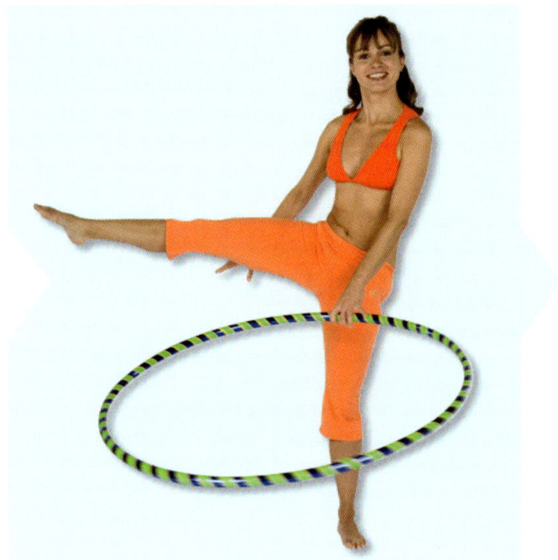

1 Beginnen Sie mit NEKTAR (Seite 80–81) und lassen Sie den Reifen ein wenig an Schwung zulegen, damit er den Körper waagerecht umrunden kann.

2 Spannen Sie die Bauchmuskeln an, ziehen Sie den Bauchnabel in Richtung Wirbelsäule und heben Sie das Bein auf der Seite des Körpers, auf der sich der Reifen gerade nicht befindet. Strecken Sie das Bein so hoch wie möglich zur Seite hin aus und strecken Sie dabei auch die Zehen. Drücken Sie sich mit dem Standbein fest in den Boden, um den Körper zu stabilisieren und einen guten Halt zu haben.

Sprechen Sie!

▶ Experimentieren Sie damit, leise »Luft« oder auch »Lufthauch« zu sagen, wenn der Reifen Ihr angehobenes Bein passiert, und betonen Sie das »fff«, um sich daran zu erinnern, entspannt zu bleiben und weiterzuatmen. Versuchen Sie außerdem, laut »Ha!« auszurufen, wenn Sie Ihr Bein nach oben bringen. Wie beim Kampfsport kann man mit diesem Laut den Bauch gut anspannen. Wechseln Sie zwischen den leisen und lauten Tönen und achten Sie darauf, wie dieses Wechselspiel Ihre Bewegungsausführung beeinflusst.

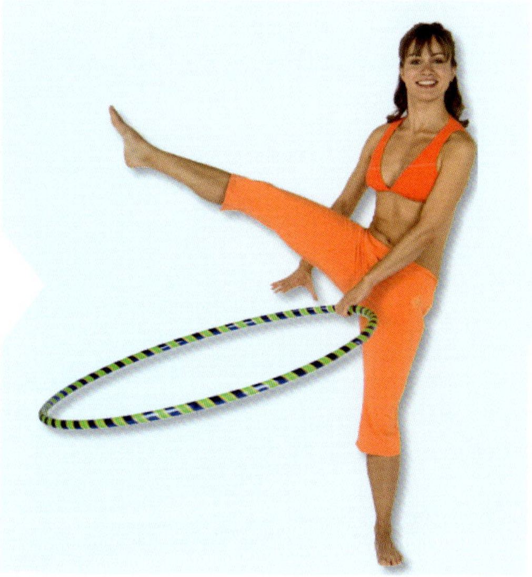

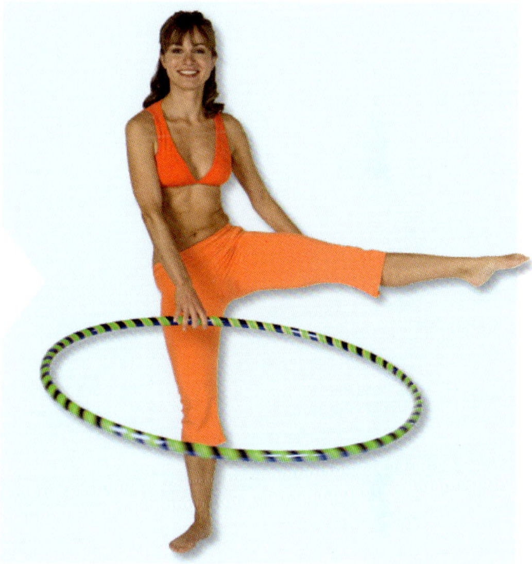

3 Reichen Sie den Reifen unter dem gehobenen Bein durch (einige Zentimeter darunter) und geben Sie ihn dabei in die andere Hand. Unter dem angehobenen Oberschenkel sollten Ihre Hände einen »Lufthauch« vom Standbein entfernt sein. Halten Sie den Kopf oben, die Schultern hinten bzw. unten und die Brust gestreckt. Senken Sie das Bein wieder, sobald der Reifen die Hand gewechselt hat.

4 Fahren Sie mit NEKTAR fort. Wenn Sie bereit sind, das heißt, wenn der Reifen diesmal vor Ihrem Körper angelangt ist, heben Sie das andere Bein, strecken es nach oben und reichen den Reifen darunter durch.

• Sie können diese Übung (das heißt das Beinheben) entweder mehrmals hintereinander ausführen oder sich zwischen jedem LUFTHAUCH einige Runden NEKTAR gönnen. Heben Sie abwechselnd das linke und das rechte Bein.

Vertikaler Lufthauch

Während Sie den Reifen vor dem Körper »zirkeln«, heben Sie ein Bein und reichen den Reifen unter dem Oberschenkel von der einen Hand in die andere.

Anmerkung: Bevor Sie diese Bewegung ausführen, sollten Sie die Größe des Reifens testen, indem Sie ihn auf den Boden stellen und ein Bein darüberheben. Falls Ihnen das nicht gelingt, brauchen Sie für diese Übung einen Reifen mit kleinerem Durchmesser.

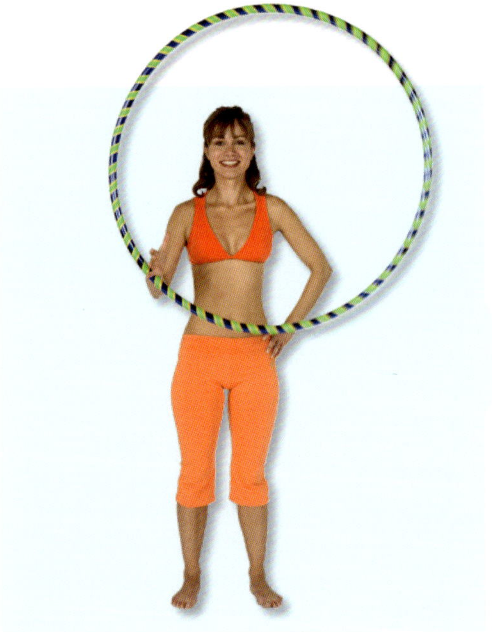

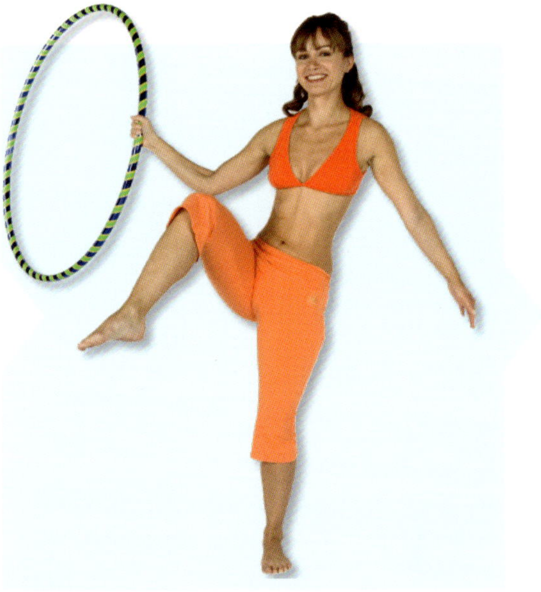

1 Halten Sie den Reifen wie in der Ausgangsposition von ZIRKEL (Seite 78–79) vor dem Körper.

2 Wenn der Reifen in seiner Abwärtsbewegung in Richtung Boden saust, spannen Sie die Bauchmuskeln an und heben ein Knie. (Es spielt keine Rolle, welches.) Es bleibt Ihnen überlassen, ob Sie Ihr Bein gerade ausstrecken oder das Knie anwinkeln; in beiden Fällen sollten aber die Zehen gestreckt sein.

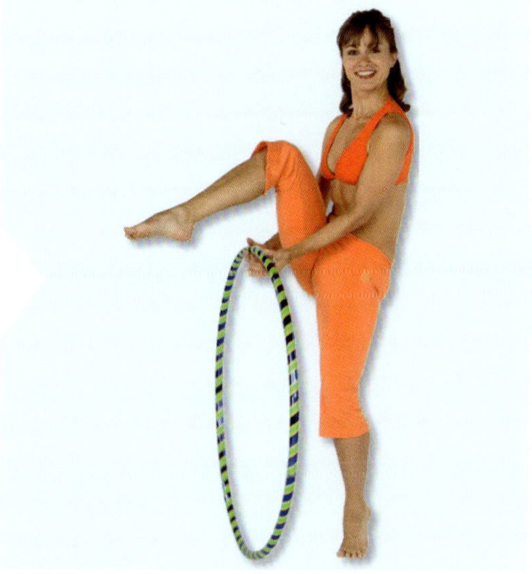

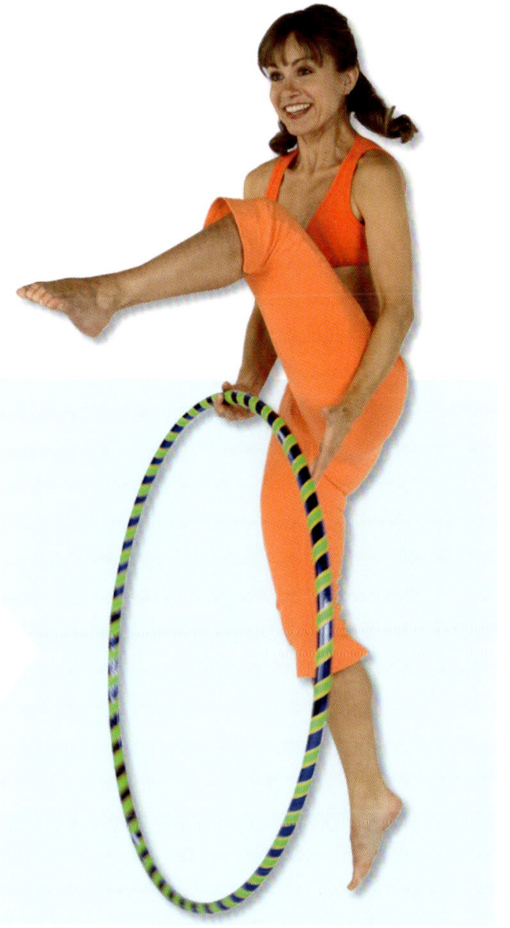

3 Fassen Sie den Reifen von unten, die Handfläche zeigt also nach oben. Reichen Sie den Reifen unter dem gehobenen Bein in die andere Hand. Die kleinen Finger befinden sich nebeneinander, bevor Sie mit der ersten Hand zügig loslassen. Setzen Sie den ZIRKEL mit der anderen Hand fort.

4 Heben Sie das andere Bein, sobald Sie für den nächsten LUFTHAUCH bereit sind. Wechseln Sie das linke und das rechte Bein ab, um beide Seiten gleichmäßig zu trainieren. Etwas schwerer wird die Übung, wenn Sie zusätzlich hochspringen, während Sie den Reifen übergeben.

Step

Eine Übergangsbewegung, um den Reifen von einer körperfernen Übung zur Taille zu bringen. Dies geschieht, indem man den Reifen in der Hand dreht, senkt und hineinsteigt. Der STEP ermöglicht einen nahtlosen Übergang zur PUMPE.

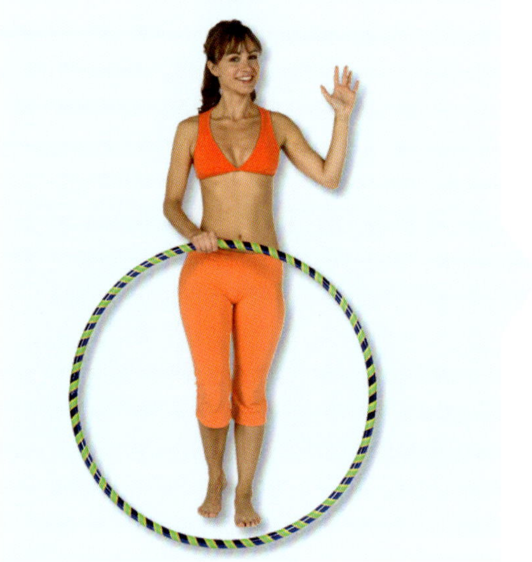

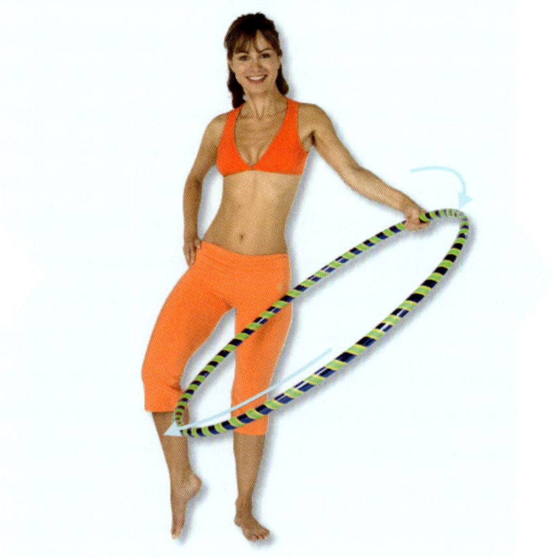

1 Identifizieren Sie Ihren INFLOW, also die Richtung, in die sich Ihr Reifen instinktiv dreht, und nehmen Sie den Reifen deshalb in die Hand der Gegenseite. (Wenn Ihr Reifen also normalerweise nach rechts läuft, verwenden Sie die linke Hand.)

2 Führen Sie mit dieser Hand den Reifen vor dem Körper in die INFLOW-Richtung und neigen Sie ihn so, dass er zum Boden zeigt.

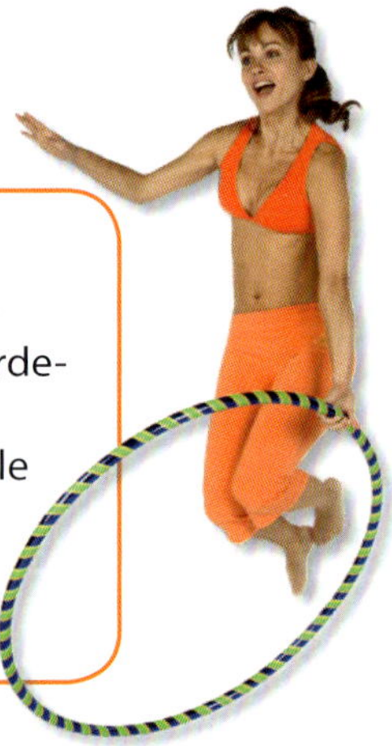

Stellen Sie sich der Herausforderung

Wenn Sie den Step erst einmal beherrschen, sollten Sie die Messlatte ein wenig höher setzen und sich mit Schwung einer neuen Herausforderung stellen. Neigen Sie den Reifen hierzu in Richtung Boden, heben Sie mit beiden Füßen gleichzeitig ab und *springen* Sie an seiner tiefsten Stelle in den Reifen hinein. Falls der Sprung in den Reifen mit beiden Beinen für Ihre Knie, Knöchel oder Füße zu belastend ist, bleiben Sie einfach beim STEP. Sie kennen Ihren Körper am besten.

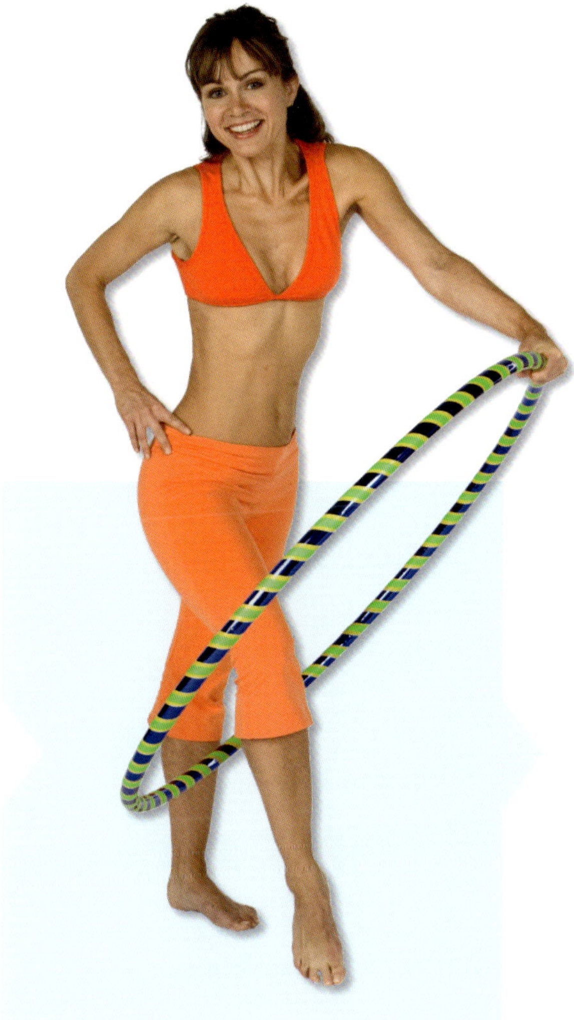

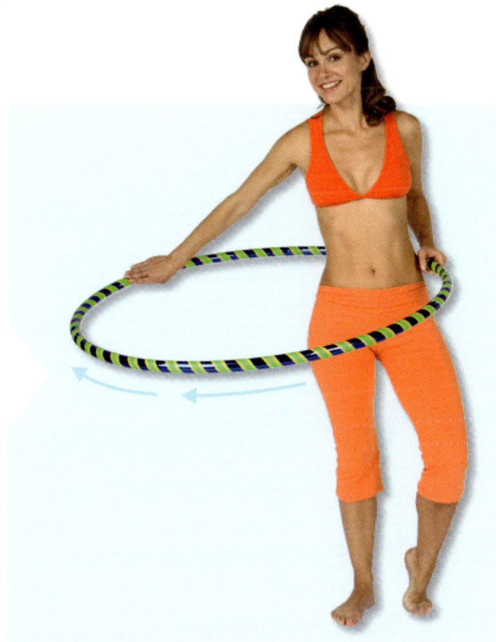

3 Wenn Sie den Reifen mit der linken Hand halten, steigen Sie zuerst mit dem rechten Fuß hinein. Bringen Sie den linken Fuß dann schnell dazu.

Machen Sie einige kleine Schritte, um den Körper in die Richtung zu drehen, in die sich der Reifen bewegt.

4 Sobald sich beide Füße im Reifen befinden, drücken Sie ihn schnell mit der Hand der Gegenseite in Drehrichtung nach außen und beginnen mit der Pumpe. Geben Sie ihm also einen bogenförmigen Stoß!

Ausstieg

Greifen Sie den Reifen mit einer Hand und steigen Sie aus ihm heraus.

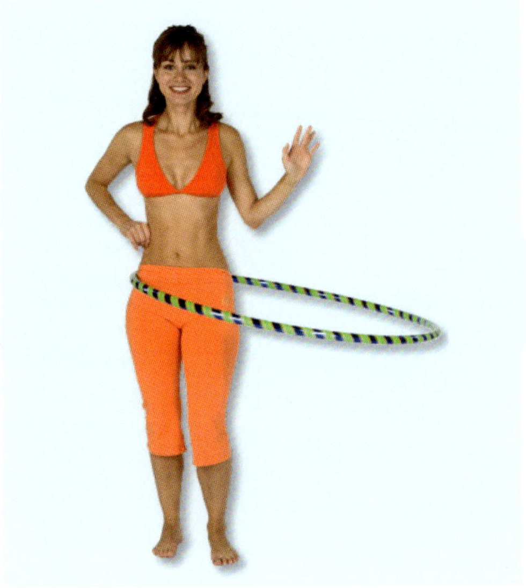

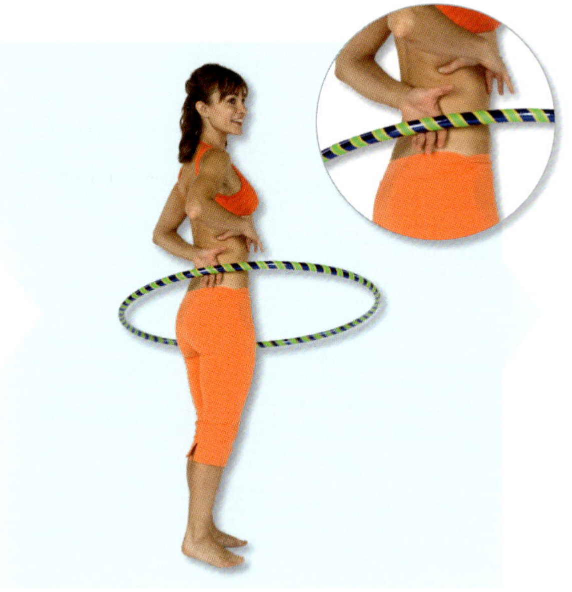

1 Fangen Sie in der PUMPE an (Seite 32–34). Identifizieren Sie die Richtung, in die Ihr Reifen instinktiv kreist, und nehmen Sie die Hand der Gegenseite. Drehen Sie sich in die Richtung, in die sich auch der Reifen bewegt, indem Sie kleine Trippelschritte machen.

2 Führen Sie die Hand hinter den Rücken, sodass sie möglichst die gegenüberliegende Hüfte berührt. Ihre Handfläche sollte vom Körper wegzeigen, die Finger deuten nach unten. (Das ist dieselbe Position wie im STEIGFLUG auf Seite 72–73.)

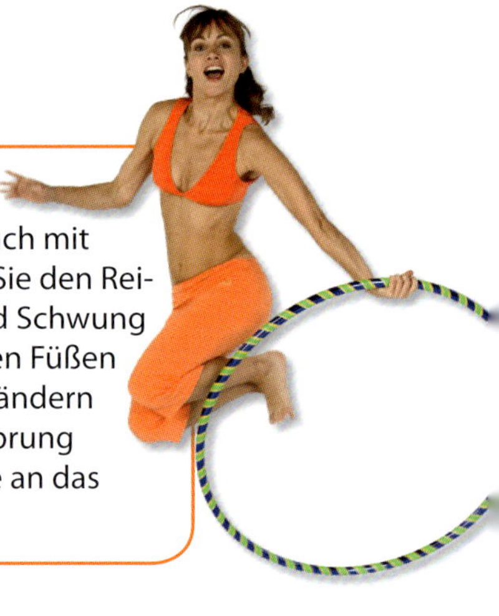

Stellen Sie sich der Herausforderung

Wenn Sie den AUSSTIEG erst einmal beherrschen, können Sie auch mit beiden Beinen gleichzeitig aus dem Reifen springen: Neigen Sie den Reifen hierzu in Richtung Boden, beugen Sie die Knie, um genügend Schwung zu holen, und hüpfen Sie am tiefsten Punkt des Reifens mit beiden Füßen aus ihm heraus. Sobald Sie sich außerhalb des Reifens befinden, ändern Sie die Handposition und machen einfach weiter! Wenn dieser Sprung aus dem Reifen für Ihre Gelenke allzu starker Tobak ist, sollten Sie an das Lustprinzip denken und sich an den Ausstieg halten.

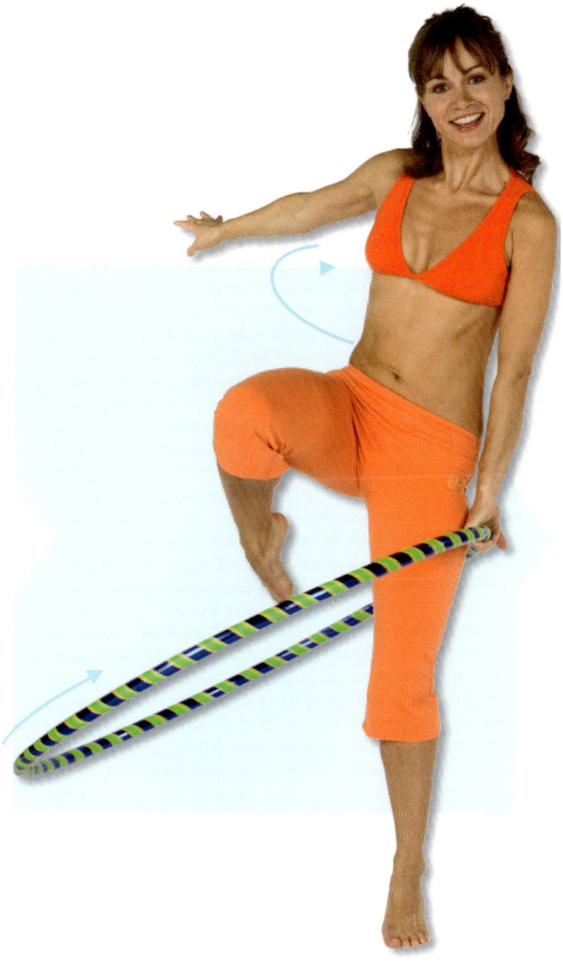

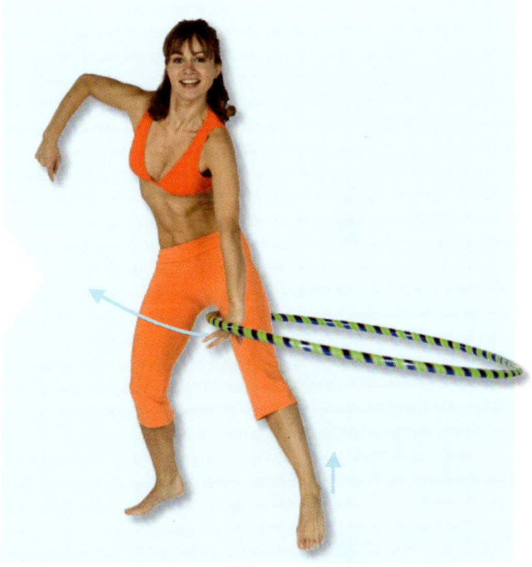

3 Verlangsamen Sie die PUMPE so weit wie möglich, ohne den Reifen dabei fallen zu lassen. Wenn er über Ihre Handfläche rollt, ergreifen Sie ihn und drehen Sie ihn bis vor den Körper. Kippen Sie den Reifen so, dass er nach unten zeigt – und weg von der Hand, die ihn hält. Bereiten Sie sich darauf vor, mit dem gegenüberliegenden Fuß aus dem Reifen zu steigen.

4 Treten Sie mit einem Fuß aus dem Reifen und lassen Sie gleich darauf den anderen folgen. Rollen Sie den Reifen über Ihren Handrücken in die Handfläche, bevor Sie ihn wieder ergreifen. In der Endposition zeigt Ihre Handfläche wie in NEKTAR nach unten.

Sprung

Springen Sie im KRIEGER durch den Reifen und lassen Sie Ihrer inneren Gazelle freien Lauf. Der Reifen sollte dabei möglichst senkrecht gehalten werden.

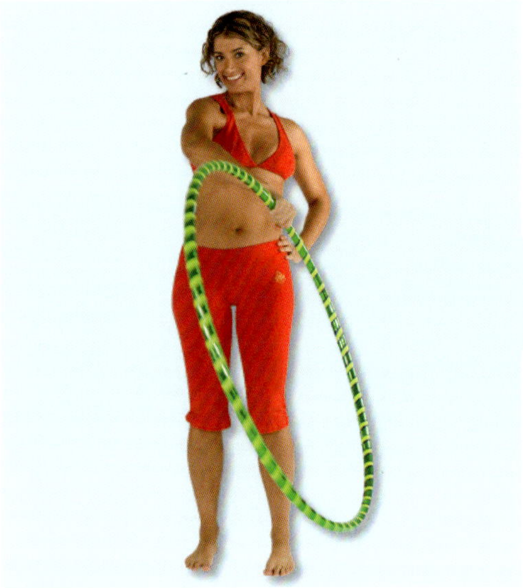

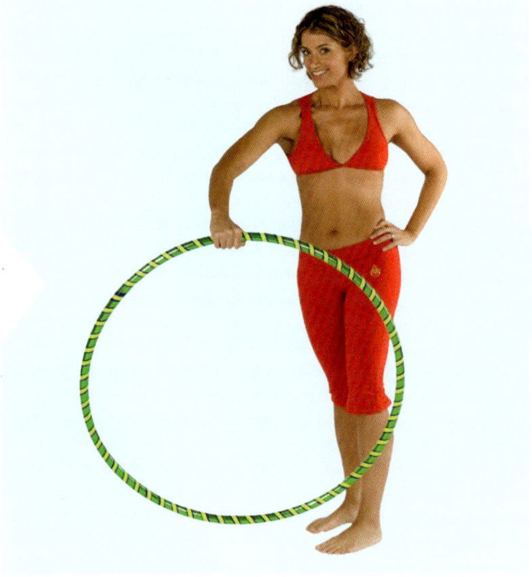

1 Beginnen Sie mit dem KRIEGER (Seite 84–85) und führen Sie den Reifen mit der »Eingießbewegung« schräg vor den Körper.

2 Drehen Sie den Reifen dann ein wenig, indem Sie die Position des Handgelenks so verändern, dass die Knöchel zum Boden zeigen. Das sollte den Reifen so vor Ihren Körper bringen, dass sich ein offener Bereich bildet, in den man hineinspringen kann, in etwa so wie bei einem Sprungseil.

So gelingt's

Nutzen Sie den Schwung des Reifens, um ihn hinter sich nach oben zu bringen, und halten Sie den Griff dabei locker. Hat er zu wenig Schwung, brauchen Sie für die Kippbewegung mehr Kraft im Handgelenk. Um sich die Sache anfangs zu erleichtern, stabilisieren Sie nach dem Sprung den Reifen mit der zweiten Hand und lassen Sie los, sobald Sie wieder in der »Eingießposition« des KRIEGERS sind.

TANZ-TIPP

Experimentieren Sie damit, die andere Hand an die Hüfte zu legen. Wenn Sie besonders sportlich sind, können Sie ähnlich wie bei einem Springseil auch mehrmals hintereinander den SPRUNG durch den Reifen wagen.

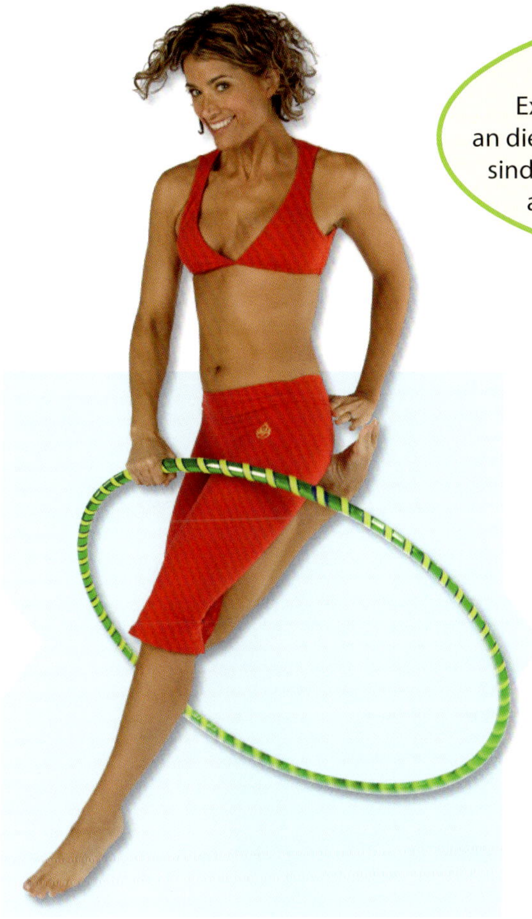

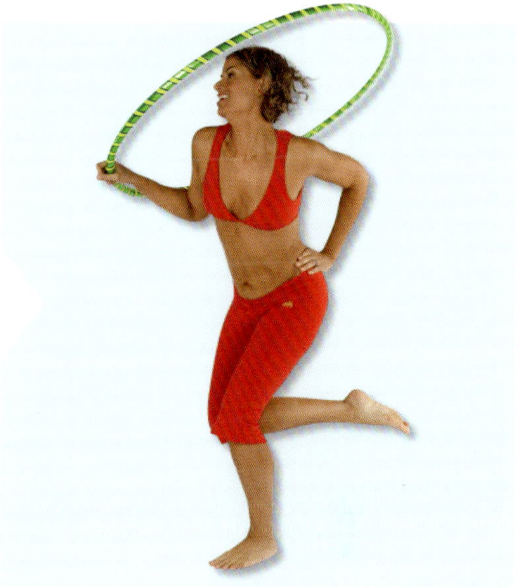

3 Springen Sie nun durch den Reifen. Wenn Sie ihn in der rechten Hand halten, macht der linke Fuß den ersten Schritt (und umgekehrt). Nach der Landung kippen Sie den Reifen so im Handgelenk, dass er hinter Ihnen nach oben schnellt, über den Kopf schwingt und seitlich wieder herunterkommt. Die Bewegung Ihres Handgelenks ähnelt der, mit der Sie einen Zündschlüssel drehen.

4 Der Reifen sollte wieder in die Position zurückkehren, in der er sich vor dem SPRUNG oder vor der »Eingießposition« des KRIEGERS befand. Achten Sie darauf, dass der Reifen nicht zu weit nach vorne kippt. Er sollte sich nur so weit drehen, bis Sie den KRIEGER fortsetzen können. Mit etwas Übung werden Sie auch mit beiden Füßen gleichzeitig durch den Reifen springen können.

Delfin

Springen Sie durch den senkrecht gehaltenen Reifen. Wichtig dabei ist, den Reifen völlig senkrecht vor dem Körper in Bewegung zu halten.

Anmerkung: Bevor Sie eintauchen, gehen wir diese Übung Schritt für Schritt in Zeitlupe durch.

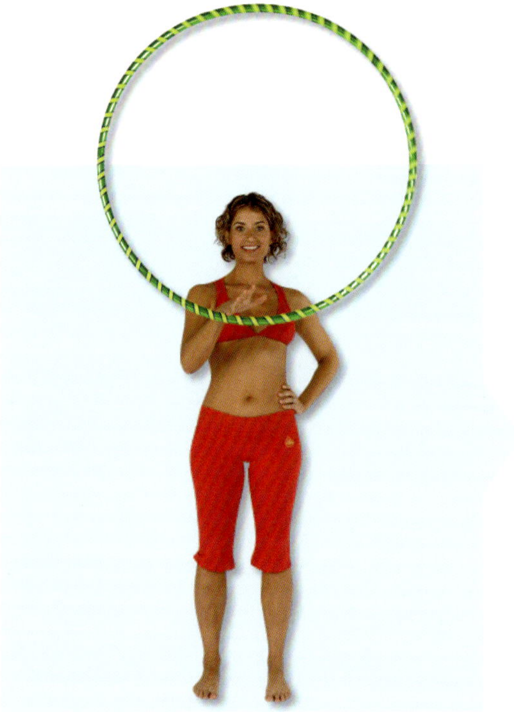

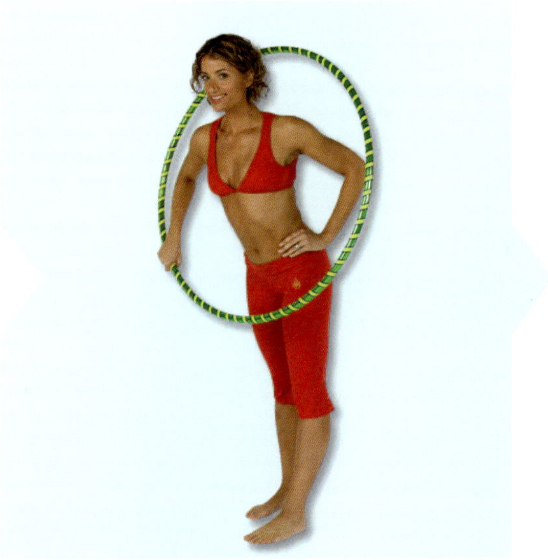

1 Beginnen Sie im ZIRKEL (Seite 78–79), das heißt, der Reifen dreht sich direkt vor Ihrem Körper. Wenn Sie Rechtshänderin sind, sollte sich der Reifen in der rechten Hand befinden und seine Drehbewegung gegen den Uhrzeigersinn erfolgen.

2 Gleich nachdem der Reifen über den Handrücken in die Handfläche gerollt ist, ergreifen Sie seine Innenseite und beugen sich mit dem Oberkörper vor, als wollten Sie sich aus einem Fenster lehnen. (Eventuell müssen Sie Ihren Kopf ein wenig einziehen.) Drehen Sie den Reifen dabei etwas weiter, damit sich Ihre Handposition nach außen verlagert.

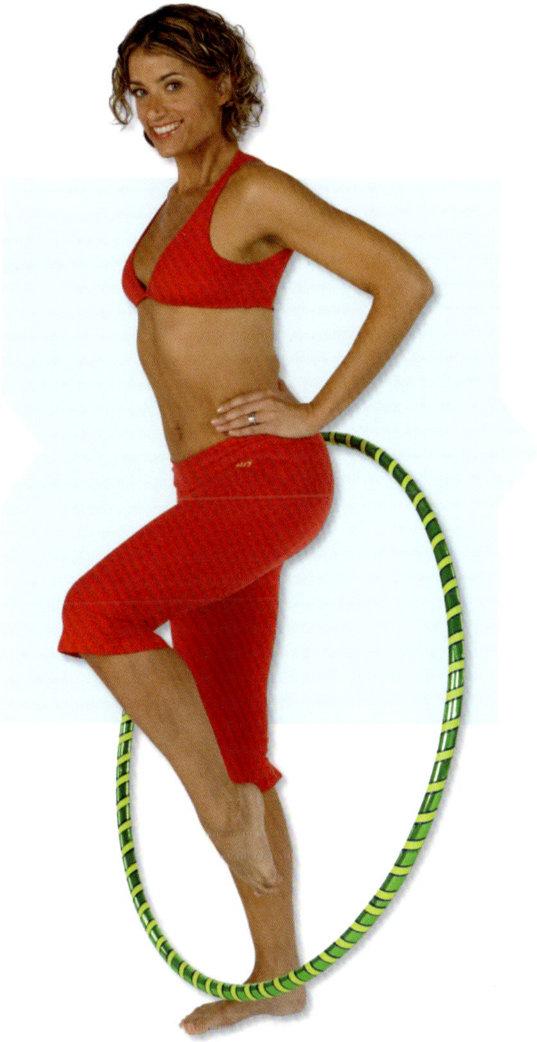

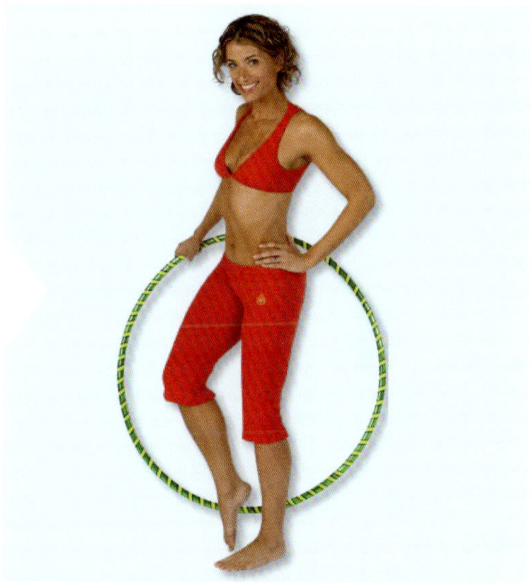

3 Senken Sie den Reifen ab und bilden Sie so ein Fenster, durch das Ihre Füße steigen können.

4 Steigen Sie erst mit dem linken, dann mit dem rechten Fuß durch die Öffnung und drehen Sie den Reifen dabei so weit in der Hand, wie es für Sie bequem ist. Der Reifen befindet sich nun senkrecht hinter Ihnen, etwa auf Hüfthöhe, die Handfläche zeigt nach unten. Lassen Sie den Reifen über den Handrücken rollen, während Sie ihn wieder vor den Körper bringen und den ZIRKEL weiter ziehen.

5 Beschleunigen Sie die Bewegung nun, damit der Reifen in der rechten Hand ständig in Bewegung ist, und springen Sie durch ihn hindurch.

Stellen Sie sich vor …

… Sie sind ein Trainer, der mit einer großen Geste einen Reifen über die Wasseroberfläche hält, damit ein Delfin hindurchspringen kann. Stellen Sie sich jetzt umgekehrt vor, Sie wären der wendige Delfin, der elegant durch den Reifen springt und dabei frenetischen Applaus erntet. Diese Übung vereint beide Perspektiven.

Wie Phönix aus der Asche

VOR ZEHN JAHREN HATTE ICH EINEN AUTOunfall, bei dem ich mir den unteren Rücken am Kreuzbein verletzte. Damals wog ich 58 kg. Ich war körperlich immer fit, weil ich eine Menge verschiedener Sportarten ausübte, unter anderem Laufen und Hanteltraining. Aber nach dem Unfall konnte ich mich weder schmerzfrei nach vorne beugen noch sitzen oder mich drehen. Selbst im Schlaf hatte ich Schmerzen. In den Jahren bis zu meiner vollen Genesung nahm ich zu, bis ich schließlich 88 kg wog und mein Körperfettanteil enorm gestiegen war. Ich konnte es nicht glauben: Dabei war ich gerade mal 33 Jahre alt!

Es war ein Teufelskreis: Jeder Versuch, Sport zu treiben, führte zu neuen Verletzungen. Ich hatte das Gefühl, als befände ich mich in einer Abwärtsspirale. Ich fühlte mich unattraktiv. Ich war depressiv. Und auch andere bemerkten diese traurige Verwandlung – meine Freunde und meine Mutter machten sich permanent Sorgen um meine Gesundheit.

Etwa zu jener Zeit erfuhr ich von Hula-Hoop-Kursen. Ich hätte nie gedacht, dass Hula-Hoop ein derart tolles aerobes Workout für mich sein würde. Nach den ersten 15 Minuten lief mir der Schweiß in Strömen herunter und ich war völlig außer Atem … und obwohl ich mir bei den Bewegungen wie ein absoluter Volltrottel vorkam, hatte ich einen Riesenspaß. In der zweiten Stunde fielen mir die Bewegungen schon deutlich leichter, das hatte fast etwas von Hexerei! In der dritten Stunde war ich schon total süchtig danach.

Ich beschloss, das Hoopen ernst zu nehmen (klingt komisch, oder?), und ließ dafür das Laufen sein, mit dem ich mich zuvor abgequält hatte. Im Gegensatz zum Jogging ist Hula-Hoop eine Trainingsform, bei der man seine Knie nicht mit heftigen Stößen oder Sprüngen überlastet. Ich habe auch wieder mit dem Hanteltraining angefangen – natürlich in Maßen und ganz vorsichtig. Durch das neue Programm (Hula-Hoop und Hanteln) hat sich mein Körperfettanteil um ein stattliches Drittel reduziert. Und mein Körper ist definitiv straffer geworden.

Nach zehn Jahren mit unfallbedingten, chronischen Rückenschmerzen bin ich nun erstaunlicherweise schmerzfrei! Ich kann nur annehmen, dass das vom Hula-Hoop kommt, weil es das Einzige ist, was ich in meinem Leben verändert habe. Und weil mir das Hoopen so viel Spaß macht, lege ich zusätzlich zu meinen normalen Workouts jede Woche noch ein paar Extraeinheiten mit meinen Freunden ein.

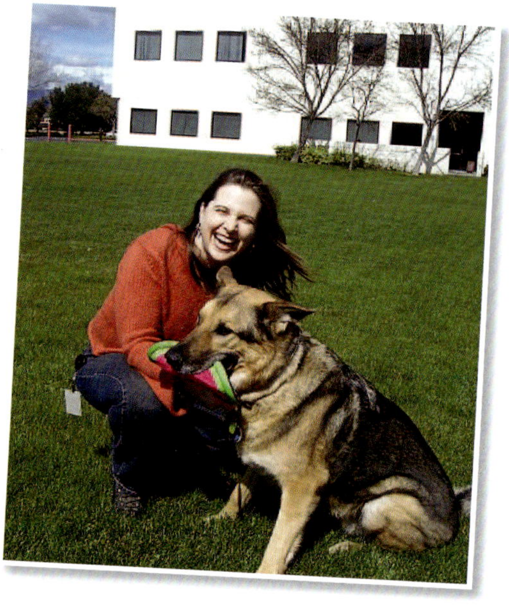

Name: Stephanie
Beruf: Technische Kundenbetreuerin

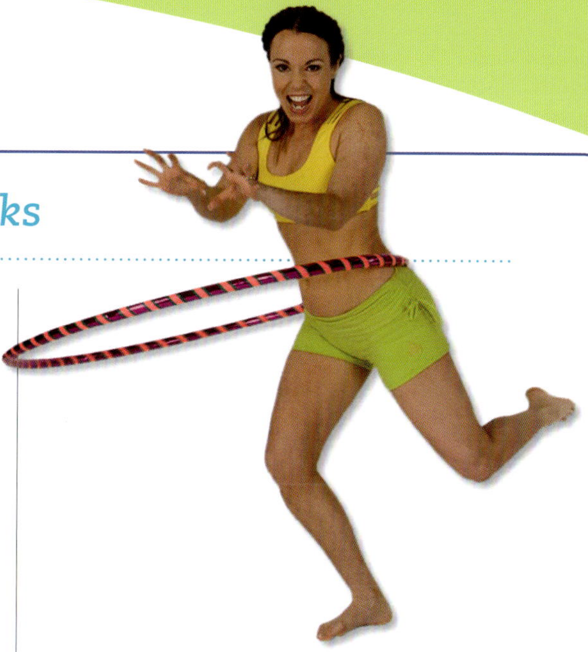

Die Freiheit des Ausdrucks

BEFREIEN SIE IHRE BEINE (UND ANDEREN GLIEDMAßEN), indem Sie sich während des Hoopens auf eine der folgenden Ideen konzentrieren. Erkunden und füllen Sie den Raum um sich, folgen Sie mit Ihren Bewegungen ganz der jeweiligen Vorstellung. Geben Sie Ihren Muskeln eine neue starke Aufgabe – schließlich haben Sie beim Hula-Hoop noch nie Wild gejagt, oder? Haben Sie keine Hemmungen, zu improvisieren und auch andere Bilder vor Ihrem geistigen Auge entstehen zu lassen, um sich zu inspirieren.

Algenfäden ▸ locker, fließend, entrückt

Stellen Sie sich vor, Ihre Beine, Ihr Oberkörper, Ihre Arme und Ihr Hals wären Algenfäden, die im Meer treiben. Führen Sie also fließende Bewegungen aus. Lassen Sie Ihre Beine von der Strömung mitreißen. Verwandeln Sie jeden Finger in einen einzelnen Faden, der auf den Wellen dahingleitet und über das Salzwasser tanzt.

Seifenblasen ▸ zart, leicht und empfindlich

Stellen Sie sich vor, Sie wären von riesigen, durchsichtigen Seifenblasen umgeben. Fassen Sie sie vorsichtig, damit sie nicht platzen, und pusten Sie sie an, damit sie weiter durch den Raum schweben. Versetzen Sie ihnen mit den Füßen, Knien, Ellbogen und dem Kopf einen sanften Schubs, damit sie in Bewegung bleiben. Lassen Sie eine Blase wie einen Ball um den in die Luft gestreckten Zeigefinger rotieren.

Diamantenkleid ▸ extravagant, glitzernd und verspielt

Stellen Sie sich vor, Sie wären eine Kaiserin mit Diamantenketten um die Hüften. Tanzen und wirbeln Sie durch den Ballsaal Ihres Schlosses und spüren Sie das Gewicht der Edelsteine, wenn Sie sich hin- und herbewegen. Fahren Sie mit Ihren Fingern durch die glitzernden Ketten, während Sie Katzenpfoten ausführen.

Dschungeljagd ▸ geschmeidig, konzentriert, wild

Verwandeln Sie sich in eine gewandte Raubkatze, die ihre Beute gewittert hat. Pressen Sie Ihre Gliedmaßen gegen den Rumpf, um sich im Dschungel lautlos zu bewegen. Spannen Sie die Muskeln in Beinen und Schultern an, um sich sprungbereit zu machen. Schlagen Sie mit Ihrer gewaltigen Pranke nach einer Fliege. Zucken Sie mit dem Schwanz und blecken Sie die Zähne.

Honigtopf ▸ langsam, warm, sinnlich

Stellen Sie sich vor, Ihr Reifen wäre randvoll mit goldgelbem Honig gefüllt. Verrühren Sie die klebrige Masse mit Ihren Armen. Bewegen Sie die Füße und Beine, um sich aus der zähen Substanz zu befreien. Tauchen Sie Ihre Finger hinein und kosten Sie von diesem köstlichen Nektar. Neigen Sie den Reifen von einer Seite zur anderen, um den Honig abtropfen zu lassen.

DIE BEWEGUNGEN

- Pumpe
- Poknaller
- Katzenpfoten
- Ausstieg
- Lasso
- Horizontaler Lufthauch
- Zirkel
- Krieger

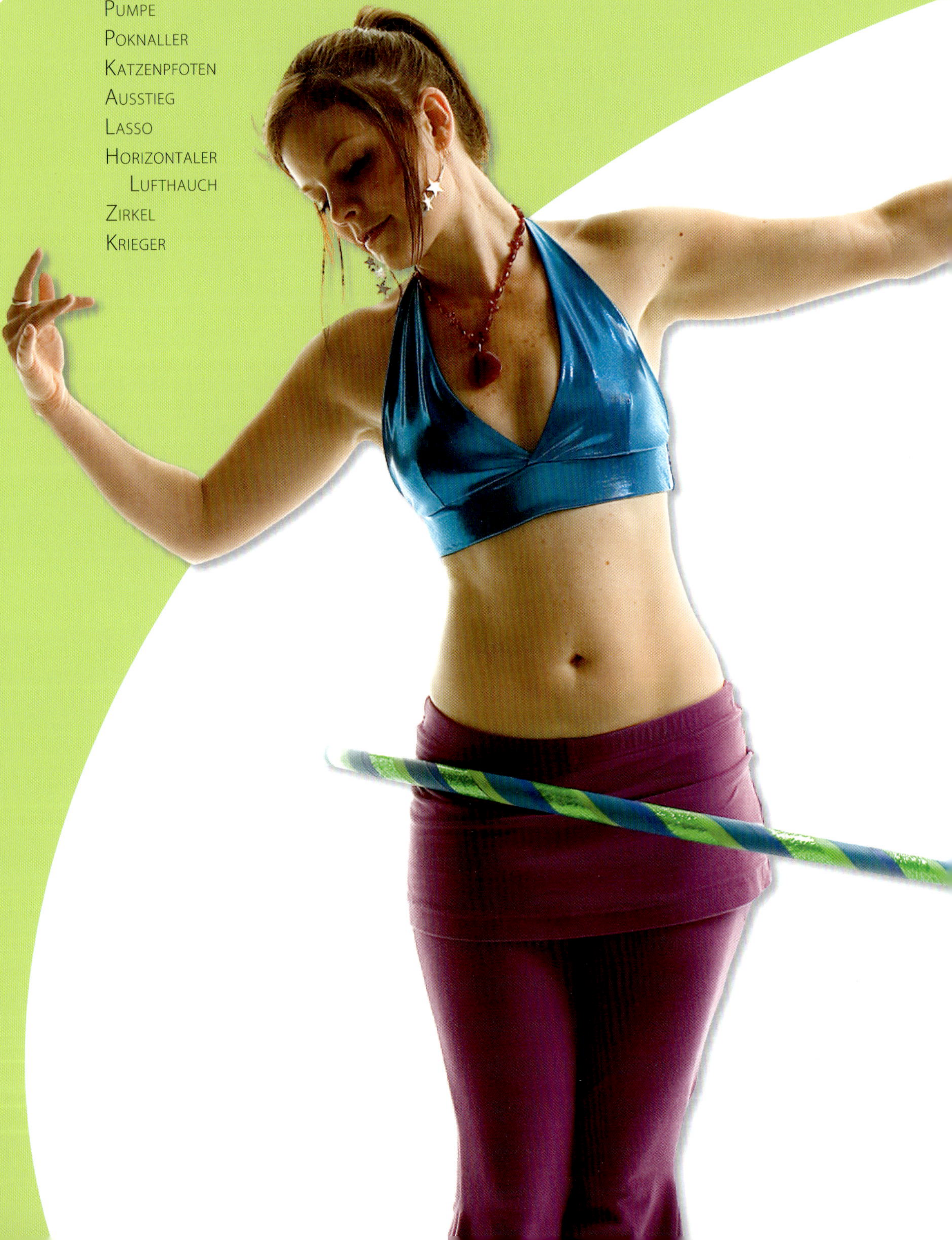

KAPITEL 6

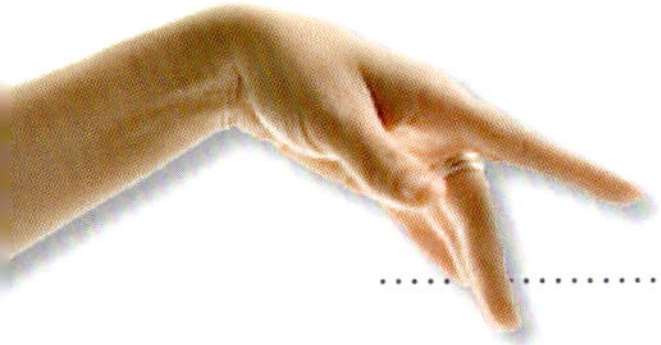

In den Flow kommen

BEWEGUNGEN ZU EINER CHOREOGRAFIE VERBINDEN

Vielleicht sieht Ihr Alltag so aus: dreimal in der Woche zum Frühstücksfernsehen fleißig Pumpe, in den Werbepausen ein schneller Wechsel in den Puls. Dann zehnmal den horizontalen Lufthauch mit dem linken Bein und zehnmal mit dem rechten. Zwanzigmal den Vertikalen Lufthauch – auch zehn auf jeder Seite. Zwanzigmal den Krieger in Zeitlupe, um den Bizeps zu stählen. Im Anschluss zehn Runden Nektar nach rechts, dann zehn

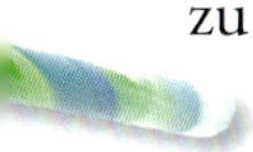

nach links – und zwar während Sie auf der Stelle marschieren. Zwei Minuten Cool-down in Form einer langsam ausgeführten Pumpe und zum Schluss Dehnen.

Hut ab! Schon bei den Morgennachrichten beanspruchen Sie eine Menge wichtiger Muskeln an Rumpf, Armen und Beinen. Sie sind wirklich multitaskingfähig!

Natürlich können Sie einen solchen Hula-Hoop-Ansatz verfolgen. So haben Sie wahrscheinlich bisher jede andere Form von sportlicher Betätigung betrieben: ein konstantes Ausdauertraining, gepaart mit einem Krafttraining, um bestimmte Muskelgruppen zu kräftigen. Rein körperlich werden Sie ganz bestimmt von dieser Art des Hula-Hoops profitieren. Wenn es Ihnen aber wie Tausenden von Menschen geht, die sich bei endlosen Wiederholungen zu Tode langweilen und deshalb das Fitnessstudio meiden wie der Teufel das Weihwasser, dann ist möglicherweise Hoopdance eher etwas für Sie als das fantasielose Herunterspulen der immer gleichen Hula-Hoop-Bewegungen.

Hoopdancing bietet eine verblüffende, unendliche Fülle an Möglichkeiten, wie man die drei Zutaten Musik, Körper und Reifen zu einem harmonischen Ganzen verbinden kann. Es ist diese erstaunliche Vielfalt an Kombinationen, die für das Suchtpotenzial von Hula-Hoop verantwortlich ist. Hooper gehen nachts ins Bett und stellen sich vor, wie man verschiedene Bewegungen neu miteinander verbinden kann; und sie wachen hoch motiviert auf, um die Choreografie umzusetzen, die sie sich im Schlaf erträumt haben. Während sie hinter ihren Schreibtischen sitzen, stellen sie sich vor, wie sie vom ZIRKEL über den VERTIKALEN LUFTHAUCH zum DELFIN, KRIEGER, SPRUNG, ZIRKEL und schließlich zum WURF kommen. Ist das überhaupt machbar? Mit etwas Übung vielleicht? Sie können es kaum abwarten, nach Hause zu kommen und es auszuprobieren. Manche von ihnen haben sogar im Büro einen Reifen griffbereit, um in ihrem hektischen Arbeitsalltag hin und wieder ein wenig abzuschalten. Beim Einüben fließender Übergänge von einer Übung zur nächsten geht es keineswegs darum, Sie reif für die Showbühne machen. Es geht vielmehr darum, den Spaß, die Herausforderung und das Interesse am Hula-Hoop zu bewahren. Es geht um Abwechslung und den Kampf gegen die Langeweile! Ebenso geht es darum, diejenigen Nervenbahnen zu trainieren, die Informationen vom Gehirn zu den Muskeln leiten. Und genau das erreichen Sie, indem Sie Ihre Ideen und Gedanken in Form einer Reihe komplexer Bewegungsabläufe ausdrücken – gemeinhin *Tanzen* genannt.

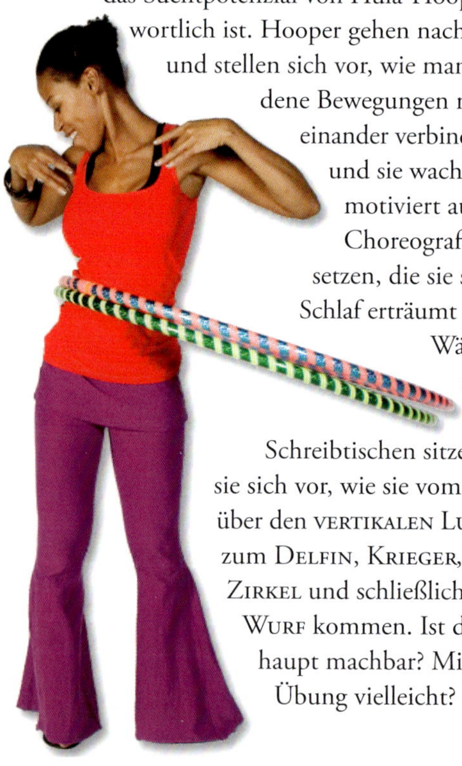

Tanzen – nur wie?

Im Unterricht sage ich gerne, dass man Hula-Hoop nur unter Einbeziehung von Tanzelementen vermitteln kann – in etwa so, wie auch Fußballtraining ohne Lauf- und Sprinteinheiten undenkbar ist. Aber wie genau tanzt man denn nun mit einem Reifen?

Beim Tanzen »hört« man mit dem gesamten Körper. Das Wichtigste ist, den Takt zu spüren, der Rhythmus und Tempo vorgibt. Haben Sie in einer Disco jemals neben einem großen Lautsprecher gestanden? Der Takt ist wie ein regelmäßiger Puls, der den Körper völlig erfasst und durchdringt. Wenn es Ihnen nicht auf Anhieb gelingt, den Körper im Gleichklang mit dem Takt zu bewegen, versuchen Sie einmal Folgendes:

Zählen Sie jedes Mal laut mit, wenn Sie die auffälligsten Schläge hören. Spüren Sie, wie der Klang in Ihrem Körper nachhallt. Beginnen Sie, mit dem Fuß im Takt zu wippen. Heben Sie dann die Knie. Lassen Sie die Musik in Ihre Brust strö-

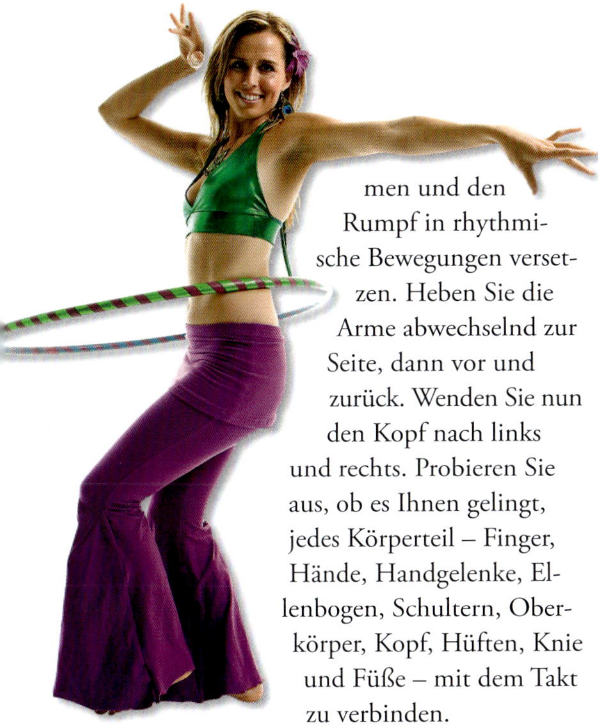

men und den Rumpf in rhythmische Bewegungen versetzen. Heben Sie die Arme abwechselnd zur Seite, dann vor und zurück. Wenden Sie nun den Kopf nach links und rechts. Probieren Sie aus, ob es Ihnen gelingt, jedes Körperteil – Finger, Hände, Handgelenke, Ellenbogen, Schultern, Oberkörper, Kopf, Hüften, Knie und Füße – mit dem Takt zu verbinden.

Nun müssen Sie nur noch ein weiteres Element zu dieser Gleichung hinzufügen – den Reifen! Während Sie also immer noch mitzählen und mit dem Fuß wippen, nehmen Sie den Reifen und beginnen mit der PUMPE. Bewegen Sie ihn mal schneller und mal langsamer, sodass er den Körper immer dann berührt, wenn Sie den Takt spüren – und immer weiter laut mitzählen. **Genau jetzt erfahren Sie, welche Bedeutung der Rhythmus im Hula-Hoop hat – synchron zur Musik schlägt der Reifen gegen den Körper wie gegen eine Trommel.**

Normalerweise ist der Rhythmus wie eine Strömung, von der die Melodie getragen wird. Um auf die Melodie zu reagieren, müssen Sie also nichts anderes tun, als Gliedmaßen und Kopf ebenfalls treiben zu lassen. Benutzen Sie Ihren Körper wie einen großen Malpinsel, um die Gefühle auszudrücken, die von der Musik transportiert werden. Zu orientalischen Klängen passen beispielsweise fließende, wellenförmige Armbewegungen.

Die letzte Herausforderung ist es, gleichzeitig auf Takt und Melodie zu reagieren. Dies lässt sich leicht bewerkstelligen, indem man Füße, Knie und Rumpf in Gleichklang mit dem Rhythmus bringt. Wenn diese Körperteile fest im Takt verankert sind, können Sie damit beginnen, Arme und Kopf zur Melodie in alle Richtungen zu bewegen. Kreist der Reifen um die Taille, synchro-

Die tiefere Bedeutung DES TANZENS

Der Drang zu tanzen ist alt und angeboren. Seit über neuntausend Jahren bewegen Menschen nun schon ihre Körper, um Geschichten zu erzählen, Gefühle auszudrücken, zu heilen, mit den Göttern Verbindung aufzunehmen und wichtige Augenblicke ihres Lebens festzuhalten – Ernten, den Wechsel der Jahreszeiten, Todesfälle oder Geburten etwa. Schon sehr früh schaukeln und strampeln Babys, um die Fähigkeiten ihres Körpers zu testen. Kinder hüpfen praktisch von selbst los, wenn sie eine Melodie oder einen Rhythmus hören. Wir tanzen auf Hochzeiten. Wir tanzen mit Menschen, die uns nahestehen. Wir tanzen als Ausdruck unserer Lebensfreude.

Iris Stewart, Autorin des Buches *Sacred Woman, Sacred Dance,* deutet an, dass der Tanz ein Ritual der Selbsterfahrung geworden ist, das ein Gefühl von Spiritualität erwecken kann: »Jede Tänzerin weiß, dass es ihr Ziel ist, an den Punkt zu gelangen, an dem ihr der Körper nicht mehr im Weg steht, sondern zu einem Instrument wird, um ihrer Seele Ausdruck zu verleihen.« In einer Zeit, in der wir immer weniger Übergangsriten, Heilungszeremonien oder gemeinschaftlich erlebte religiöse Bräuche praktizieren, kann uns das Tanzen einen Zugang zu unserer eigenen spirituellen Welt eröffnen.

nisiert er sich in der Regel zum Takt. Wird er dagegen körperfern gedreht, beispielsweise in den Händen, folgt er tendenziell eher der Melodie.

Wenn Sie sich vorsichtig ans Hoopdancing herantasten wollen, bleiben Sie zunächst in der PUMPE, die Ihnen maximale Bewegungsfreiheit verschafft. Wenn es Ihnen erst leichter fällt, den Rhythmus und die Melodie mit dem Körper und dem Reifen in Verbindung zu setzen, können Sie auch mit anderen Bewegungen wie KATZENPFOTEN und POKILLER experimentieren. Sie werden feststellen, dass manche Bewegungen wie SPRUNG und DELFIN so fordernd sind, dass nur wenig »Raum« für zusätzliche tänzerische Elemente bleibt. Hoopdancer setzen diese komplexen Bewegungen eher ein, um einzelne Akzente in ihrem Tanz zu setzen oder um ihn zu beenden.

Mit etwas Zeit und Übung werden der Takt und die Melodie die Kontrolle über Sie und Ihren Reifen übernehmen. Sie werden sich völlig selbstvergessen dem Augenblick hingeben und alle drei Elemente – Musik, Körper und Reifen – verschmelzen im Hoopdance zu einer Einheit. Diesen Zustand bezeichnen wir als »Flow«.

Spüren Sie die MUSIK

Die Schwingungen, die Ihr Ohr als Musik wahrnimmt, haben tief greifende Auswirkungen auf den Körper – sie beeinflussen den Blutdruck, die Atmung und den Puls. Sie verursachen in Ihrem Gehirn einen Sturm elektrischer Aktivität. Die Synapsen arbeiten auf Hochtouren. Erinnerungen und Gedankenbilder können vor Ihrem geistigen Auge entstehen, eine Woge intensiver Gefühle über Sie hereinbrechen – auch diese sollten Sie bewusst in Ihren Tanz einbeziehen.

Die Berücksichtigung verschiedener Musikstile kann erstaunliche Auswirkungen auf Ihren Tanz haben. Vielleicht mögen Sie den einen oder anderen von mir vorgeschlagenen Hula-Hoop-Hit nicht besonders. Geben Sie diesen Stücken aber bitte trotzdem eine Chance. Lassen Sie sich von ungewohnter Musik doch einfach zu ungewohnten Bewegungsmustern und Ausdrucksformen inspirieren. Lösen Sie sich von der Vorstellung, die aufgelegte Musik »mögen« zu müssen, und konzentrieren Sie sich vielmehr darauf, die Musik zu *fühlen*. Lassen Sie jedes Instrument und die Emotionen, die es hervorruft, in Ihnen erklingen, und verkörpern Sie diese oder antworten Sie darauf. Sie werden die Fähigkeit entwickeln zu *erwidern*, statt nur zu *reagieren*.

Übergang und Flow

Okay, okay, ich tanze ja schon, ich tanze, sagen Sie. Aber woher weiß ich, welche Bewegung ich als Nächstes ausführen soll und wie ich elegante Übergänge schaffe? Einfach eine Übung an die andere reihen? Aber in welcher Reihenfolge?

Dinge zu kombinieren übt einen magischen Reiz auf uns aus. So wie in dem Augenblick, in dem man mit seinem spärlichen Grundwortschatz zum ersten Mal einen Satz in einer neu zu erlernenden, fremden Sprache formuliert oder aus einer Fülle loser Schmucksteine eine einzigartige Halskette gestaltet. Beim Hula-Hoop

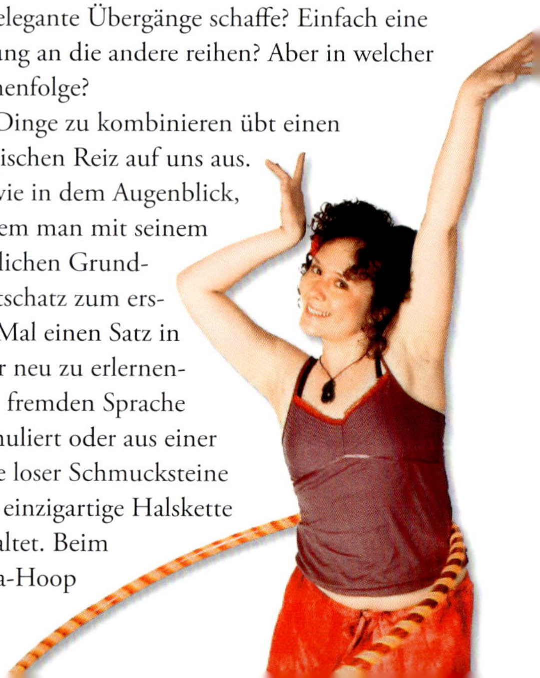

fangen wir alle mit ähnlichen Bestandteilen an – den einzelnen Übungen –, aber die Art und Weise, wie jeder von uns mit ihnen umgeht und eigene Akzente setzt, schafft immer etwas Einzigartiges. Lesen Sie sich also die folgenden Vorschläge für die Kombination verschiedener Bewegungen durch, aber bleiben Sie bitte weiterhin offen für den Zauber, der sich im Augenblick des Tanzes entfaltet.

TIPPS FÜR DEN FLOW

Wenn der Reifen um Ihre Körpermitte rotiert (zum Beispiel in der PUMPE), können Sie entweder eine andere Rumpfübung ausführen (wie etwa POKILLER, KATZENPFOTEN oder LIMBO) oder auf eine Bewegung zurückgreifen, mit der Sie den Reifen an eine andere Körperstelle bringen (zum Beispiel mit STEIGFLUG oder AUSSTIEG).

Wenn Sie gerade eine körperferne Bewegung ausführen, dann stellt sich zunächst die Frage, in welcher Position sich der Reifen gerade befindet. Am einfachsten ist es, wenn man beim Wechsel von einer Bewegung in die nächste die Rotationsebene beibehält. Wenn sich der Reifen also im ZIRKEL senkrecht dreht, kann man leicht in den VERTIKALEN LUFTHAUCH, den DELFIN oder auch in den KRIEGER wechseln. Wenn der Reifen dagegen wie in NEKTAR waagerecht gehalten wird, bieten sich nahtlose Übergänge zum LASSO, zur PERLE oder zum HORIZONTALEN LUFTHAUCH an. Sie könnten alternativ dazu auch einen STEP machen, um den Reifen wieder zur Körpermitte zurückzubringen und einige Übungen für den Rumpf folgen zu lassen.

Wenn Sie während des Tanzens den Reifen von einer waagerechten in eine senkrechte Position bringen wollen, sollten Sie diesen Wechsel mit einer Pause akzentuieren, die in der Musik eine klangliche Entsprechung findet. Lassen Sie den Reifen im ZIRKEL beispielsweise durch die Finger gleiten, damit er senkrecht nach unten fällt. Halten Sie ihn einige Taktschläge am Boden, während Sie dabei die Füße (stampfen), Knie (beugen sich), Hände (klopfen auf den oberen Bereich des Reifens) und/oder den Kopf (wippt von Seite zu Seite) verwenden, um den Übergang zu akzentuieren. Ergreifen Sie dann den Reifen und gehen Sie über zu NEKTAR, eine der einfacheren horizontalen Übungen.

Übung macht den Meister! Wenn Sie sich erst einmal mit einigen unterschiedlichen Bewegungen vertraut gemacht haben, werden sich viele Kombinationen praktisch von selbst ergeben.

»Mit meinem Reifen den Zustand des Flows zu erreichen ist so, als treibe man auf einem kraftvollen, reißenden Energiefluss, der jeden bewussten Gedanken wegspült und durch instinktives, lustvolles Tun ersetzt.«

Spiral

Mit der Zeit gelangen Sie an einen Punkt, an dem sich die Puzzleteile wie von selbst zusammenfügen und sich eine Bewegung nahtlos an die andere reiht. Es gibt kein Überlegen mehr, sondern nur noch Atmen, Fühlen und intuitives Handeln. Sie werden den Flow erkennen, wenn Sie ihn spüren – es fühlt sich an wie ein anmutiges, leichtes und müheloses Dahintreiben.

Den Flow zulassen

VOR JAHREN HATTE ICH GEHÖRT, DASS EINEM der Yogi-Pfad ermöglichen sollte, das »Hier und Jetzt« zu erfahren und sich selbst für die großen Zusammenhänge des Lebens zu öffnen. Diese Vorstellungen erschienen mir ziemlich abstrakt. Sie passten nicht in die rationale Welt, die ich kannte. Stattdessen saß ich meine Zeit von 9 bis 17 Uhr an einer Arbeitsstelle ab, in der es nur um Profit ging. Ich war gefangen in Angst und einem permanenten Vorwärtsstreben – also weit entfernt vom Hier und Jetzt. Ich *fühlte* nicht, ich *dachte* nur. Aber ich wollte anders sein. Ich wollte die Erfahrung machen, im Ozean des Lebens nicht nur die Ebbe zu erleben, sondern auch die tosende Flut.

Ich praktiziere Hula-Hoop nun seit drei Jahren, Yoga seit acht – obwohl die Übergänge eigentlich ziemlich fließend sind. Ich schätze, man könnte sagen, dass ich durch Yoga zum Hula-Hoop kam, aber ich betrachte es mehr als das Einholen einer Erlaubnis: Yoga gestattete mir, mich beim Hoopdance in den Flow fallen zu lassen, weil es mir bereits eine andere Sicht auf mein Ich und meinen Körper ermöglicht hatte.

Ich fühlte mich im Reifen weich und formbar. Ich weiß nicht, ob es sein symbolisches Potenzial war (der Kreis als Ewigkeit oder Ganzheit) oder der ständige Kontakt mit ihm – aber ich hörte auf zu *denken* und fing an, in der Erfahrung *aufzugehen*. Plötzlich wurde alles sonnenklar, was ich jahrelang im Yoga gehört, aber nie verstanden hatte. Der Schleier lüftete sich. Im Reifen wurde ich mir des Augenblicks völlig bewusst. Ich vereinte mich wieder mit meinem wahren Ich. Und mit jedem Atemzug wurde ich daran erinnert, was es bedeutet, mit etwas verbunden zu sein, das größer ist als man selbst. Und so vollzog sich in mir eine gewaltige Veränderung.

Dieser Flow mit dem Reifen ist meine Meditation – eine Form der Bewegung in einem stabilen, dauerhaften Strom im Einklang mit meiner Atmung. Die Erfahrung des Flows ermöglichte es mir, jede Situation anzunehmen. Ich ergab mich. Ich ließ die Vorstellung fallen, immer etwas tun zu müssen, und *ließ einfach zu*. Durch Hula-Hoop habe ich gelernt, dass mir das Zulassen – also sich treiben zu lassen, statt immer mit der Gegenwart zu hadern – ein höheres Ziel erschließt, einen Weg in mein innerstes Ich, für das ich mich niemals entschuldigen muss. Und dieses höhere Ziel ist etwas, das die Welt brauchen könnte. Denn: Wofür sind wir denn hier, wenn nicht dafür, unser volles Potenzial auszuschöpfen und unsere einzigartigen Fähigkeiten zum Vorschein zu bringen?

Wenn ich hoope, trage ich dieses Wissen in meinem Herzen und gewinne daraus Kraft. Ich lebe mein Ziel und lasse es drehend und wirbelnd Realität werden. Atmen. Loslassen. Aufgehen. Träumen. Atmen.

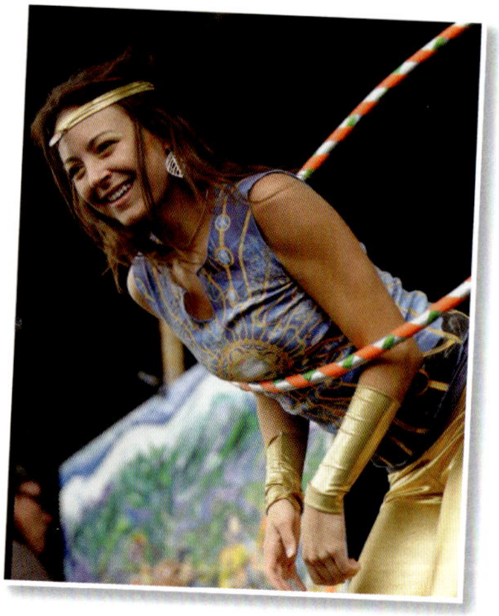

Name: Shakti
Beruf: Texterin

Transzendentaler Flow

Wenn man im Flow hoopt, stellt sich ein Gefühl von Unmittelbarkeit und Zentriertheit ein – ähnlich wie es auch Sportler beschreiben, wenn es ihnen gelingt, Körper und Psyche ganz in Einklang zu bringen. Echter Flow verbindet Sie mit einem inneren Ruhepunkt. Es fühlt sich an, als würde man gleichzeitig loslassen und ankommen. Man kann mit dem *Versuchen* aufhören, weil es nichts zu erreichen gibt. Es enthält Elemente des Aufgebens und Augenblicke der Zielgerichtetheit, aber da ist immer ein Gefühl der Einheit von Reifen und Körper.

In seinem gleichnamigen Buch beschreibt der Psychologe Mihaly Csikszentmihalyi den Flow als optimalen Zustand des Seins: »Man fühlt sich typischerweise stark, aufmerksam, man hat alles mühelos im Griff, fühlt sich ungehemmt und ist im Vollbesitz seiner Fähigkeiten. Sowohl das Zeitgefühl als auch emotionale Probleme scheinen zu verschwinden und es stellt sich ein berauschendes Gefühl der Transzendenz ein.«

Falls sich im Hula-Hoop der Flow nicht unmittelbar einstellen will, können Sie sich ein wenig auf die Sprünge helfen, indem Sie sich bewusst auf Ihre innere Mitte konzentrieren. Ihre Atmung kann Ihnen dabei helfen, zu Ihrem »Hier und Jetzt« zu finden. Versuchen Sie es mit einem kleinen Mantra, indem Sie langsam einatmen und dabei »Ein« sagen – und atmen Sie langsam aus, während Sie »Aus« sagen.

Die ideale MUSIKBEGLEITUNG

Spirituelle Klänge für meditative Momente

1.	**BREATHE**	Blue Stone
2.	**HARE KRISHNA**	Donna de Lory
3.	**MOONLIT HORIZONS**	Desert Dwellers
4.	**THE WHISPER**	Random Lab (feat. Rena)
5.	**HIDE AND SEEK**	Imogen Heap
6.	**WONDERWALL**	Ryan Adams
7.	**1000 SUNS**	Rara Avis
8.	**BELOVED** *(Thievery Corporation Remix)*	Anoushka Shankar
9.	**UDU TU YUTU**	Tumbara
10.	**SEED**	Afro Celt Sound System

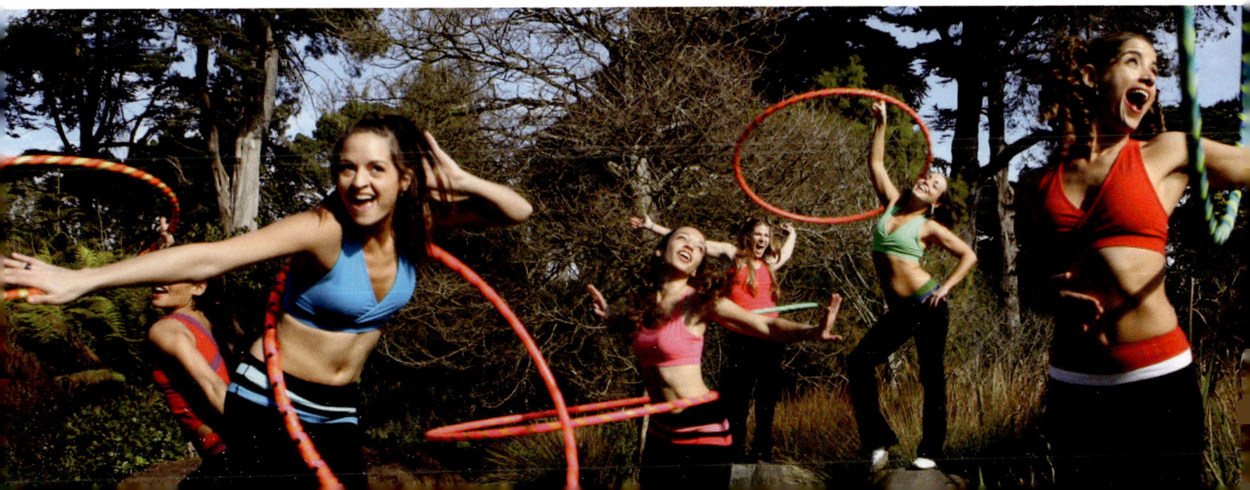

Choreografie

Aus der Vielzahl an Kombinationen, die sich mit den bislang vorgestellten Übungen bilden lassen, habe ich Ihnen hier eine kleine Beispielchoreografie erstellt. Nehmen Sie sich für jede Bewegung so lange Zeit, bis Sie das Gefühl haben, dass der Rhythmus der Musik und das Tempo des Reifens

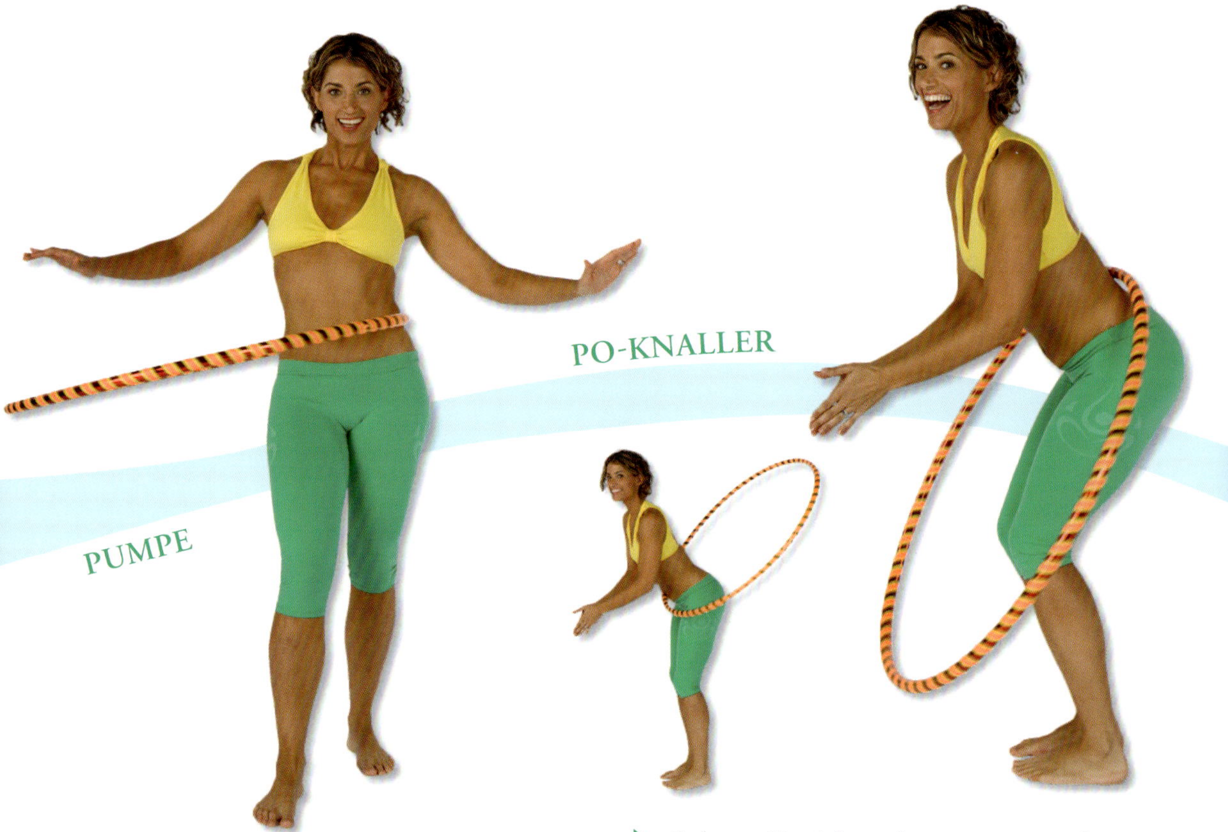

▶ Lehnen Sie sich nach vorne, um in den …

.

1 Beginnen Sie mit der PUMPE. Lassen Sie den Reifen in einer gleichmäßigen, flachen Ebene um die Taille kreisen und stoßen Sie ihn an den KONTAKTPUNKTEN kräftig weg. Fühlen Sie sich in den Rhythmus der Musik ein und fügen Sie einige einfache Step-Touch-Schritte hinzu (Seite 39).

2 POKNALLER zu kommen. Drücken Sie den Reifen mit dem Po nach oben und wippen Sie mit den Fersen. Klatschen Sie in die Hände, um Ihre Bewegungen rhythmisch an die Musik anzugleichen.

miteinander harmonieren. Wechseln Sie erst dann zur nächsten Übung (der Übergang wird jeweils mit ▶ markiert), wenn Sie sich dazu bereit fühlen. Auf den Seiten 201 bis 213 folgen drei weitere Choreografien.

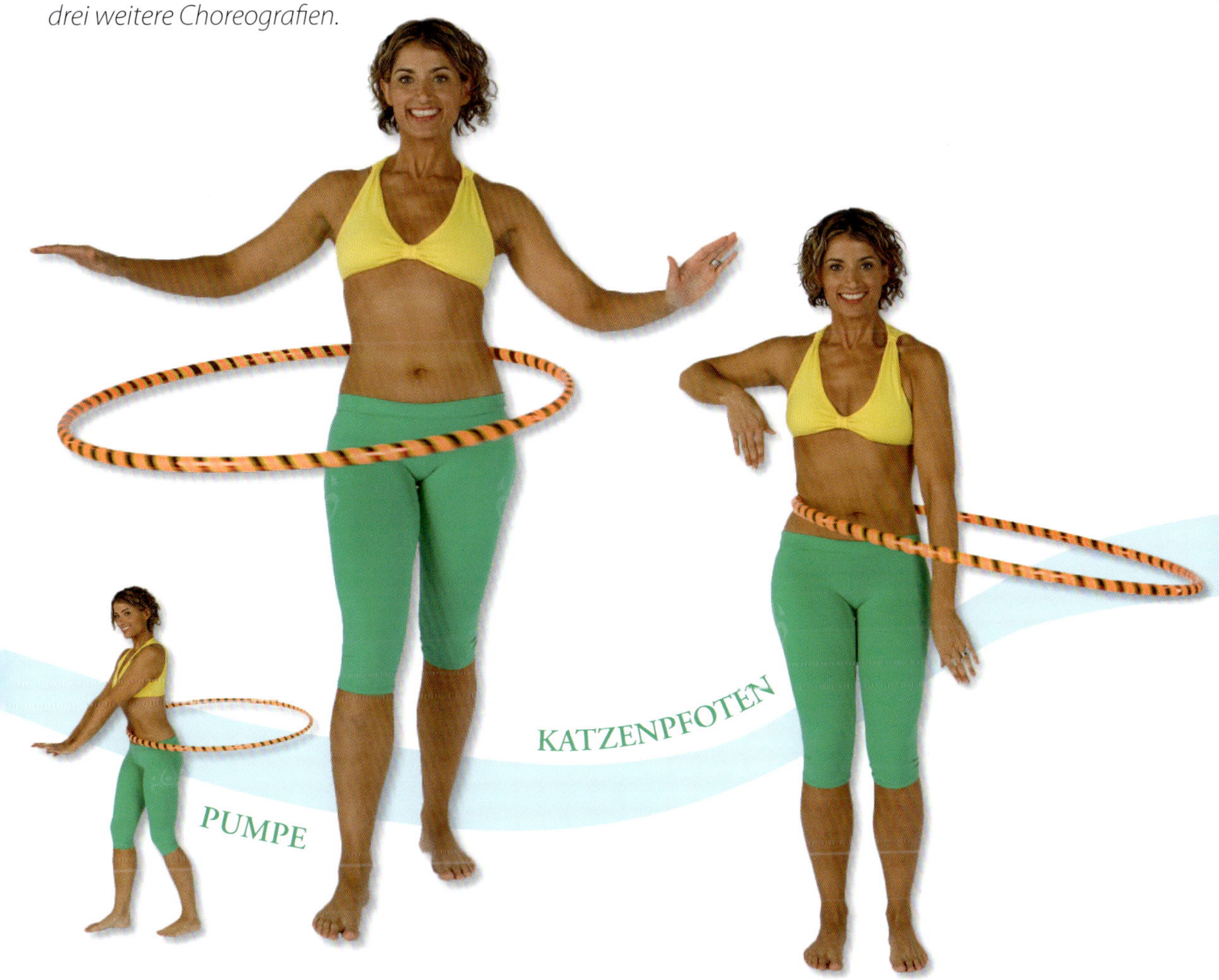

▶ Richten Sie sich auf, um zurück in die…

3 **PUMPE** zu gelangen. Es kann mehrere Umdrehungen dauern, bis der Reifen wieder waagerecht zum Boden kreist. Bis dies der Fall ist, konzentrieren Sie sich nur auf Ihre Haltung und Atmung. Falls Ihnen der Reifen zuvor heruntergefallen sein sollte, finden Sie erst wieder in den Rhythmus.

4 Verlangsamen Sie die Rotation des Reifens ein wenig, indem Sie das Tempo Ihrer Vor- und Rückwärtsbewegungen drosseln. Konzentrieren Sie sich auf den Moment, in dem der Reifen Ihren Körper berührt und sich ein Freiraum zwischen Ihnen und dem Reifen bildet. Wenn Sie den Rhythmus verinnerlicht haben, beginnen Sie mit den **KATZENPFOTEN** und ziehen hierzu Ihre Hände zum Takt der Musik schnell nach unten und wieder nach oben.

Fortsetzung ▶

Choreografie

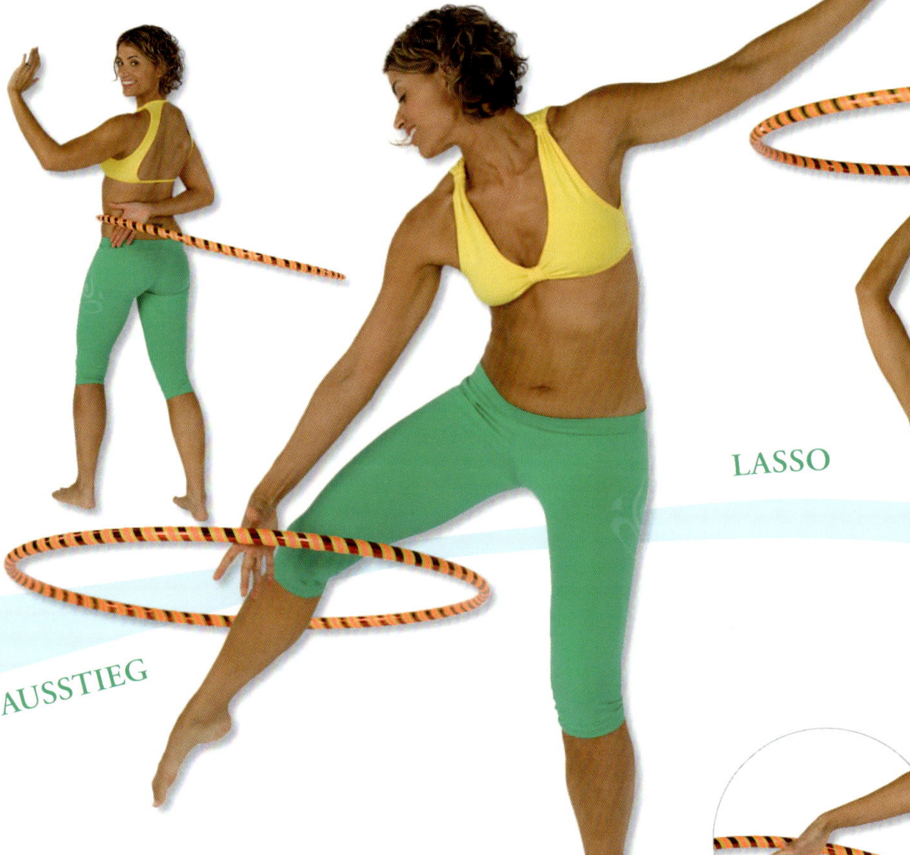

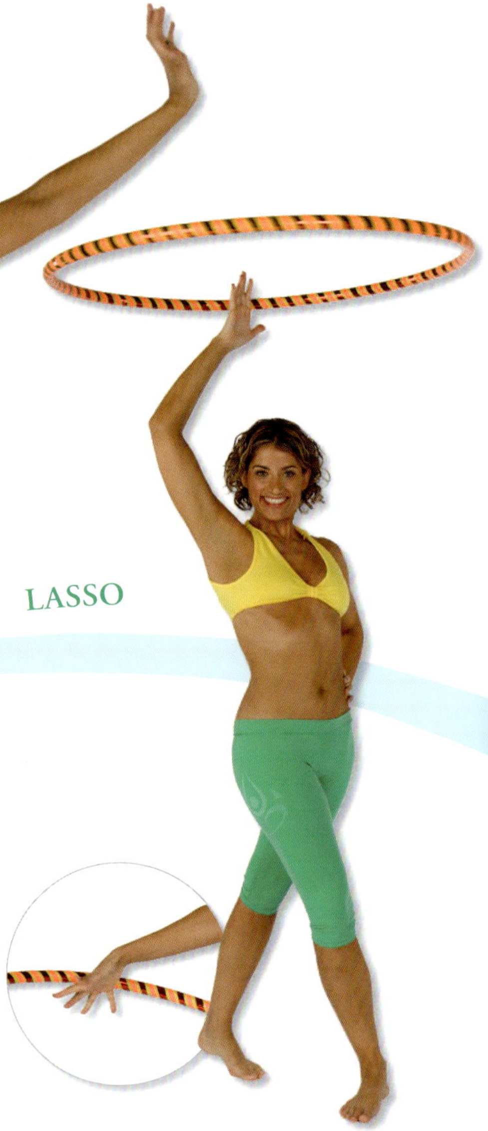

▶ Wenn sich der Reifen nach links dreht, bringen Sie die rechte Hand hinter Ihren Rücken (und umgekehrt).

5 Greifen Sie den Reifen, führen Sie ihn nach vorne und kippen Sie ihn so, dass Ihnen der AUSSTIEG möglich wird. Herzlichen Glückwunsch! Es ist Ihnen soeben gelungen, den Reifen elegant von der Taille in eine körperferne Position zu bringen.

6 Lassen Sie den Reifen über Ihre Hand rollen (er befindet sich noch in derselben Hand, die Sie für den AUSSTIEG verwendet haben), und wechseln Sie die Handposition so, dass es für Sie angenehm ist. Bringen Sie den Reifen nach oben und schwingen Sie ihn als LASSO über dem Kopf. Drücken und ziehen Sie energisch, damit er nicht zu taumeln beginnt.

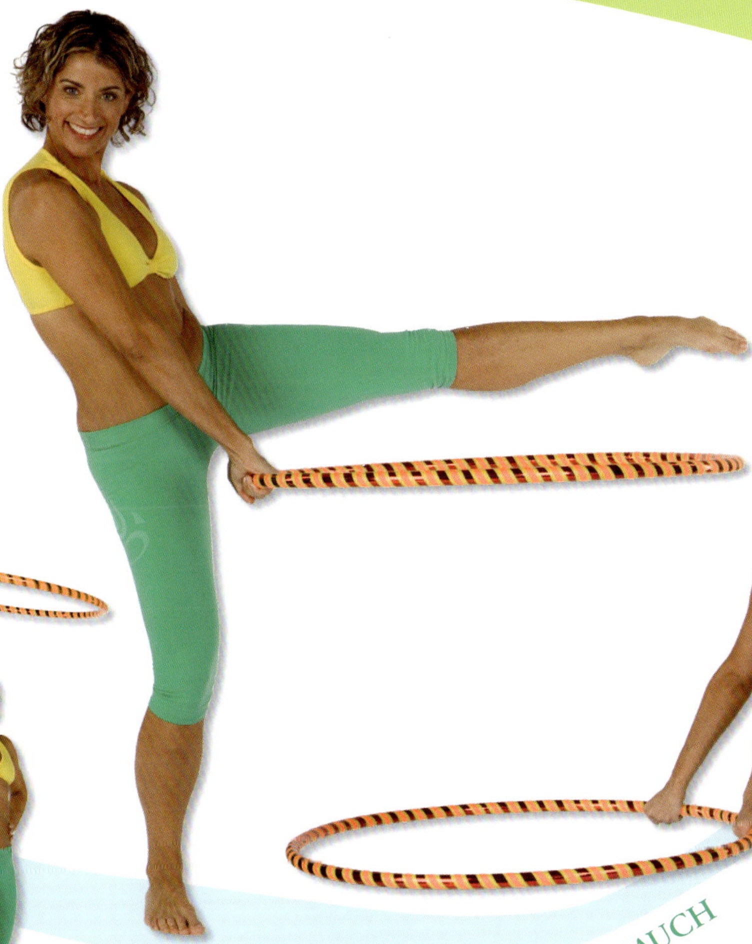

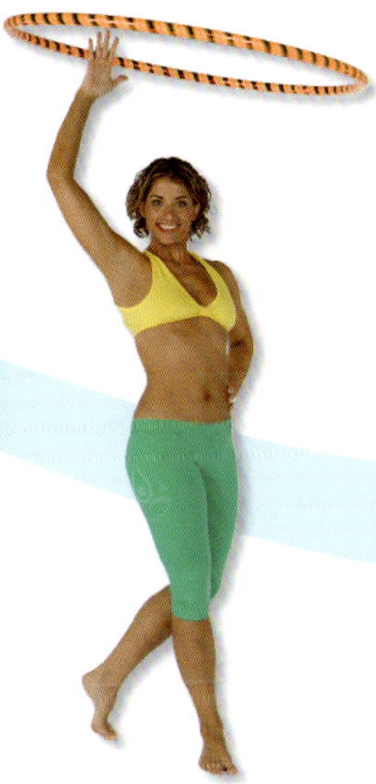

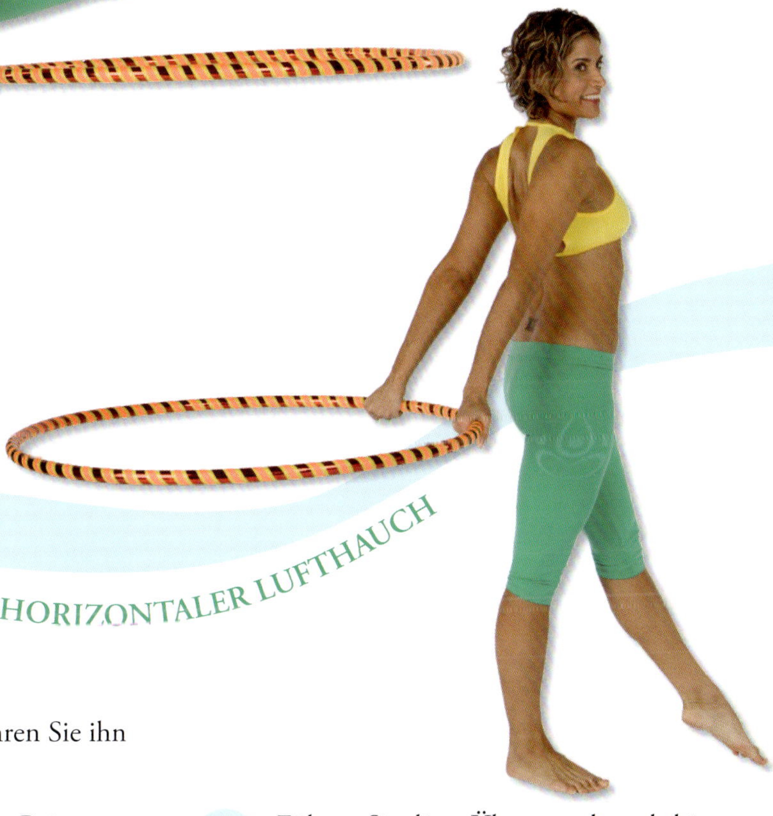

HORIZONTALER LUFTHAUCH

- Greifen Sie den Reifen und führen Sie ihn wieder vor den Körper.

7 Heben und strecken Sie das Bein auf der Gegenseite des Körpers und reichen Sie den Reifen unter dem gestreckten Bein hindurch, um den HORIZONTALEN LUFTHAUCH zu spüren.

8 Führen Sie diese Übung mehrmals hintereinander aus und heben Sie dabei abwechselnd das linke und das rechte Bein. Ein LUFTHAUCH folgt dem nächsten. Es ist toll, einen regelmäßigen Taktschlag in der Musik zu finden und jedes Mal, wenn man ihn hört, den Reifen unter dem Bein hindurchzureichen.

Fortsetzung

Choreografie

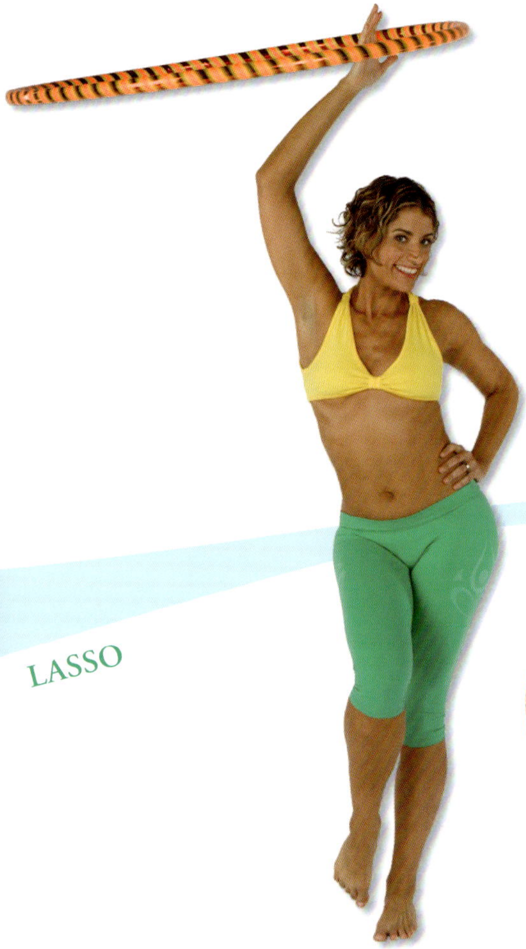

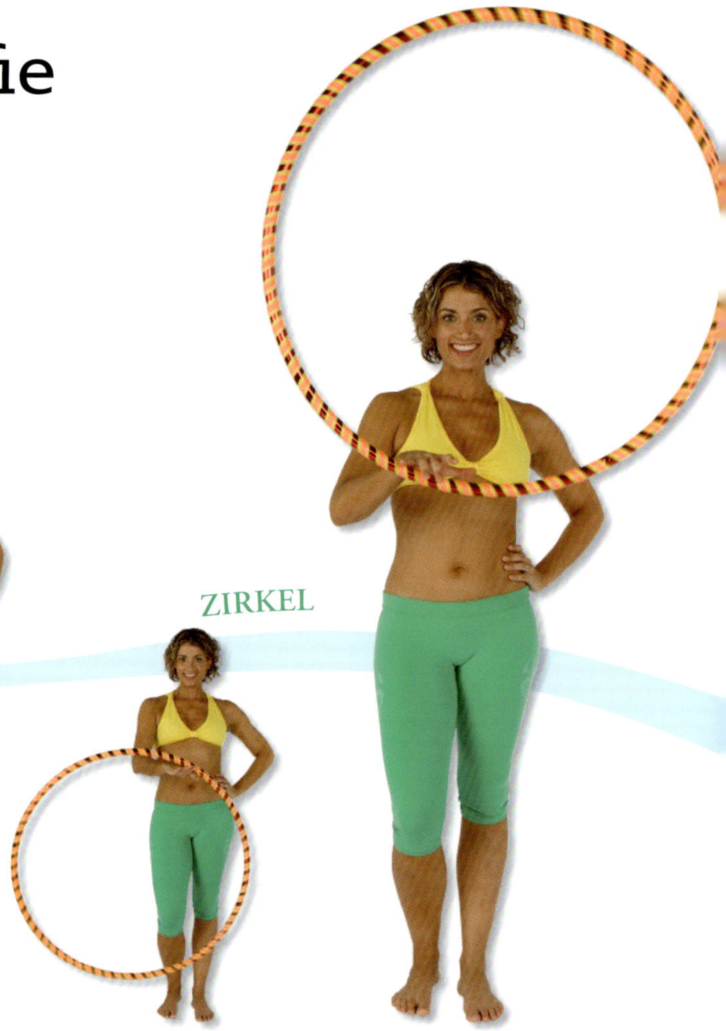

- Greifen Sie den Reifen und bringen Sie ihn wieder vor den Körper.

9 Bringen Sie den Reifen erneut über den Kopf und schwingen Sie wieder Ihr LASSO. Federn Sie mit den Füßen und bewegen Sie sich im Takt.

10 Bringen Sie den Reifen vor den Körper, um sich für den ZIRKEL bereitzumachen. Wenn Sie die Bewegung mit der rechten Hand ausführen, muss sich der Reifen gegen den Uhrzeigersinn drehen. Wenn Sie hingegen die linke Hand benutzen, kreist er im Uhrzeigersinn.

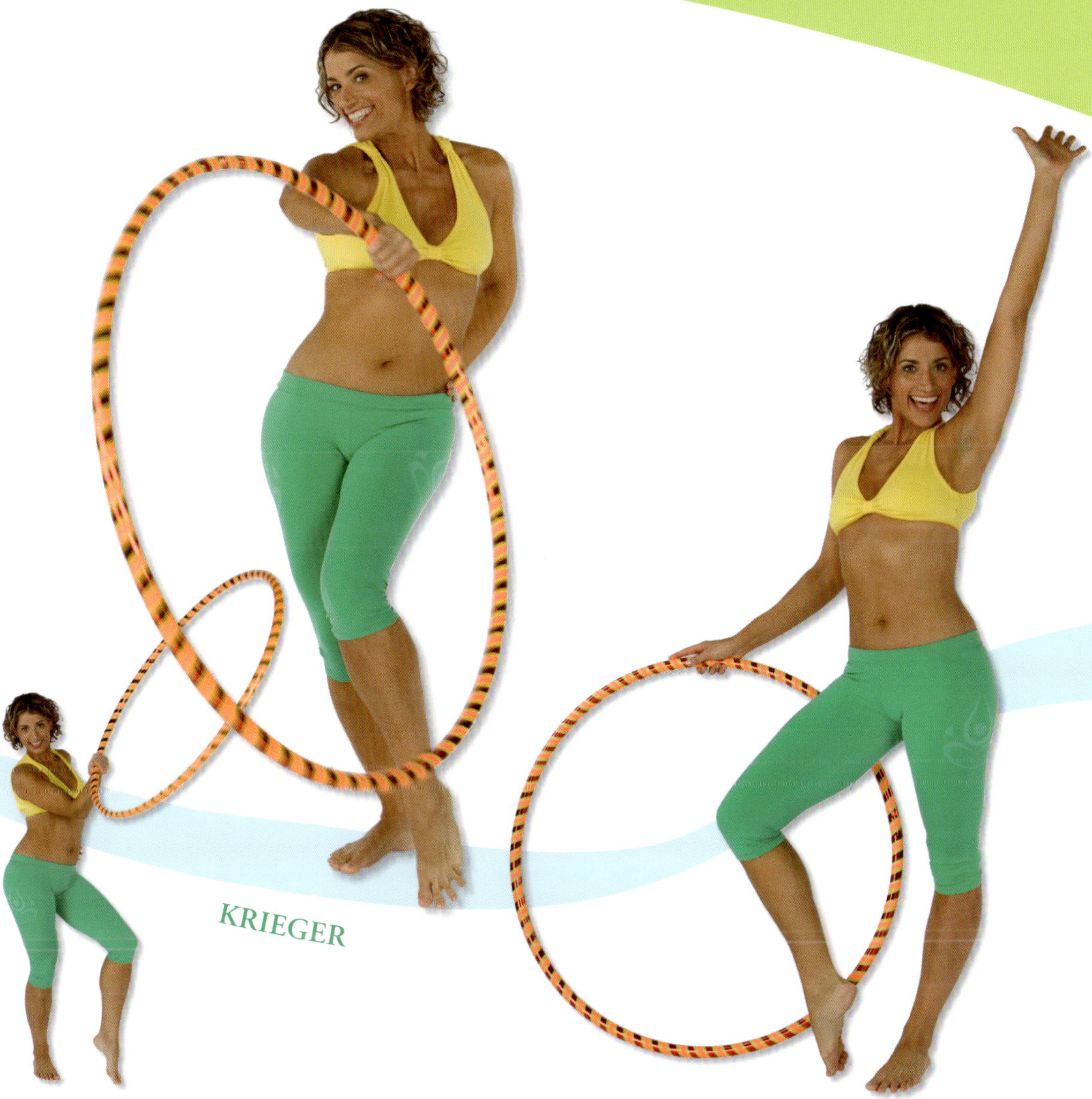

11 Schwingen Sie den Reifen quer über den Körper in die **KRIEGER**-Position und halten Sie ihn stets senkrecht und nah am Körper. Nehmen Sie Ihre Schultern und Hüften jedes Mal vor und zurück, sobald sich der Reifen Ihrem Körper nähert und wieder entfernt.

Nun kommt das große Finale. Heben Sie die freie Hand in einer triumphierenden *Ta-Dah!*-Geste wie ein olympischer Turner oder verbeugen Sie sich! Wenn Sie sich besonders ausgelassen fühlen, können Sie für ein spektakuläres Finale in der KRIEGER-Position auch einen **SPRUNG** durch den Reifen wagen.

DIE SPIELE

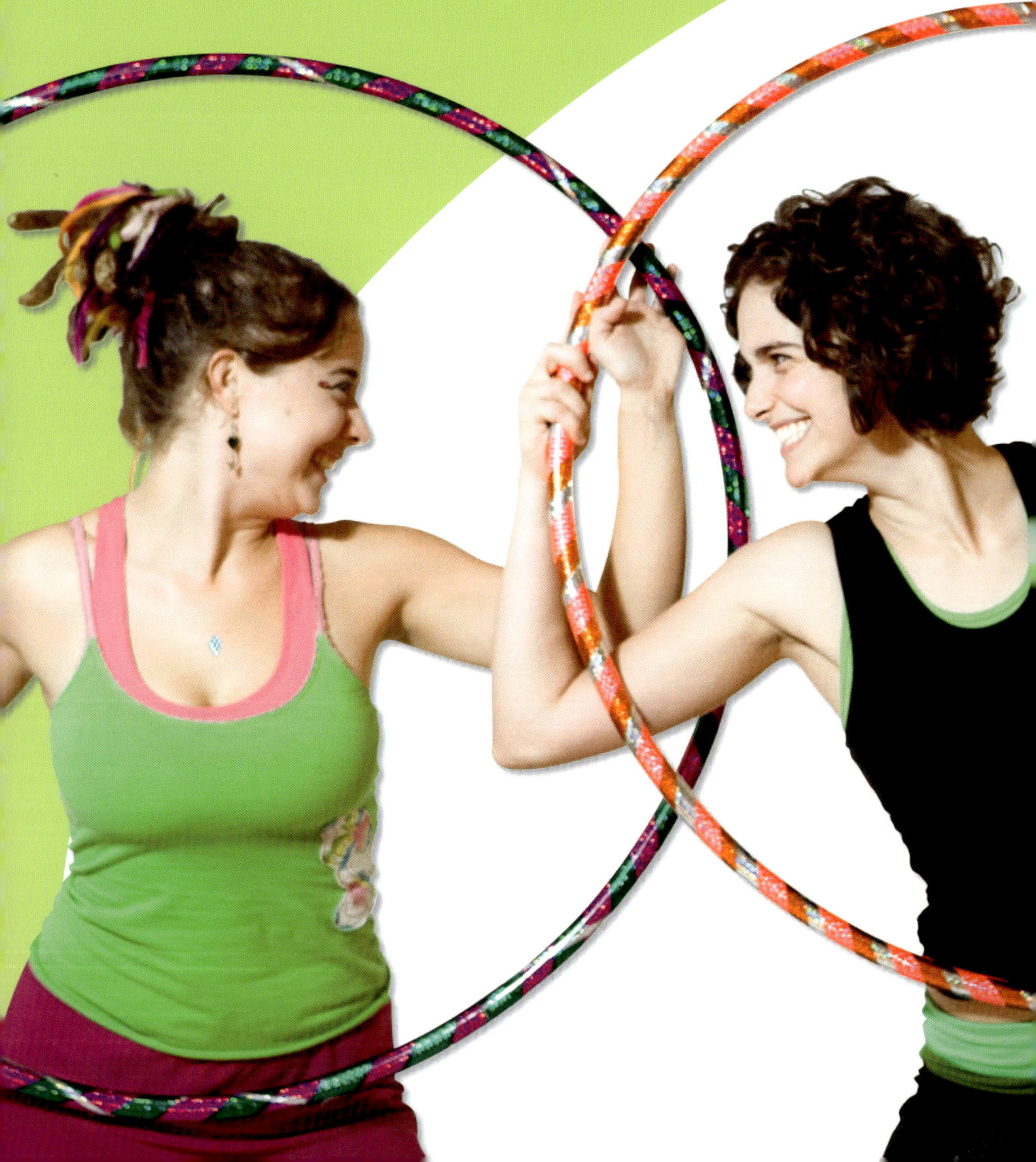

Kapitel 7

Gegensätze ziehen sich an

MEHR ABWECHSLUNG MIT KONTRASTEN UND RICHTUNGSWECHSELN

In den 1950ern war Hula-Hoop ziemlich eintönig. Niemand tanzte: Es ging nur darum, den Reifen irgendwie in Bewegung zu halten. Heute entwickeln echte Hula-Hoop-Cracks jede Woche neue aufwendige Tricks und geben sich dem Rhythmus und dem Tanz hin. Aber das sind nicht die einzigen Unterschiede zwischen damals und heute. Eines der zentralen Merkmale des heutigen Hoopdance ist das spannende Spiel mit Gegensätzen.

Und genau darum geht es in diesem Kapitel. Also machen Sie sich bereit für einige echte Herausforderungen! Neue Aufgaben wirken anregend und fordern nicht nur Herz und Verstand, sondern auch den Körper. Dadurch wird man aufmerksam, wach und konzentriert. Eine Bewegung, die man auf Anhieb nicht umsetzen kann, schult die Geduld und fördert letztendlich auch das Selbstbewusstsein.

Unter einer Herausforderung verstehe ich aber nicht nur das Erlernen einer neuen Fähigkeit; manchmal geht es auch darum, eine bekannte Übung einfach ein wenig abzuwandeln. Machen Sie etwas anderes daraus und erleben Sie ein ganz neues Gefühl dabei! Im Hula-Hoop gibt es eine

»Als Hip-Hopper wollte ich mehr Vor- und Rückwärtsbewegungen in mein Hula-Hoop integrieren, um das Scratchen des DJs am Mischpult optisch zum Ausdruck zu bringen. Also führte ich diesen Rhythmus in mein Hula-Hoop ein, indem ich die Drehrichtung des Reifens änderte, so wie ein DJ eine Schallplatte mit seinen Fingern vor- und zurückbewegt.«

Baxter, 35

Vielzahl von Gegensätzen. Dazu zählt beispielsweise, das Gewicht, die Drehgeschwindigkeit oder die Lage des Reifens (etwa von der Taille in die Hand und über den Kopf) zu verändern oder Richtungswechsel vorzunehmen. Trainieren Sie auch die Muskeln auf beiden Körperseiten gleichmäßig, um Verletzungen besser vorzubeugen.

Wenn man die Routine durchbricht, trainiert man auch das Gehirn. Neurowissenschaftler Dr. Larry Katz, Mitautor des Buches *Keep Your Brain Alive*, schreibt, dass die Stimulierung des Gehirns mit unerwarteten, ungewohnten Erfahrungen »tatsächlich zur Bildung neuer Gehirnzellen führen kann … und dass das Gehirn neue Verbindungen zwischen verschiedenen Arealen herstellt, was der Alterung entgegensteuert«. Ein weiterer positiver Nebeneffekt: Wenn die bewährten Fähigkeiten plötzlich wieder neu und interessant werden, steigt die Wahrscheinlichkeit, dass Sie auch weiterhin motiviert bleiben und Ihr Hula-Hoop-Training durchziehen.

GESCHWINDIGKEIT

Ist Ihnen aufgefallen, dass sich Ihr Reifen schneller oder langsamer dreht, nachdem Sie nun mit der PUMPE vertraut sind? Es gibt im Hula-Hoop kein richtiges oder falsches Tempo. Das Tempo ist dann richtig, wenn es sich gut anfühlt. Allerdings sollten Sie auch einmal über Ihren Schatten springen und mit verschiedenen Geschwindigkeiten experimentieren.

All jene unter Ihnen, denen es gar nicht schnell genug gehen kann, sollten einmal versuchen herauszufinden, wie langsam Sie den Reifen kreisen lassen können, ohne dass er anfängt zu trudeln. Schnelligkeit *täuscht* Können oft nur vor: Ihn langsam zu bewegen ist dagegen eine Kunst. Bedächtiges Hula-Hoop gibt Ihnen den nötigen Freiraum, auf Nuancen zu achten. Sie können Ihre Aufmerksamkeit auf Finger, Schultern, Zehen und Augen richten oder jeden Muskel bis zum Bersten anspannen. Wenn Sie sich entspannen und Ihre Atmung verlangsamen, stellt sich eine meditative Ruhe ein. Ihre Bewegungen werden möglicherweise sinnlicher. Bewegen Sie sich halb so schnell wie die Musik bzw. wie es der Takt vorgibt.

Für alle, die es lieber etwas gemächlicher mögen – bei Ihnen ist es vielleicht ein Bob-Marley-Album, das das Tempo Ihrer Hula-Hoop-Sessions bestimmt –, ist es an der Zeit, ein wenig Gas zu geben. Beschleunigen Sie das Hin- und

Herschwingen des Rumpfes bei allen entsprechenden Übungen und wirbeln Sie den Reifen bei körperfernen Bewegungen so schnell, dass Sie den Wind pfeifen hören können. Bei einer solchen Geschwindigkeit müssen Sie Flinkheit und Präzision entwickeln, damit Sie nicht die Kontrolle über den Reifen verlieren. Außerdem werden Sie eine Menge Kalorien verbrennen. Damit Sie richtig Gas geben können, legen Sie möglichst schnelle Musik auf. Wechseln Sie dann von langsam zu schnell und schließlich in die absolute Bewegungslosigkeit. Es ist wie beim Kochen: zuerst anbraten, dann köcheln und schließlich abkühlen lassen.

SEHEN ODER NICHT SEHEN

Ihre Augen liefern Ihnen beim Hula-Hoop eine Menge Informationen – etwa zur Position des Reifens im Verhältnis zum Körper oder zu Ihrer Haltung. Ein Spiegel ist hilfreich, um sich selbst zu beobachten und die Haltung zu verbessern. Ihre Schultern sollten entspannt und nach hinten unten gezogen sein. Halten Sie den Kopf oben. Kontrollieren Sie, ob Ihre Füße, Knie, Arme und Hände in Bewegung sind. Je mehr Körperteile aktiv sind, umso effektiver ist das Workout. Achten Sie auch auf den Winkel, in dem sich der Reifen dreht: Bei horizontalen Bewegungen sollte er flach bleiben und nicht ins Taumeln geraten. Überprüfen Sie den Winkel Ihrer schrägen Bewegungen. Und nachdem Sie schon einmal dabei sind: Betrachten Sie sich als Gesamtkunstwerk! Sich selbst dabei zu beobachten, wie man in der PUMPE alles gibt, kann das Selbstwertgefühl enorm steigern. Im schlimmsten Fall finden Sie den Anblick einfach nur zum Schreien komisch.

Andererseits kann Hula-Hoop mit verbundenen Augen Ihre Fähigkeit zur Konzentration enorm verbessern. Denn auf diese Weise lernen Sie, auf die Berührung des Reifens zu reagieren und nicht auf seinen Anblick. Sie entwickeln eine Art Sonar für Haltung und Gleichgewicht, sodass Sie es *spüren* können, wenn der Reifen unrund läuft. Es ist ein tolles Gefühl, allein mithilfe des Tastsinns den Körper dazu zu bringen, eine Bewegung wie den STEIGFLUG oder den LUFTHAUCH hinzubekommen. Außerdem trainieren Sie Gleichgewichtssinn und Koordination, sodass sich Ihre Hula-Hoop-Technik auch mit offenen Augen verbessern wird.

Um es einmal auszuprobieren, nehmen Sie einen Schal, eine Schlafmaske oder ein Haarband und verbinden Sie sich die Augen. Das Material sollte weich und atmungsaktiv sein. Bei der Wahl

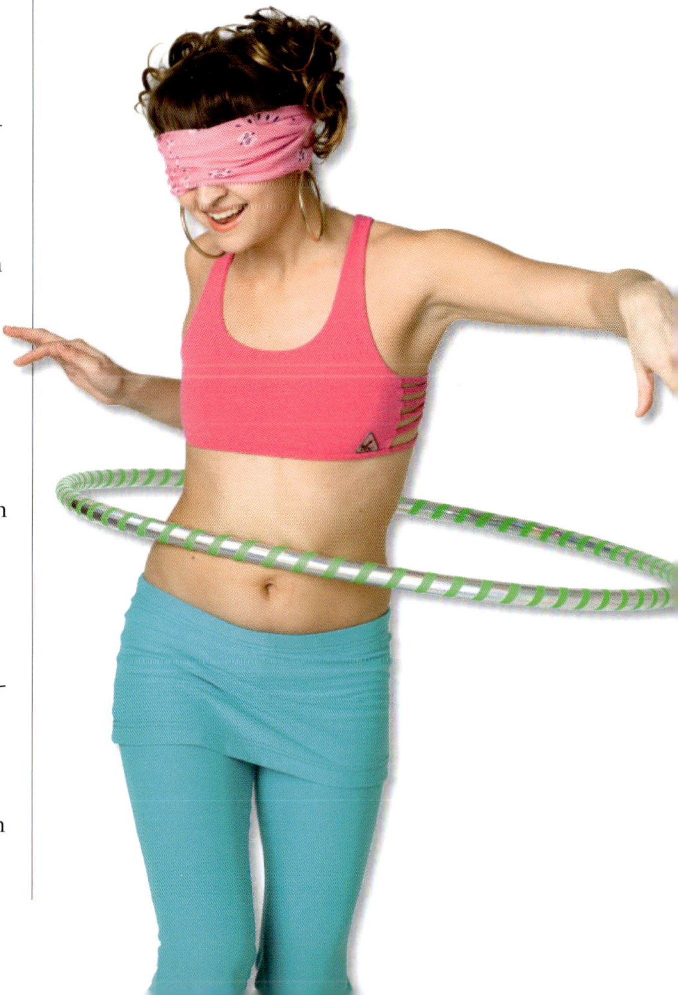

eines geeigneten Ortes nutzen Sie bitte Ihren gesunden Menschenverstand. Stellen Sie sicher, dass Sie viel Platz zur Verfügung haben, und bringen Sie alle zerbrechlichen Gegenstände in Sicherheit. Achten Sie darauf, dass der Boden nicht uneben oder rutschig ist, keine Holzsplitter Sie verletzen und weder Kleinkinder noch Haustiere in Ihre Bahn geraten können. Und verzichten Sie auf Bewegungen wie den Wurf, bei denen Sie den Reifen komplett aus der Hand geben müssen!

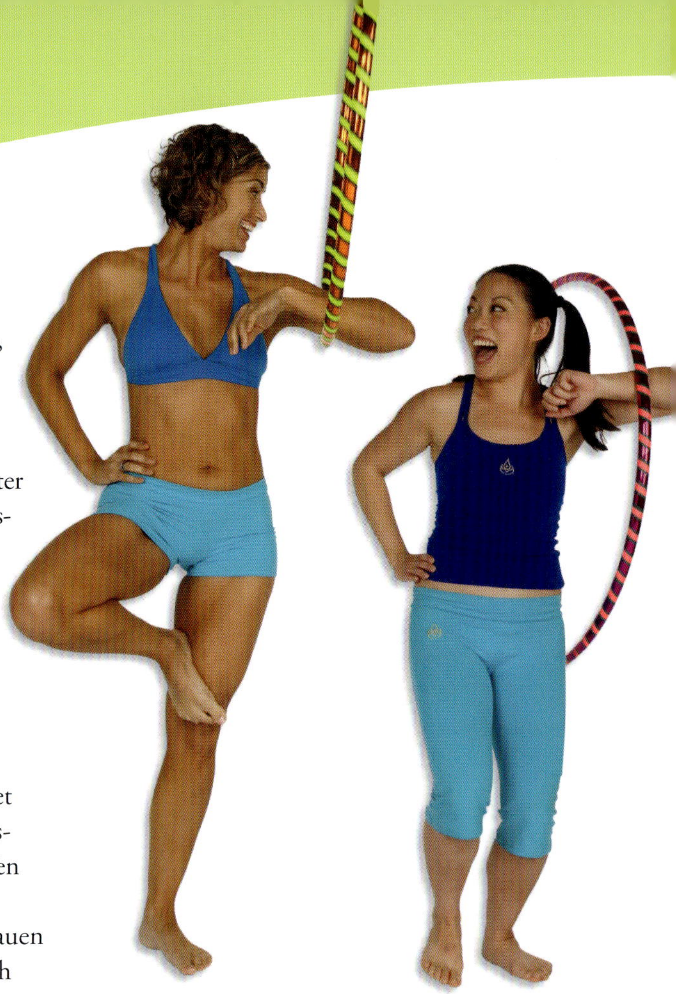

YIN UND YANG

Im Gespräch mit anderen Hoopern oder bei diversen Hula-Hoop-Communitys im Internet werden Sie wahrscheinlich auf allgemeine Aussagen stoßen wie etwa, dass Männer den Reifen schneller kreisen lassen und öfter geradlinige, körperferne Übungen ausführen, während Frauen einen eher fließenden Stil bevorzugen und sich stärker auf ihre Körpermitte konzentrieren. Es wäre sicher zu einfach, diese Gegensätze mit den gängigen Geschlechterrollen zu erklären. Ich glaube allerdings durchaus, dass man Hula-Hoop dynamischer gestalten kann, wenn man die Energien von Yin und Yang bewusst einsetzt.

Yin-Energie ist langsam, weich, sanft, entspannend, nachgiebig, nach unten oder innen gerichtet, aufnehmend und fließend. Denken Sie an die langsame und stetige Entwicklung, die der Mond im Laufe seiner Phasen macht. Bewegen Sie sich mit nachgebender Weichheit. Yin-Bewegungen sind Rollen, Kräuseln und Wirbeln.

Im Gegensatz dazu ist Yang-Energie aktiv, direkt, schnell, nach oben und außen gerichtet und aufregend. Seien Sie entschlossen und energisch, wenn Sie den Reifen in die Luft werfen. Handkantenschläge, Kicks, Sprünge und Punches entfachen die Yang-Energie. Kombinieren Sie beide Arten von Energie, um Körper und Geist gleichermaßen beweglich zu halten.

HEISS UND KALT

Als Hooper können Sie Ihre Kraft mit Hydrotherapie verbessern, indem Sie abwechselnd zwischen heißen Bädern und kalten Duschen abwechseln. Der Wechsel zwischen heißem und kaltem Wasser regt den Blutkreislauf zwischen Körpermitte, Gliedmaßen und Haut an. Er bewirkt eine sofortige Stärkung des Immunsystems und eine Entspannung der Muskeln. Heiße Mineralquellen sind hierfür der optimale Ort. Wenn Sie zu Hause sind, können Sie natürlich auch improvisieren und alternativ dazu ein heißes Bad mit mindestens zwei Tassen Badesalz aus dem Toten Meer nehmen. Gleich danach duschen Sie sich zwei Minuten lang kalt, dann heiß und abschließend wieder kalt ab.

GROSS UND KLEIN

Wenn Sie sich an die etwas anspruchsvolleren – vor allem körperfernen – Bewegungen wagen, ist es womöglich besser, einen kleineren und leichteren Reifen zu verwenden. Große Reifen drehen sich langsamer, dadurch sind Übungen für den Rumpf leichter auszuführen. Auch bieten große, schwerere Reifen mehr Widerstand, was für die Kraft des Beckens und für die Ausdauer förderlich ist. Sie eignen sich für geschmeidige, langsame und sinnliche Bewegungen.

Deshalb werden Sie sich beim Wechsel vom großen zum kleinen Reifen unter Umständen wieder wie ein kompletter Anfänger fühlen und können erneut den Reiz der Herausforderung genießen. Leichtere Reifen mit kleinerem Durchmesser haben mehr Pep. Sie entlasten Arme und Hände bei körperfernen Übungen. Weil sie leicht sind und besser zurückspringen, eigenen sie sich auch besonders für die Spiele oder Richtungswechsel, die Sie in diesem Kapitel noch kennenlernen werden. Auf den Seiten 28 und 214 finden Sie weiterführende Informationen zu den verschiedenen Reifengrößen.

Die ideale MUSIKBEGLEITUNG

Trance und Breaks, damit Ihre Kreativität sprudelt

1. **BOB N' MARIE** *(Mossa Remix)* – Joe Ellis
2. **RED ALERT** – Basement Jaxx
3. **SLAP THE BASS** *(Original Mix)* – Rico Tubbs
4. **ROCKET SOUL** *(Original Mix)* – Plump DJs
5. **CALYPSO** – Jay Lumen
6. **TOUCH OF MY HAND** *(Bill Hamel Club Mix)* – Britney Spears
7. **WHAT GOES AROUND... COMES AROUND** *(Paul van Dyk Club Mix)* – Justin Timberlake
8. **SMALL STEP ON THE OTHER SIDE** *(Elevation Remix)* – Basic Pespective
9. **TERRA TRONICS** – Protoculture
10. **RIDE** *(Tiesto Extended Remix)* – Cary Brothers

Wie man »beidseitig« wird

Wie ich in Kapitel 2 erwähnt habe, ist die Richtung, in die der Reifen automatisch zu rotieren scheint, Ihr INFLOW. Den zweiten Teil Ihrer Hula-Hoop-Reise beschreiten Sie, indem Sie lernen, den Reifen in die entgegengesetzte Richtung, auch OUTFLOW genannt, kreisen zu lassen. Dadurch verlassen Sie Ihre Komfortzone und betreten eine völlig neue Welt voller ungewohnter Bewegungen. Selbst wenn Ihr Körper eine bevorzugte Richtung hat, ist es wichtig zu lernen, den Reifen in beide Richtungen zu bewegen, damit sich die linke und die rechte Körperhälfte gleichmäßig entwickeln. Die Beherrschung des OUTFLOWS ist übrigens auch ein Baustein für das PUMPENSPIEL, das bereits zu den mittelschweren Techniken zählt und in diesem Kapitel behandelt wird. Machen Sie sich also bereit. Die Spielzeit hat begonnen!

Play

Mit dem Reifen spielen heißt, seine Drehbewegung zu unterbrechen und ihn in die Gegenrichtung zu schicken. Das Spiel ist also weniger eine konkrete Übung als ein Konzept, das sich auf die meisten Bewegungen anwenden lässt. Der Richtungswechsel lässt sich an einer Vielzahl von Körperteilen wie Ellenbogen oder Knie vollziehen; auch an der Taille ist er natürlich möglich, dabei behelfen wir uns allerdings mit einer Hand an der Reifenaußenseite.

Das Pumpenspiel

Während Sie sich in der PUMPE befinden, stoppen Sie den Reifen mit einer Hand und stoßen ihn in die Gegenrichtung. Die Herausforderung besteht darin, den Reifen auch nach dem Richtungswechsel in derselben Bahn zu halten wie vorher, ohne dass er ins Trudeln gerät.

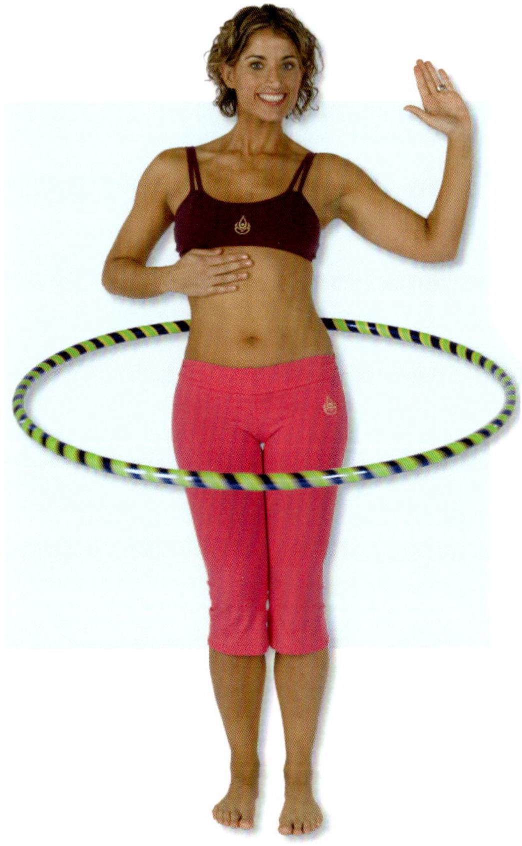

1 Beginnen Sie mit der PUMPE. Konzentrieren Sie sich auf den Rhythmus des Reifens. Sie werden ihn anhalten, bevor er hinter Ihnen verschwindet (verfolgen Sie seine Umlaufbahn aus den Augenwinkeln heraus), und dabei die Hand der Drehrichtung verwenden. Wenn sich also der Reifen nach links bewegt, spielen Sie auf der linken Körperseite und verwenden dementsprechend auch die linke Hand.

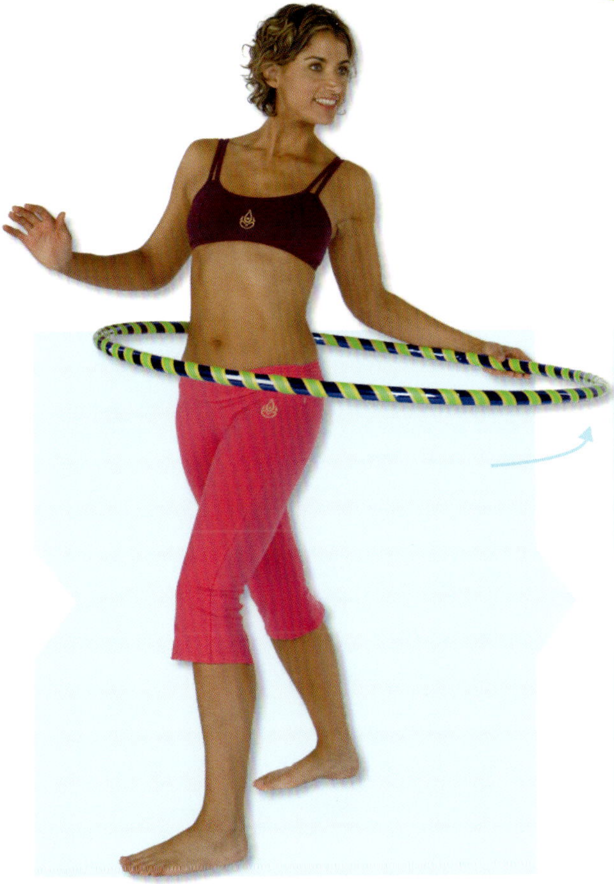

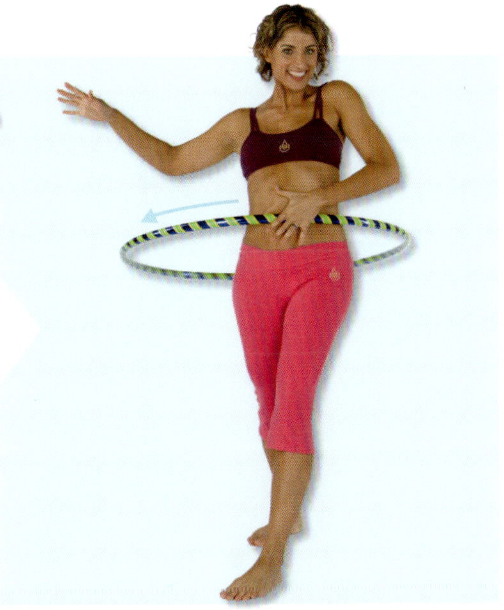

2 Greifen Sie den Reifen von außen. Halten Sie die Hand und den Arm gebeugt und empfangsbereit. Drehen Sie den Oberkörper nun in die ursprüngliche Drehrichtung des Reifens (in etwa so, als wollten Sie einen Ball fangen), bevor seine Bewegung endgültig zum Erliegen kommt.

3 Drücken Sie den Reifen nun in Richtung Körpermitte, sodass er zurück in die PUMPE schwingt – aber bewegen Sie ihn nun in die Gegenrichtung. Pumpen Sie in Ihrem OUTFLOW. Wenn Ihre ursprüngliche Richtung links war, sollte sich der Reifen nun nach rechts bewegen.

So gelingt's

▶ Damit der Reifen im Spiel nicht anfangt zu taumeln, müssen Sie sich zügig um Ihre eigene Achse drehen, um ihm zu folgen, während er in Ihrer Hand zum Stillstand kommt. Geben Sie ihm dann einen kräftigen Stoß, um ihn wieder in eine stabile horizontale Bahn zu bringen.

Strumpfband, Po & Boing!

Hier stelle ich Ihnen ein Spiel vor, das man im ZIRKEL ausprobieren kann. Verwenden Sie die Oberfläche des Oberschenkels (STRUMPFBAND), des Gesäßes (PO) oder des Fußes (BOING!), um die Richtung des Reifens umzukehren.

Anmerkung: Verwenden Sie Oberschenkel, Po und Fuß jener Seite, in die sich auch der Reifen dreht.

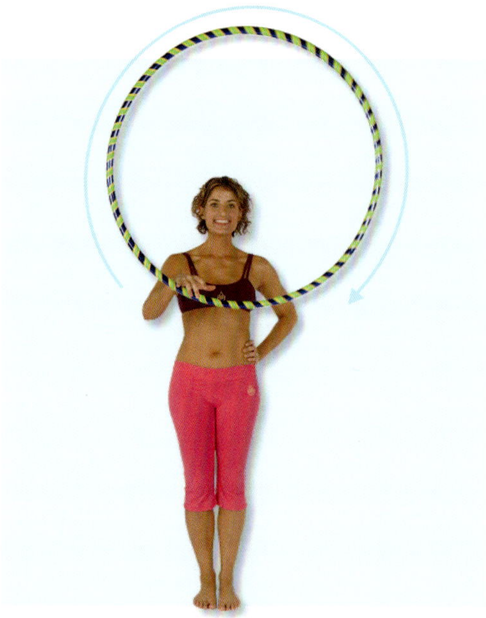

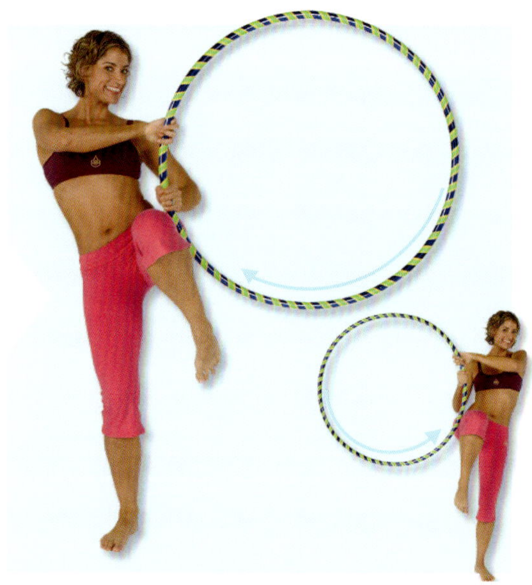

Beginnen Sie im ZIRKEL (Seite 78–79). Wenn sich der Reifen in der Abwärtsbewegung befindet, nutzen Sie in dem Moment, in dem Sie ihn zu fassen bekommen, die Kraft Ihrer Hand und verlangsamen Sie seine Rotation.

Fürs STRUMPFBAND: Wenn sich der Reifen Ihrem Oberschenkel nähert, heben Sie das Knie so hoch, dass Sie damit einen 90-Grad-Winkel bilden. Greifen Sie nun auch mit der anderen Hand unterstützend an den Reifen und lassen Sie ihn von der Oberschenkelaußenseite abprallen. Voilà! Der ZIRKEL bewegt sich nun in die Gegenrichtung.

Varianten

▶ Sie können für das STRUMPFBAND auch die Oberschenkelinnenseite verwenden. Gehen Sie dabei vor wie oben beschrieben, aber heben Sie nun das jeweils andere Knie. Analog dazu können Sie für BOING! auch die Innenseite Ihres Fußes verwenden.

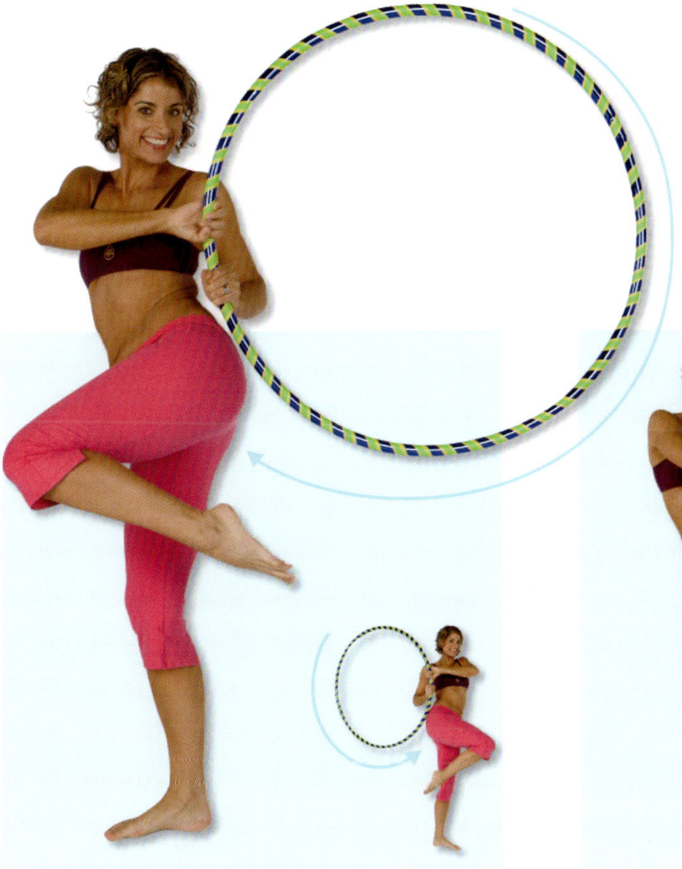

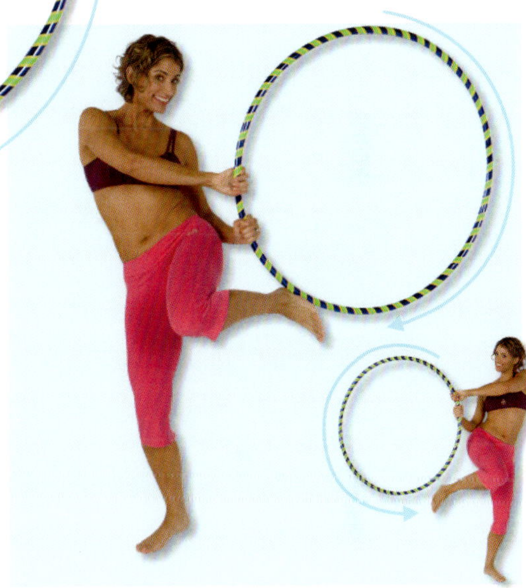

Für den Po: Wenn sich der Reifen der Hüfte nähert, drehen Sie das Becken so, dass die Seite Ihrer Hüfte und Ihres Pos nach vorne zeigt (der Oberkörper zeigt weiterhin nach vorne). Lassen Sie den Reifen von Ihrem Po abprallen und in die Gegenrichtung zurückspringen. Der Zirkel sollte nun andersherum kreisen.

Für Boing!: Wenn sich der Reifen dem Fuß nähert, heben Sie Ihr Bein angewinkelt an und drehen das Knie leicht nach innen (in Richtung anderes Knie), sodass sich die Außenseite des Fußes vom Körper wegdreht. Verlangsamen Sie die Rotation des Reifens mit Ihrer Hand bzw. Ihren Händen und berühren Sie mit ihm die Fußaußenseite. Der Reifen müsste sich so verlangsamt haben, dass er Ihren Fuß nur noch sanft touchiert.

Fliegender Wechsel

Eine körperferne Bewegung, bei der der Reifen waagerecht gehalten und die Richtungsänderung mit der Hüfte eingeleitet wird.

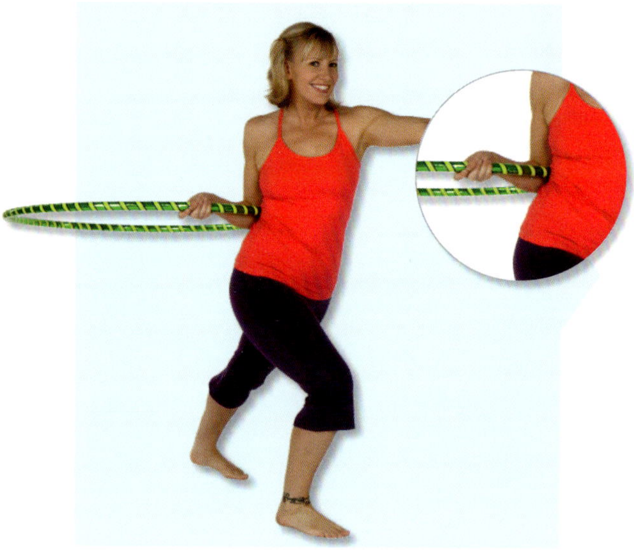

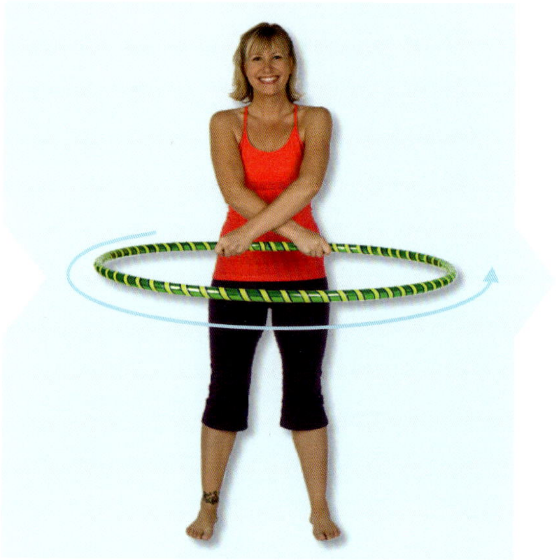

1 Bringen Sie den Reifen an die rechte Körperseite und halten Sie ihn waagerecht. Greifen Sie ihn von unten und stützen Sie ihn an der rechten Hüfte ab. Pressen Sie (wie oben abgebildet) den Ellenbogen eng an den Körper und spannen Sie den Unterarm an, damit der Reifen nicht nach unten kippt.

2 Schwingen Sie den Reifen nach links. Wenn er vor Ihrem Körper ankommt, greifen Sie ihn mit der linken Hand, sodass sich die Handgelenke überkreuzen (das linke befindet sich oben). Für einen Augenblick halten also beide Hände den Reifen, wobei die kleinen Finger parallel zueinander liegen.

TANZ-TIPP

Erkunden Sie den Raum mit Ihrer freien Hand und blicken Sie bei der Drehung über die Schulter. Verleihen Sie dieser Bewegung mehr Dynamik, indem Sie mit demjenigen Fuß einen Schritt nach hinten machen, der dem Reifen gegenüberliegt. Wenn Sie den Reifen also in der linken Hand halten, geht der rechte Fuß zurück.

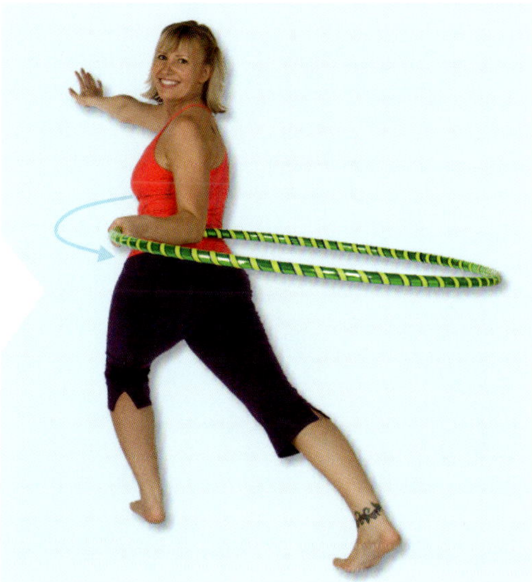

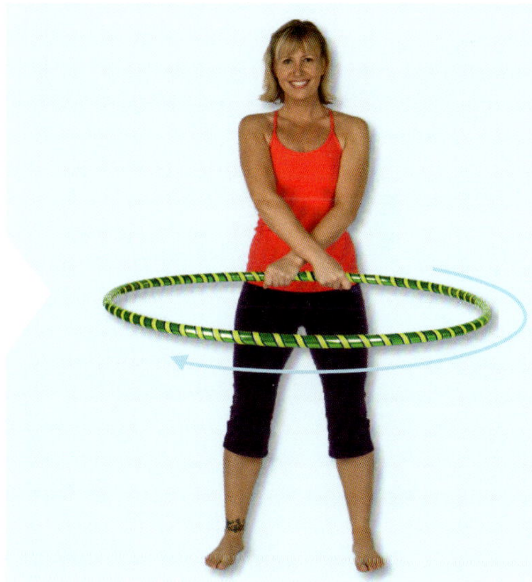

3 Lösen Sie die rechte Hand und nutzen Sie den Schwung des Reifens, um ihn noch ein wenig weiter nach links zu bringen. Drehen Sie den Oberkörper nach links, um diese Bewegung zu unterstützen. Wenn der Reifen hinten an Ihrer Hüfte angelangt ist, nutzen Sie den Schwung und stoßen den Reifen in die Gegenrichtung – also nach rechts.

4 Wenn der Reifen nun auf seinem Rückweg erneut vor Ihrem Körper ankommt, fassen Sie ihn mit der rechten Hand so, dass sich die Handgelenke wieder überkreuzen. Diesmal liegt allerdings das rechte oben.

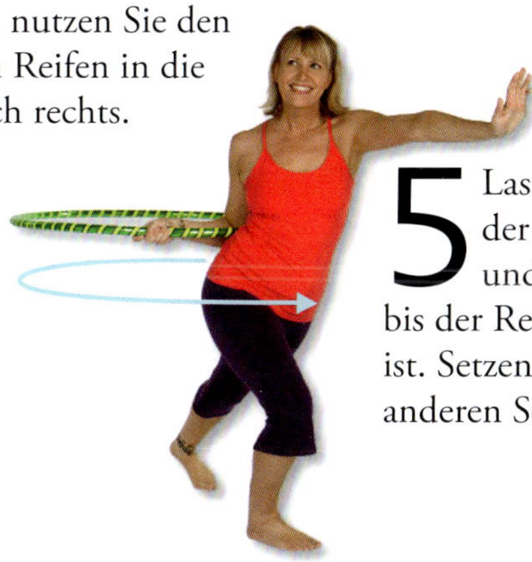

5 Lassen Sie die linke Hand los, damit der Reifen nach rechts schwingen kann, und drehen Sie dabei den Oberkörper, bis der Reifen an der rechten Hüfte angelangt ist. Setzen Sie das Spiel von der einen zur anderen Seite fort.

Plop

Eine mittelschwere, körperferne Bewegung, bei der der Reifen waagerecht gehalten wird und von den Oberarmen abprallt, um in die Gegenrichtung zu laufen.

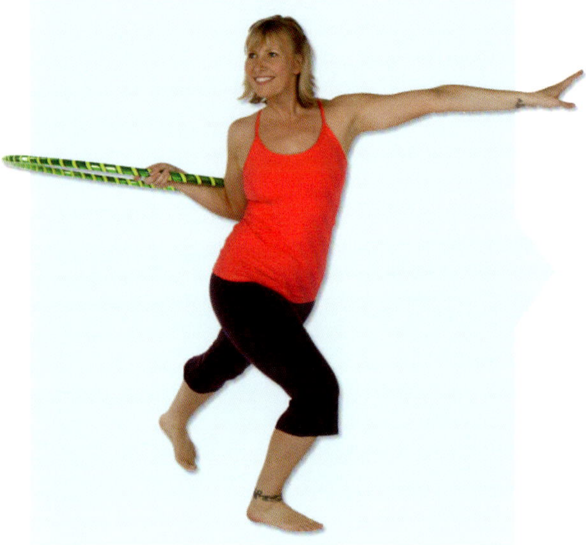

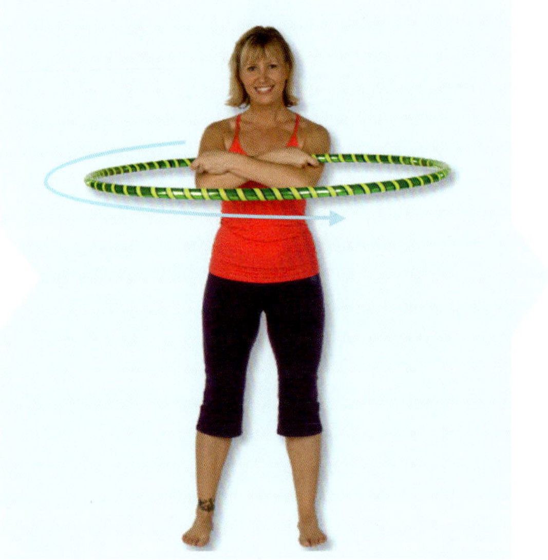

1 Halten Sie den Reifen waagerecht; er befindet sich dabei rechts am Körper in der rechten Hand. Halten Sie den Arm angewinkelt, sodass der Reifen auf dem Unterarm und in der Ellenbeuge aufliegt. Sie benötigen eine Menge Kraft im Handgelenk, um diese Position zu halten.

2 Halten Sie den Reifen flach (waagerecht) und schwingen Sie ihn nach links. Sobald er vor Ihrem Körper ist, greifen Sie mit der linken Hand unter und in den Reifen, sodass sich Ihre Unterarme überkreuzen.

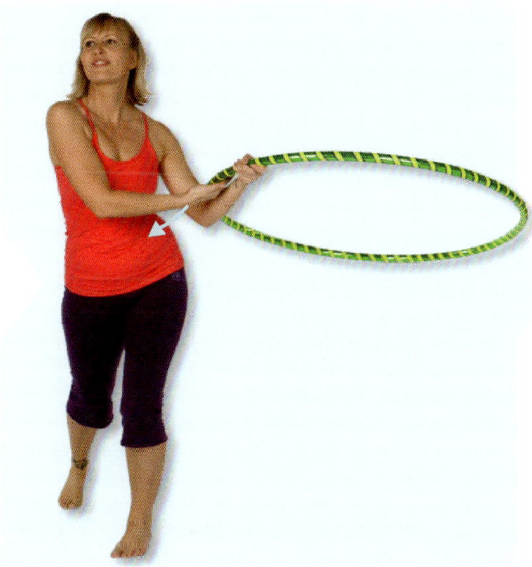

3 Lassen Sie schnell die rechte Hand los und ziehen Sie sie aus der Umklammerung. Der Reifen befindet sich nun in der linken Hand, ein Griff, der genau spiegelverkehrt zur Ausgangshaltung in Schritt 1 ist.

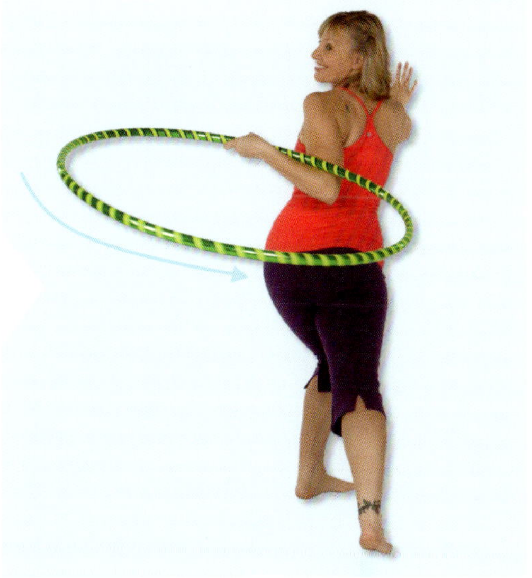

4 Lassen Sie die linke Hand und den linken Oberarm die Bewegung auf Ihre linke Körperseite weiter fortführen. Gehen Sie mit dem Oberkörper mit, damit sich der Reifen möglichst weit nach links drehen kann.

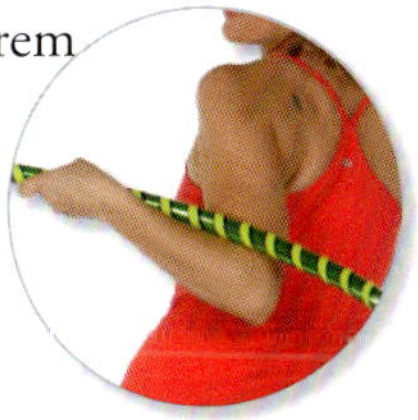

5 Wenn der Reifen mit Ihrem linken Trizeps in Berührung kommt, lassen Sie ihn daran abprallen und in die Gegenrichtung laufen. Der Reifen bewegt sich nun (in der linken Hand) zurück zur rechten Körperseite.

• Wiederholen Sie die Schritte 1 bis 5 auf der Gegenseite, das heißt, lassen Sie den Reifen dabei gegen den rechten Trizeps prallen.

Eine Kontraststudie

JA, ICH BIN EIN KERL. ES GIBT NÄMLICH AUCH eine Menge Hooper männlichen Geschlechts. Ich »wuchs mit Hooping auf«, pflege ich immer zu sagen. Das war vor etlichen Jahren in San Luis Obispo, einem Ort, an dem die meisten Hooper Männer waren. Und ich rede hier von maskulinen Typen. Einer von ihnen, mein Freund Grant, ist ein kräftiger Bauarbeiter.

Ich selbst bin Architekt; das ist nicht nur mein Beruf, sondern auch meine große Leidenschaft. Ich bin also kein kinästhetischer Lerner – ich begreife die Dinge eher räumlich. Was ich am Hula-Hoop so toll finde, ist, dass man dreidimensionale Gebilde erschaffen kann. Ich skizziere gerne Schaubilder und stelle mir vor, sie mit dem Reifen umzusetzen, was ich dann auch versuche zu tun. Allerdings hatte ich auch schon Ideen, die ich körperlich bislang noch nicht umsetzen konnte.

Ich hatte diesen Aha-Moment, nachdem ich ein Video von mir selbst beim Hula-Hoop betrachtet hatte. In dem Video ließ ich den Reifen die ganze Zeit extrem schnell kreisen. Das Komische daran war, dass man beim Ansehen die Geschwindigkeit gar nicht wirklich zur Kenntnis nahm, weil es keine Vergleichsgrößen gab. Also experimentiere ich mittlerweile mit Tempo- und Richtungswechseln und versuche ebenfalls, den Reifen eine Zeit lang zu isolieren, sodass der Eindruck entsteht, er würde schweben. Für mich ist diese scheinbare Unbeweglichkeit eine Art fehlender Kontrast; so, als wäre das Bild in einer Kamera einen Augenblick verschwommen, weil sie gerade fokussiert. Die Pausen sind wichtige Betonungen, die den Rhythmus gestalten helfen.

Es erstaunt mich zu sehen, wie sehr sich Hula-Hoop entwickelt hat: In den 1950ern gab es kaum Kontrastelemente. Der Reifen drehte sich immer nur in eine Richtung. Heute führen viele Hooper ihre Richtungsänderungen synchron zu Taktschlägen, Rhythmen und Tempi aus. Dadurch bleibt es interessant.

Ich treibe auch gerne visuelle Scherze. Dazu gehört in erster Linie, mit der Erwartungshaltung der Zuschauer zu spielen und etwas Unerwartetes zu tun. Beim Hula-Hoop baue ich einen gleichmäßigen Rhythmus auf, den ich dann aber plötzlich durchbreche. Das ist ein weiterer Kontrast: der Unterschied zwischen dem Erwarteten und dem, was eigentlich mit meinem Reifen passiert.

Was soll ich sagen? Ich bin ein totaler Freak, wenn's ums Hula-Hoop geht.

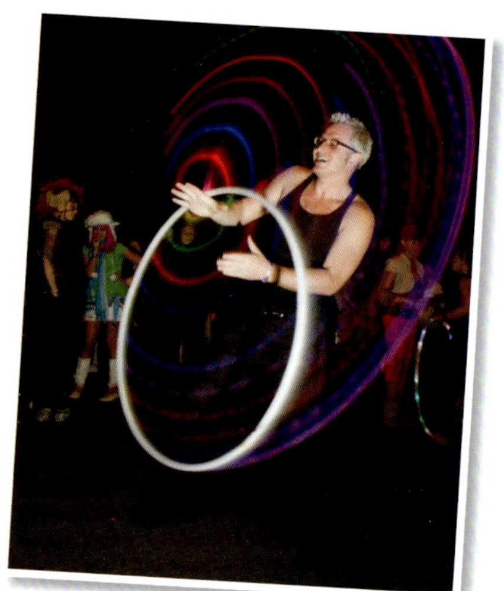

Name: Rich
Beruf: Architekt

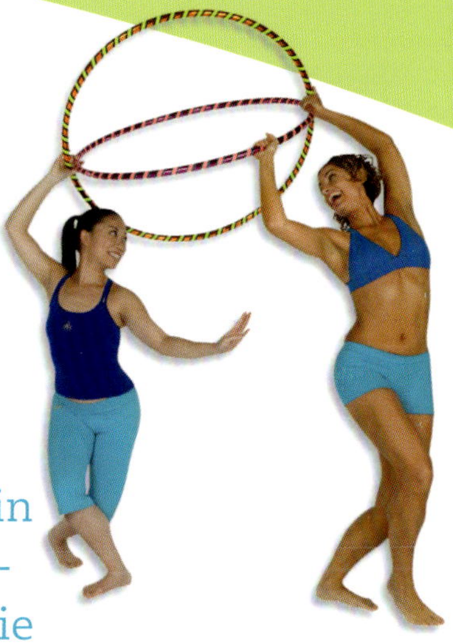

»Wenn ich den Reifen zu lange in nur eine Richtung bewegen müsste, würde ich mich völlig aus dem Gleichgewicht gebracht fühlen. Ich bin immer bestrebt, meine beiden Hälften in Gleichklang zu bringen: meine rechte und meine linke Hirnhälfte, meine feminine und meine maskuline Seite, mein düsteres und mein unbeschwertes Ich. Mir gefällt beim Richtungswechsel das Frage-und-Antwort-Spiel. Es ist wie ein rhythmisches Gespräch, das die Unstimmigkeiten gegenüberstellt, verwischt und aufweicht, die ich in mir selbst auflösen möchte.«

Beth, 43

Übung des Tages »Rad des Lebens«

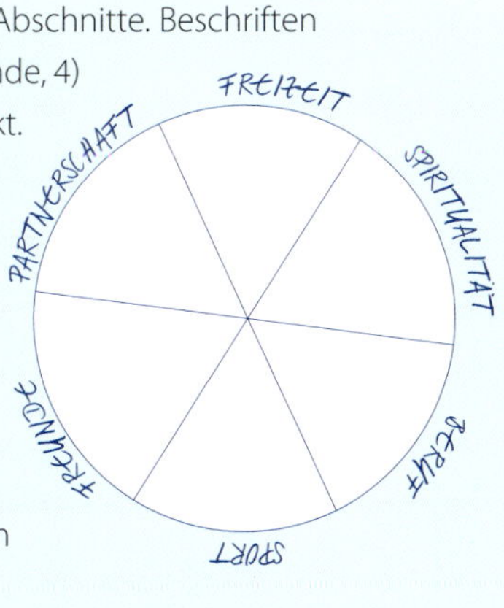

Zeichnen Sie einen Kreis in Ihr Tagebuch. Teilen Sie ihn wie einen Kuchen in sechs Abschnitte. Beschriften Sie jedes der sechs Segmente mit den folgenden Wörtern: 1) Beruf, 2) Sport, 3) Freunde, 4) Partnerschaft, 5) Freizeit, 6) Spiritualität. Zeichnen Sie in jeden Abschnitt einen Punkt. Wenn Sie in dem entsprechenden Bereich sehr zufrieden und glücklich sind, setzen Sie den Punkt in die Nähe des Kreisrands. Sind Sie dagegen unzufrieden, machen Sie den Punkt eher in die Mitte. Verbinden Sie die Punkte nun miteinander.

Welche Form entsteht durch die miteinander verbundenen Punkte? Wenn sie wie ein Kreis aussieht, heißt das, Ihr Leben ist im Gleichgewicht. Wenn das der Fall ist – wie groß ist dann der Kreis? Lässt er sich vergrößern? Ähnelt die Form mehr einem misslungenen Stern, gibt es möglicherweise Lebensbereiche, denen Sie mehr Aufmerksamkeit widmen sollten? Welche Aktivitäten könnten Sie unternehmen, um die am weitesten innen liegenden Punkte an den äußeren Rand zu bringen?

Kreise werden seit Urzeiten verwendet, um Einheit und Ganzheit zu versinnbildlichen. Es ist daher angemessen, dieses Symbol zu verwenden, um zu sehen, wie vollständig Ihr Leben ist und wo es Defizite gibt! Und natürlich ist der Zusammenhang zwischen der Symbolkraft des Kreises und dem Hula-Hoop selbst nicht zu übersehen, denn auch hier steht man im Zentrum eines Kreises – des Reifens – und versucht, ihn in einer gleichmäßigen Bahn zu halten. Und wer weiß: Mit der Zeit hilft Ihnen der Reifen vielleicht dabei, ein ausgewogenes Verhältnis zwischen den verschiedenen Lebensbereichen zu erlangen.

DIE BEWEGUNGEN

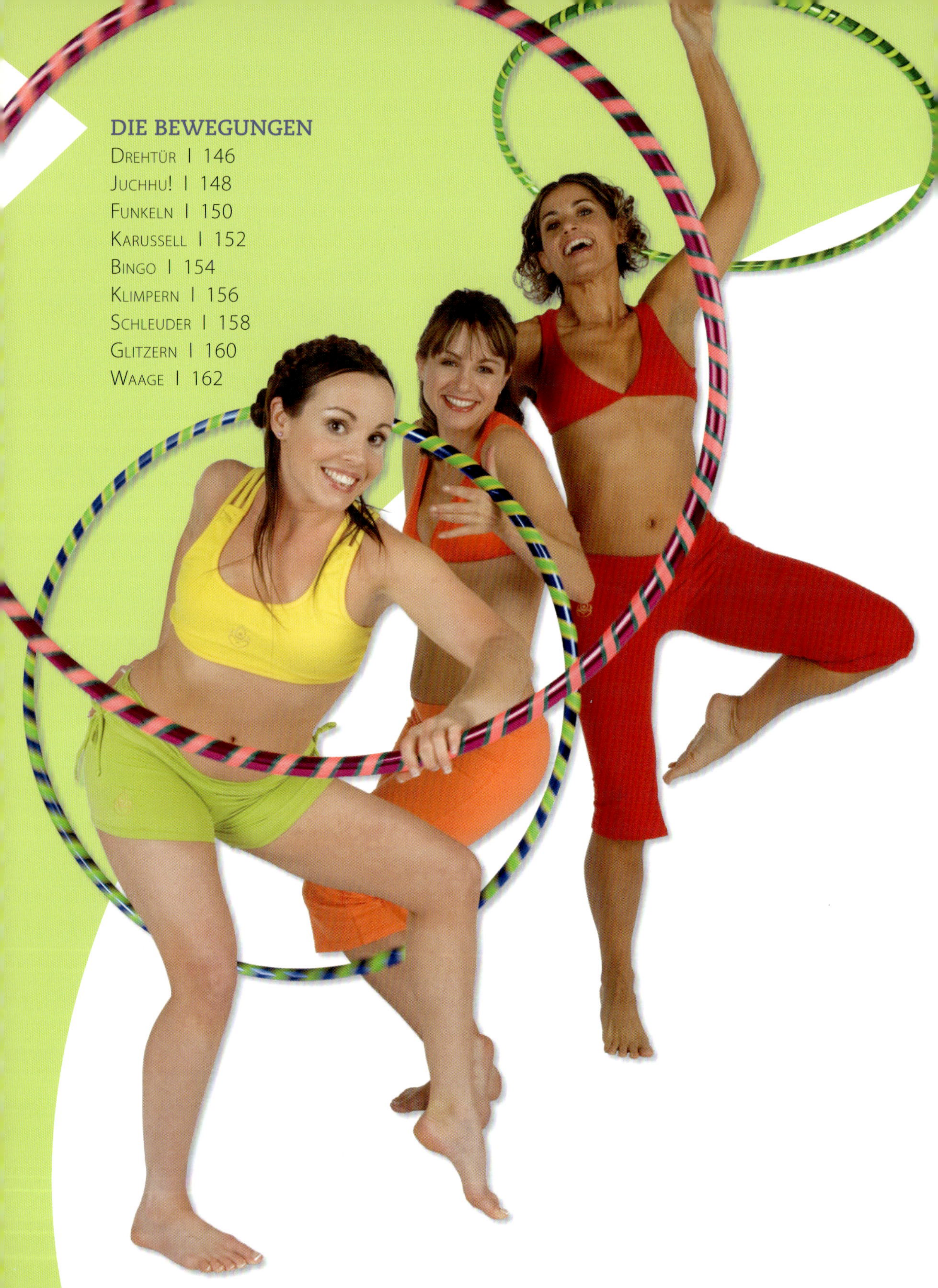

Kapitel 8

Rundum glücklich

SPIELERISCHE EXPERIMENTE

Hula-Hoop ist eine Art Allheilmittel. So ziemlich jeder, der den Reifen einmal in der PUMPE zum Kreisen gebracht hat, beschreibt einen Ausbruch an Gefühlen und verwendet dabei Wörter wie *Ausgelassenheit, Glück, Triumph* und *Freude*. Dann gibt es noch die hervorragende Wirkung, die der Reifen auf Ihre Figur hat und die dafür sorgt, dass Sie sich kräftiger und schlanker fühlen. Außerdem ist da noch das beruhigende Gefühl, wenn der Reifen Ihren Rumpf massiert, was Ihren Körper darauf trainiert, sich in eine Wohlfühlstimmung zu versetzen, die mit der Zeit immer länger anhält. Möglicherweise erwacht eine sinnliche und verführerische Seite in Ihnen. Und dann gibt es noch den meditativen Aspekt der PUMPE, der den Geist zur Ruhe bringt und einem das Gefühl vermittelt, in sich zu ruhen und gelassen zu sein.

Oder einfach ausgedrückt: Hula-Hoop macht glücklich. Schon alleine der spielerische Aspekt der Drehbewegung hebt die Stimmung. Das ist gut zu wissen, denn Studien belegen, dass mehr als jede fünfte Frau in den USA im Laufe ihres Lebens an Depressionen leidet. Psychologe und Buchautor Dr. Richard Holden meint dazu, dass »nicht derjenige glücklich ist, der sich in bestimmten, günstigen Umständen befindet, sondern vielmehr derjenige, der eine bestimmte Lebenseinstellung hat«. Glückliche Menschen akzeptieren sich selbst und halten sich für gut genug, sie betrachten Rückschläge nur als kurzfristige Ereignisse und bleiben auch in schwierigen Situationen optimistisch. Wenn der Reifen Sie also lehrt zu sagen »Ja, das schaffe ich!« *(Ich kann ihn oben halten! Ich kann ihn auffangen, wenn er zu taumeln beginnt! Ich weiß, dass ich diese Bewegung mit etwas Übung beherrschen kann!)*, dann ist das eine Einstellung, die Ihnen in allen Lebensbereichen hilft. Sie schaffen das.

Hula-Hoop erinnert mich immer daran, wie gut das Leben ist. Wenn ich den Reifen an meinem Körper spüre, geht für mich die Sonne auf und ich komme zu mir. Selbst wenn mein Hula-Hoop aggressiv, schnell und kraftvoll ist, entspannt es mich. Es hilft mir beim Loslassen. Auch nach dem Hoopen denke ich noch lange an all die Lebensfreude, die ich in mir trage und auch in meinem Alltag zu bewahren suche – zum Beispiel wenn ich Geschirr spüle, arbeite oder auch nur die Straße entlanglaufe.

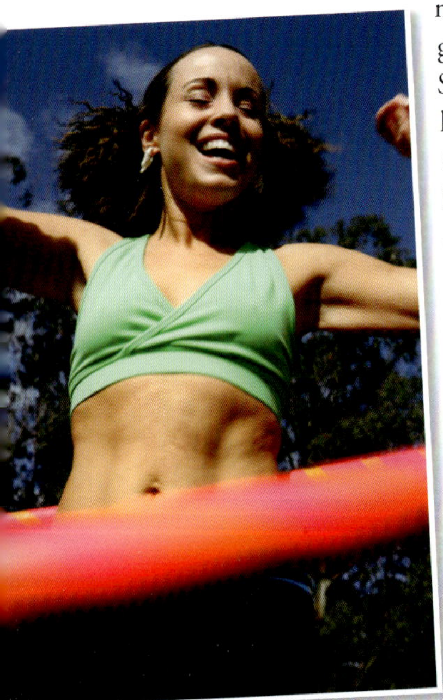

Die ideale MUSIKBEGLEITUNG

Lieder mit hohem Glamour- und Gute-Laune-Faktor, die Sie in neue Welten versetzen.

1.	**AMADO MIO**	Pink Martini
2.	**SEXY BITCHES**	Amae
3.	**I CAN'T DO IT ALONE**	*Chicago* (film sound track)
4.	**BABY FACE**	Marissa Jaret Winokur
5.	**TRUE LOVE'S KISS**	*Enchanted* (film sound track)
6.	**HONEY ROCK**	Barney Kessel & Gloria Wood
7.	**WHEN YOU'RE GOOD TO MAMA**	*Chicago* (film sound track)
8.	**I WANNA BE LOVED BY YOU**	Helen Kane
9.	**RIGHT NOW**	The Pussycat Dolls
10.	**CANDYMAN**	Christina Aguilera

Viele Hooper berichten mir, dass sie einfach nicht lange schlecht gelaunt bleiben können, wenn der Reifen sich erst einmal dreht. Die rhythmische Bewegung vertreibt Ruhelosigkeit und negative Gedanken, die zu Angst, Eifersucht und Verbitterung führen können. Wie Abby, eine Publizistin in Florida, sagt: »Hula-Hoop ist die beste Therapie! An schlechten Tagen trainiere ich mit meinem Reifen, und dann hebt sich meine Stimmung. Ich bin in der Lage, das Hier und Jetzt zu

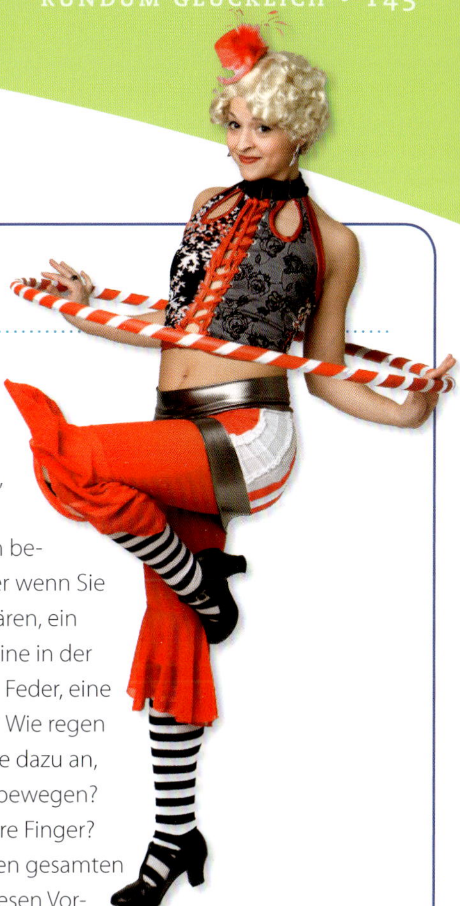

Was wäre, wenn …

Betrachten wir einmal alle Bewegungen, die Sie schon beherrschen, und begeben wir uns auf eine Fantasiereise. Stellen Sie sich vor, Sie sind Supergirl und fliegen los, um den Bösewichten der Welt den Garaus zu machen. Verwenden Sie den Reifen als Ihren Umhang! Oder verwandeln Sie sich in eine brasilianische Karnevaltänzerin, die mit imposantem Kopfschmuck und rhythmischem POKILLER die Zuschauer in ihren Bann zieht. Schlüpfen Sie in die Rolle einer Amazonenpriesterin, die einen Ehrfurcht gebietenden Bronzeharnisch trägt und den Reifen wie einen Kampfstab zum Himmel reckt, bevor sie mit der KRIEGERIN ihre Feinde in die Flucht schlägt. Oder stellen Sie sich vor, Sie sind eine zarte Waldfee, die mit dem Reifen Feenstaub verteilt, während dieser Sie in NEKTAR umkreist.

Stellen Sie sich nun vor, Ihr Körper wäre aus etwas anderem gemacht als aus Fleisch und Blut. Was wäre, wenn Sie aus fallenden Blättern, Blüten, Flammen, Wasser oder Sonnenschein bestünden? Oder wenn Sie eine Wolke wären, ein Algenfaden, eine in der Luft tanzende Feder, eine Meereswoge? Wie regen diese Bilder Sie dazu an, Ihre Arme zu bewegen? Ihren Kopf? Ihre Finger? Lassen Sie Ihren gesamten Körper von diesen Vorstellungen leiten.

genießen, und die gleichförmige Drehbewegung des Reifens lullt mich dabei ein. Ich verliere jegliches Zeitgefühl und schalte völlig ab.«

Spiel und Spaß

Sie können nicht bestreiten, dass Hula-Hoop Erinnerungen an Ihre Kindheit wachruft. In diesem Kapitel möchte ich Sie daher in das Reich der Kindheit, der Fantasie und der Vorstellungskraft einladen. Die Pausenglocke läutet schon, also nutzen Sie den Reifen als Tor in eine andere Welt. Ich meine, Hula-Hoop ist an und für sich schon ziemlich verrückt, also spricht auch nichts dagegen, ruhig noch ein bisschen unvernünftiger zu werden, oder? Die Bewegungen in diesem Kapitel sollen Ihre Fantasie auf Entdeckungsreise schicken und Ihnen vor allem möglichst viel Spaß machen. Es gehört eine Menge Selbstbewusstsein dazu, einmal so richtig albern zu sein. Wenn man sich darauf einlässt, sein Schutzschild fallen zu lassen, geht man zwar zwangsläufig das Risiko ein, sich eine Blöße zu geben. Deshalb darf man einfach nicht darüber nachdenken, was andere wohl in diesem Augenblick von einem halten. Es ist ein Zeichen von echtem Mut, wenn man die Kontrolle auch einmal abgeben und loslassen kann.

Machen Sie sich also auf etwas gefasst! Die folgenden Bewegungen sind nicht nur verrückt, sondern verlangen Ihnen auch körperlich einiges ab. Manche schließen wahnwitzige Klangeffekte ein. Sie werden Ihre Füße wie Hände benutzen, Ihre Schultern zu Regalen umfunktionieren und Ihre Ellenbogen in Pinsel verwandeln. Na los, trauen Sie sich!

Drehtür

Bei dieser Bewegung wird der Reifen zunächst senkrecht vom Körper weggehalten und dann zum Körper hingedreht, damit man hindurchschreiten kann. Bei der Drehtür muss ich immer an Kobolde, Hobbits und Zwerge denken – magische Geschöpfe, die scheinbar aus dem Nichts auftauchen!

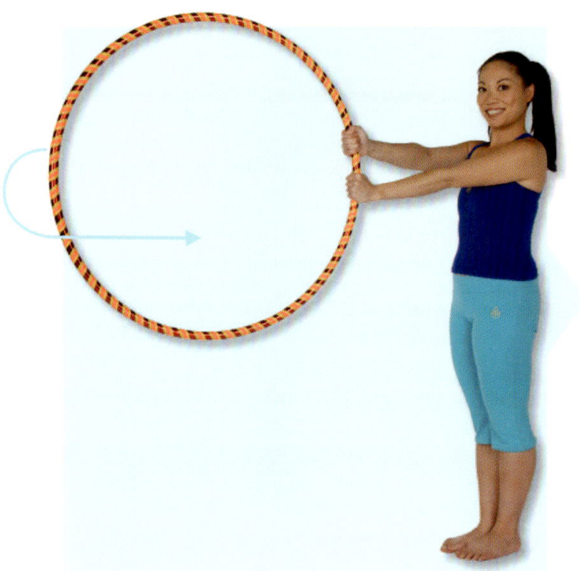

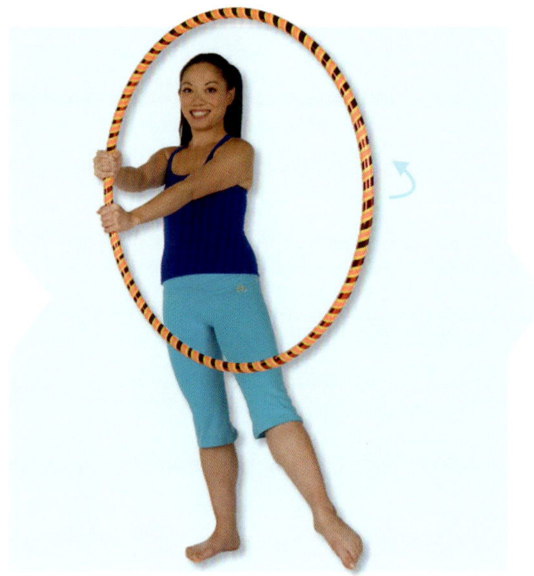

1 Halten Sie den Reifen mit ausgestreckten Armen senkrecht vor dem Körper – die Hände nicht zu weit voneinander entfernt. Fassen Sie den Reifen locker, damit er sich gut bewegen lässt. Ihre Hände bilden die Achse, auf der Sie den Reifen drehen.

2 Die Arme bleiben gestreckt, und jetzt drehen Sie ein Handgelenk so, dass der Reifen in entgegengesetzter Richtung zum Körper hin klappt.

So gelingt's

Halten Sie den Reifen relativ weit oben, etwa 50 Zentimeter bis ein Meter über dem Boden. Um bei dieser Höhe das erste Bein sicher durch die Drehtür zu bringen, atmen Sie tief ein und spannen Sie die Bauchmuskeln an. Strecken Sie die Beine jeweils bis in die Zehenspitzen voll aus.

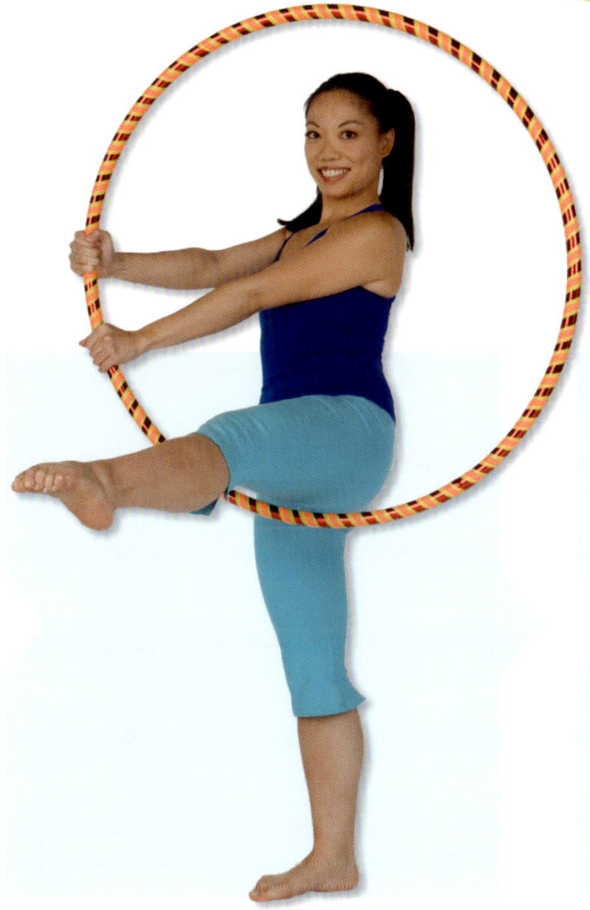

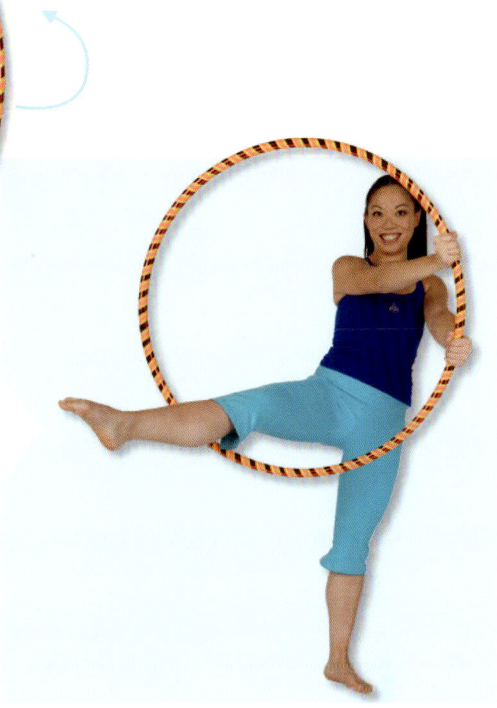

3 Wenn sich der Reifen nach links bewegt, heben Sie das linke Bein und führen ihn durch den Reifen. Ducken Sie sich dann und schreiten Sie schnell mit dem anderen Fuß hindurch. Wenn sich der Reifen nach rechts bewegt, heben Sie zuerst das rechte Bein. Stellen Sie sich vor, Sie durchschreiten das Portal in eine magische Welt – wie Alice, die das Wunderland betritt.

4 Behalten Sie den lockeren Griff bei und fahren Sie fort, den Reifen zu schwenken, sodass er Ihren Körper ganz umrundet. Sie können immer wieder durch die Drehtür gehen oder auch einmal die Richtung wechseln.

Juchhu!

Springen Sie hoch und lassen Sie den senkrecht gehaltenen Reifen durch die Beine hindurch von der einen Hand in die andere wandern.

Anmerkung: Bevor Sie sich an dieser Übung versuchen, sollten Sie den senkrecht aufgestellten Reifen mit Ihrer inneren Beinlänge vergleichen, um sicherzustellen, dass der Reifen auch wirklich durch Ihre Beine hindurchpasst. Andernfalls müssten Sie ein kleineres Exemplar verwenden.

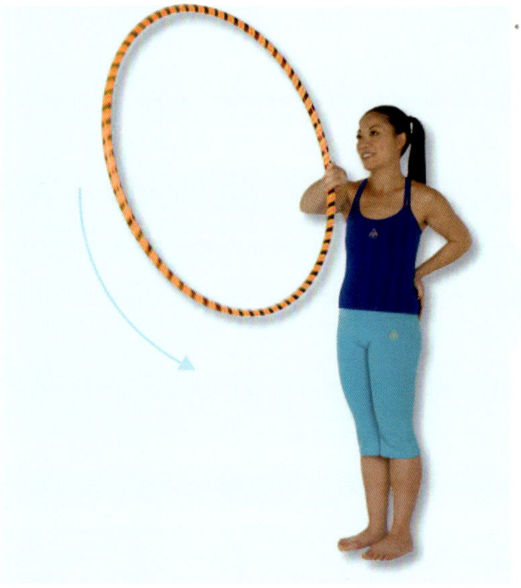

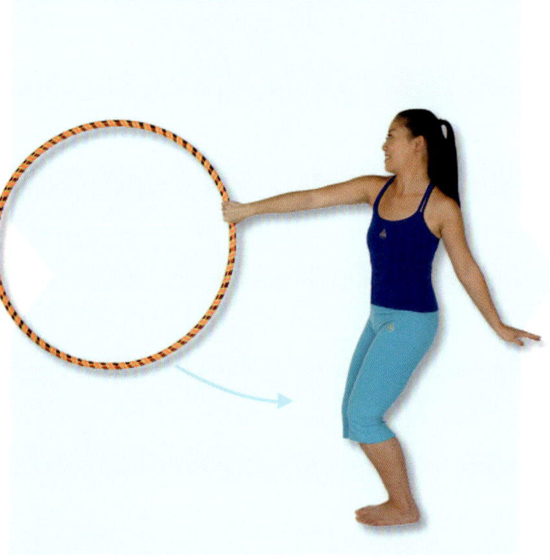

1 Die Ausgangsposition des Reifens in JUCHHU! ähnelt der von DREHTÜR, allerdings werden Sie ein wenig Schwung benötigen. Bringen Sie den Reifen also zunächst mit dem KRIEGER in Bewegung.

2 Wenn sich der Reifen vor Ihnen befindet, führen Sie ihn nur bis zur Mittelachse Ihres Körpers, statt ihn weiter diagonal vor sich auf die gegenüberliegende Seite zu bringen.

Sprechen Sie!

- Versuchen Sie, bei dieser Bewegung laut »Juchhu!« zu rufen. Achten Sie darauf, wie Ihre Stimme Ihre Kraftreserven aktiviert, sodass Sie höher springen können.

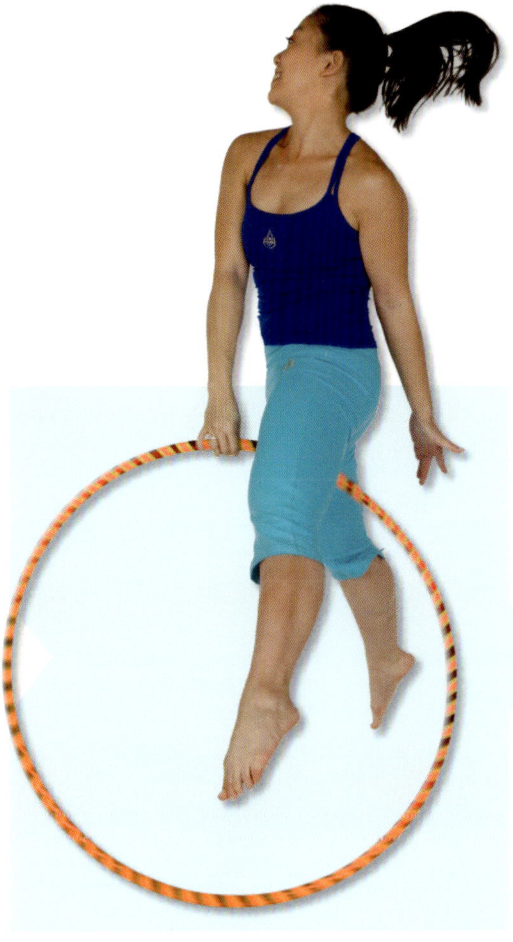

3 Spannen Sie gleichzeitig die Bauchmuskeln an und machen Sie sich durch Beugen der Knie sprungbereit. Springen Sie dann, so gut es geht, mit beiden Füßen nach oben, während Sie gleichzeitig den Reifen durch die Beine hindurch nach hinten reichen. Wie beim Hampelmann scheren die Beine seitlich aus, während Sie in der Luft sind.

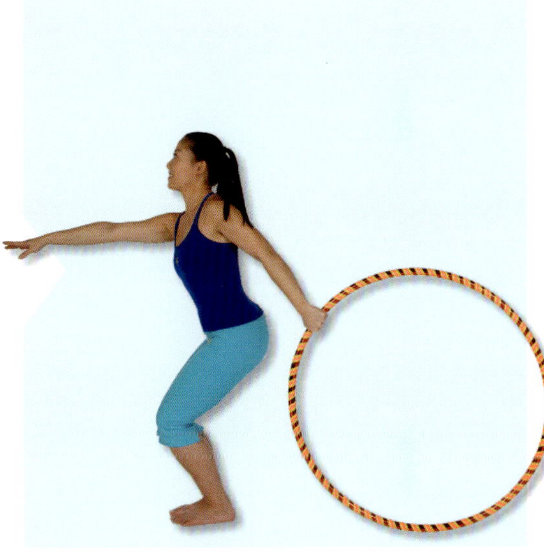

4 Sobald sich der Reifen unter Ihnen und zwischen den Beinen befindet, greifen Sie ihn mit der anderen Hand, die sich etwa auf Höhe des Pos befindet. (Ihre Daumen sollten bei der Übergabe zueinander zeigen.) Lassen Sie den Reifen mit der vorderen Hand los, sodass er – immer noch in aufrechter Position – nur noch von der hinteren Hand gehalten wird.

Funkeln

Beginnen Sie mit dem Reifen vor Ihrem Körper, führen Sie ihn über den Kopf nach hinten zurück, um ihn am Po abprallen zu lassen und von dort wieder nach vorne zu den Oberschenkeln zu bringen.

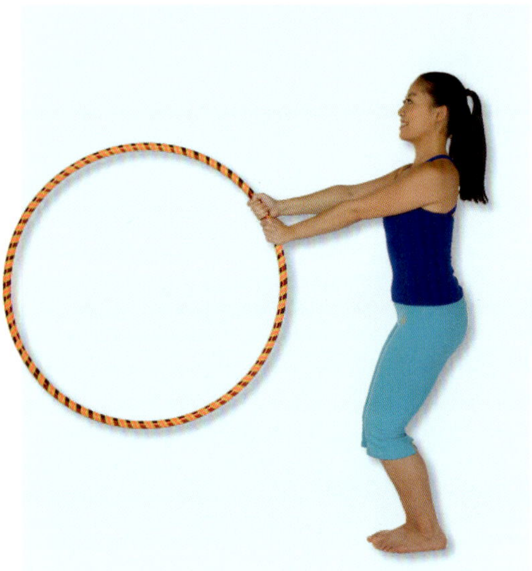

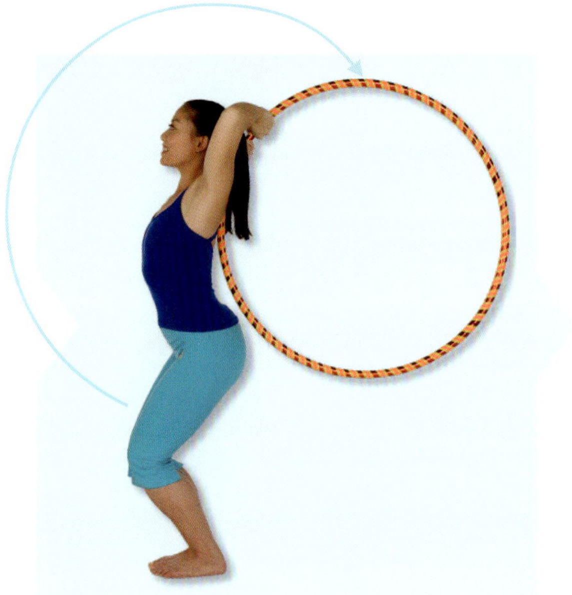

1 Halten Sie den Reifen mit beiden Händen senkrecht vor dem Körper. Ihre Hände sollten eng nebeneinanderliegen und der kleine Finger der einen Hand den Daumen der anderen berühren. Ihre Füße berühren einander ebenfalls, die Knie sind leicht gebeugt.

2 Schwingen Sie den Reifen nun über den Kopf nach hinten. Strecken Sie den Po heraus, um dem Reifen eine Fläche zu bieten, von der er abprallen kann.

TANZ-TIPP

Bringen Sie den Körper in eine elegante S-Form, indem Sie die Knie beugen und ein Hohlkreuz machen, während der Reifen Ihr Gesäß berührt.

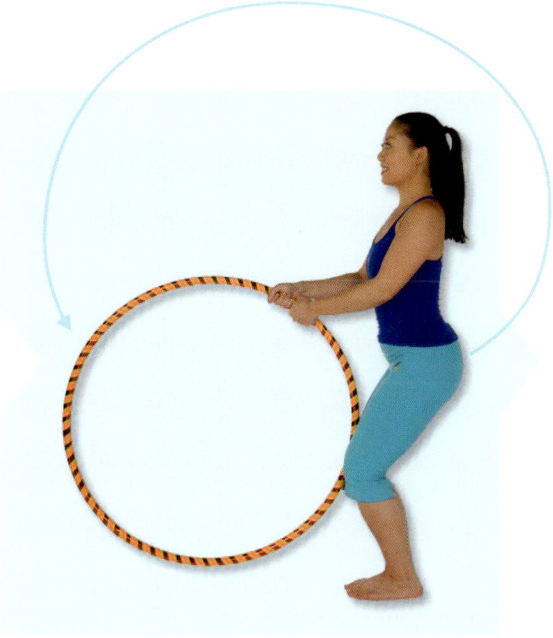

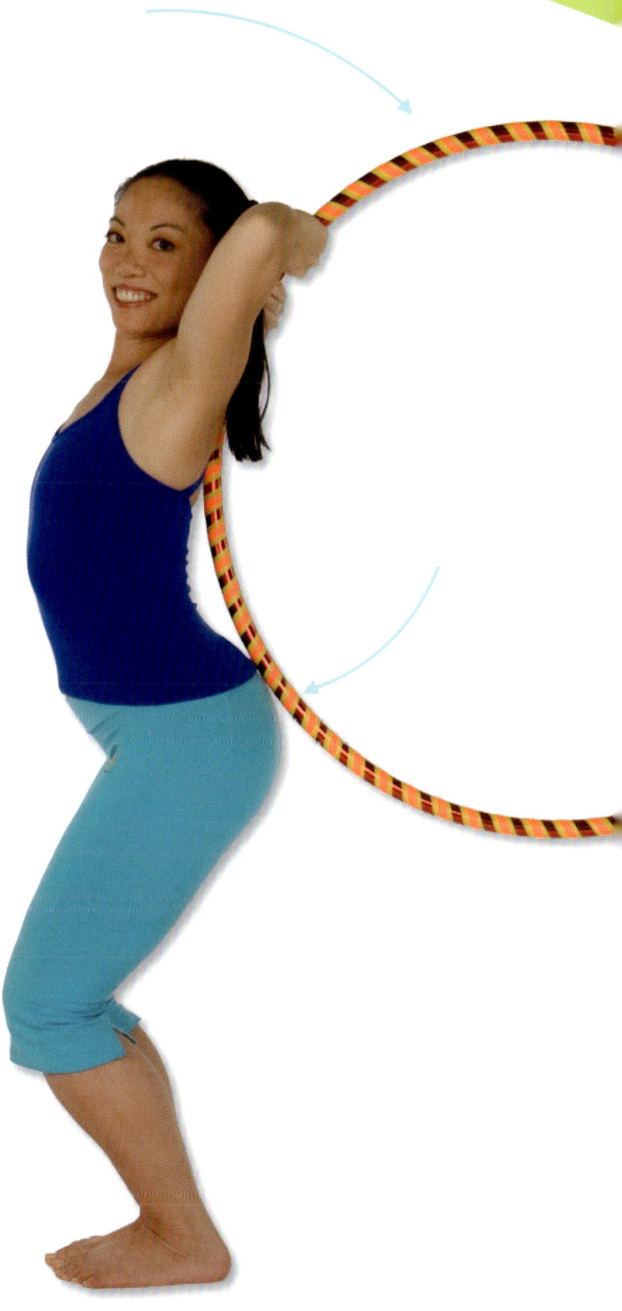

3 Danach bringen Sie den Reifen wieder über den Kopf zurück in seine Ausgangsposition. Wenn er sich nach unten bewegt, gehen Sie etwas tiefer in die Knie, pressen die Oberschenkel fest zusammen und lassen den Reifen von der so gebildeten Fläche abprallen. Daraufhin macht er sich wieder auf den Weg nach oben und über den Kopf.

Karussell

Benutzen Sie Ihren Fuß, um den waagerecht gehaltenen Reifen um Ihren Körper herumzubewegen.

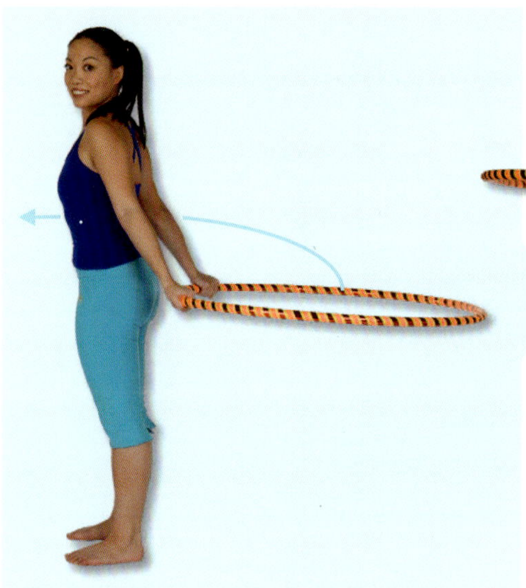

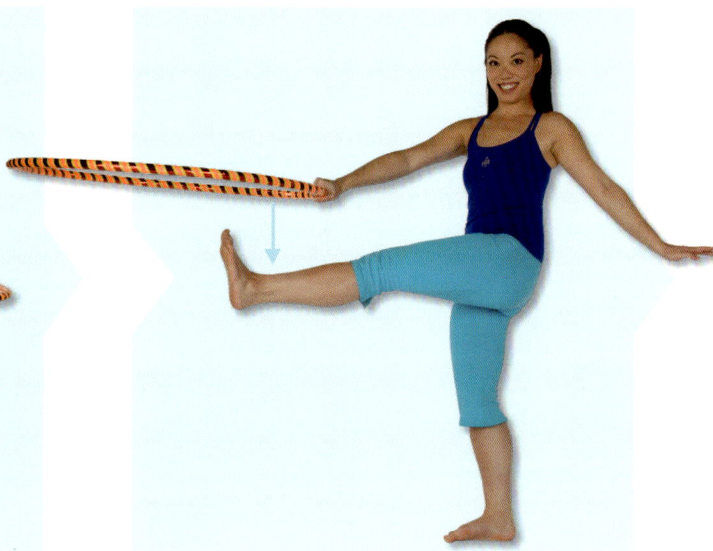

1 Beginnen Sie in NEKTAR (Seite 80–81). Während Sie den Reifen vor den Körper bringen, spannen Sie Ihre Bauch- und Beinmuskeln an, um das Bein, das sich gegenüber dem Reifenarm befindet, zu heben und nach vorne zu strecken.

2 Formen Sie einen Haken für den Reifen, indem Sie den Fuß des gehobenen Beins anwinkeln und die Zehen in Richtung Schienbein ziehen.

TANZ-TIPP

Es macht Spaß, direkt auf das KARUSSELL den HORIZONTALEN LUFTHAUCH (Seite 98–99) folgen zu lassen, den man wunderbar mehrmals hintereinander ausführen kann. Probieren Sie's aus!

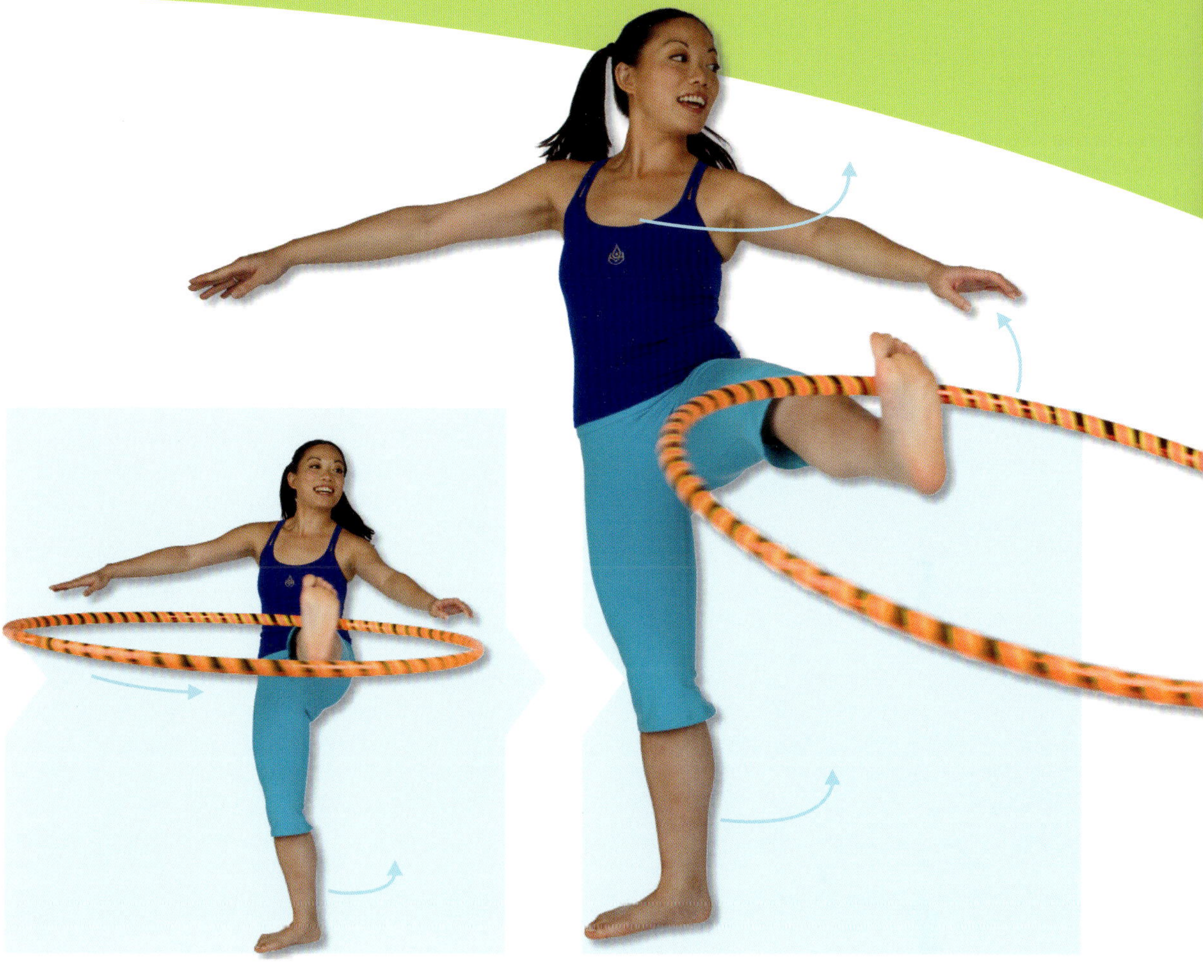

3 Legen Sie den Reifen nun so auf dem Fuß ab, dass er von dem durch den Knöchel gebildeten Haken gehalten wird, und bewegen Sie das Bein sofort in die Drehrichtung des Reifens, damit er nicht herunterfällt. Schwingen Sie das Bein zur Seite und drehen Sie sich zugleich mit dem ganzen Körper mit, indem Sie auf dem Standbein hüpfen.

4 Bringen Sie das Bein nur so weit zur Seite, wie es Ihnen möglich und für Sie noch angenehm ist.

5 Wenn Ihr Fuß den Reifen nicht mehr weitertragen kann, ergreifen Sie ihn von oben (die Handfläche zeigt nach unten) und führen Sie ihn hinter dem Rücken zurück nach vorne, sodass er eine volle Umdrehung um den Körper macht.

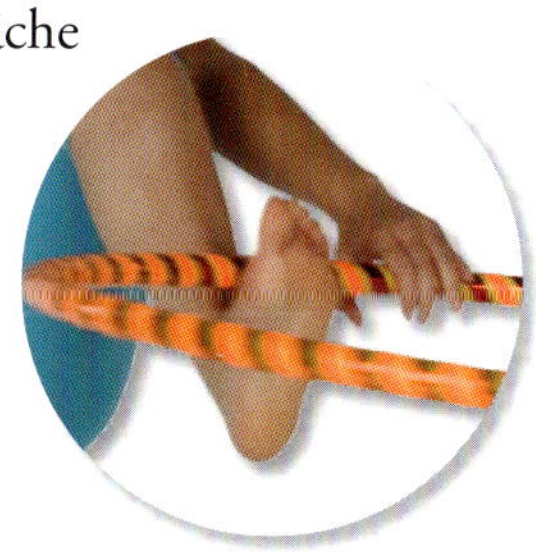

Bingo

Bingo ist wie KARUSSELL, nur dass Sie Ihr Knie benutzen, um den Reifen einzuhängen und waagerecht um den Körper zu tragen.

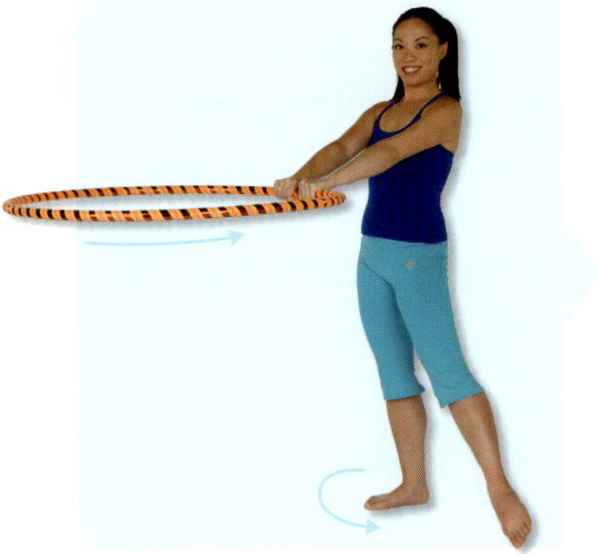

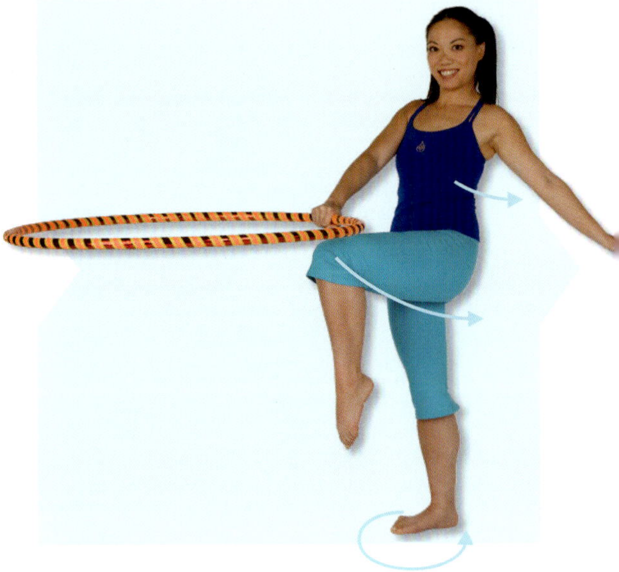

1 Beginnen Sie in NEKTAR (Seite 80–81). Bauen Sie Schwung auf, indem Sie Ihren Körper mit kleinen Schritten in dieselbe Richtung drehen, in die sich auch der Reifen bewegt.

2 Wenn Sie den Reifen in der rechten Hand halten, ziehen Sie das linke Knie an (und umgekehrt). Heben Sie es möglichst weit nach oben, da es als Haken für den Reifen dienen soll. Drehen Sie sich weiterhin im Kreis.

Aufgepasst!

BINGO kann schwindelig machen. Fangen Sie langsam mit wenigen Umdrehungen an und atmen Sie tief ein und aus. Um das Schwindelgefühl weiter zu reduzieren, fixieren Sie einen Gegenstand im Raum, zu dem Ihr Blick nach jeder Rotation zurückkehrt.

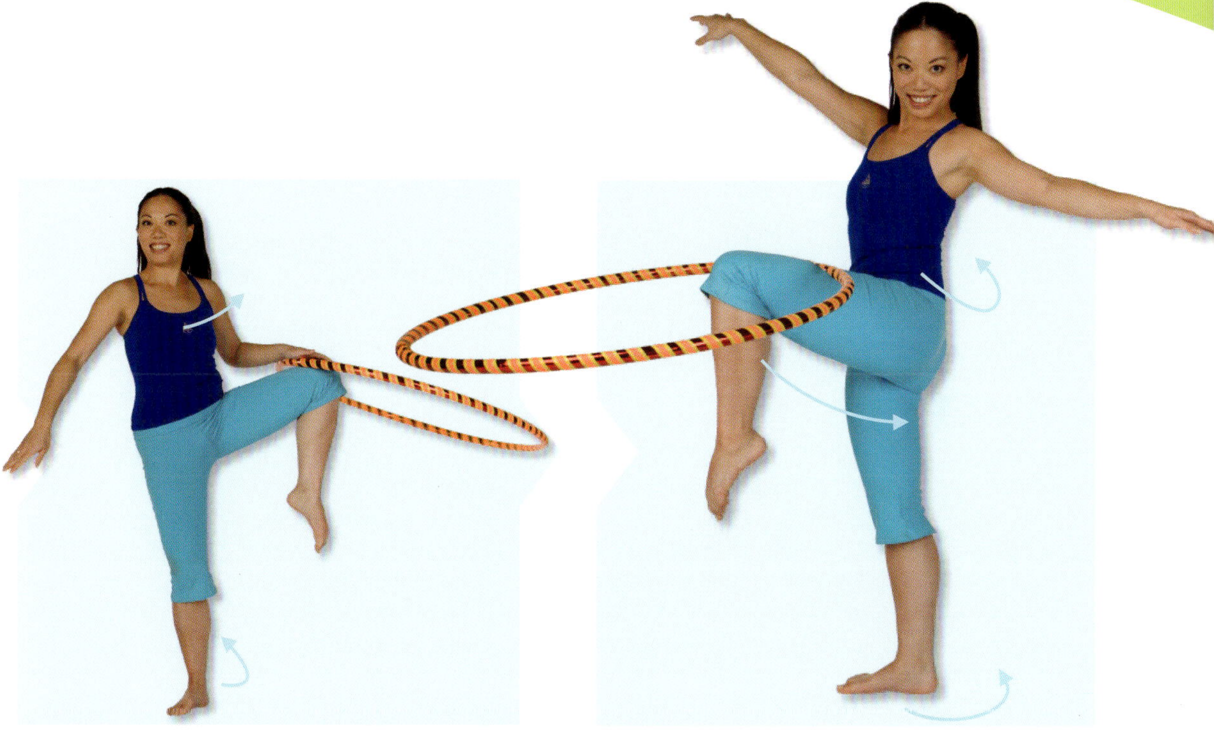

3 Legen Sie den Reifen so über das Knie, dass er auf Ihrem Oberschenkel ruht. Halten Sie den Reifen zunächst noch mit einer Hand fest, um ein Gefühl für die richtige Position zu bekommen.

Auf dem Standbein hüpfend, versuchen Sie nun, möglichst lange um die eigene Achse zu rotieren, während Sie den Reifen dabei auf dem angewinkelten Bein um den Körper balancieren.

4 Lassen Sie die Hand los! Sie müssen sich *schnell* drehen, damit der Reifen nicht herunterfällt. Versuchen Sie, ihn möglichst waagerecht zu halten, wenn er frei am Knie schwingt. Wenn Sie sich nicht mehr weiterdrehen können, nehmen Sie den Reifen in die Hand und senken das Knie.

• Je häufiger Sie üben, desto besser klappt es auch mit dem Gleichgewicht.

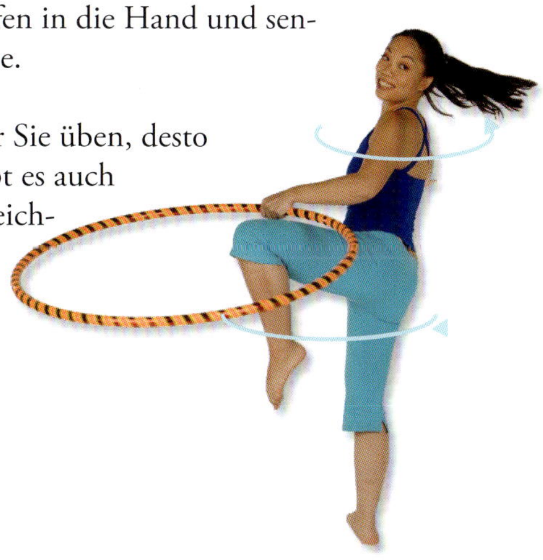

Klimpern

Bei KLIMPERN dreht sich der Reifen um den gebeugten Ellenbogen auf einer Fläche, die durch Ober- und Unterarm gebildet wird.

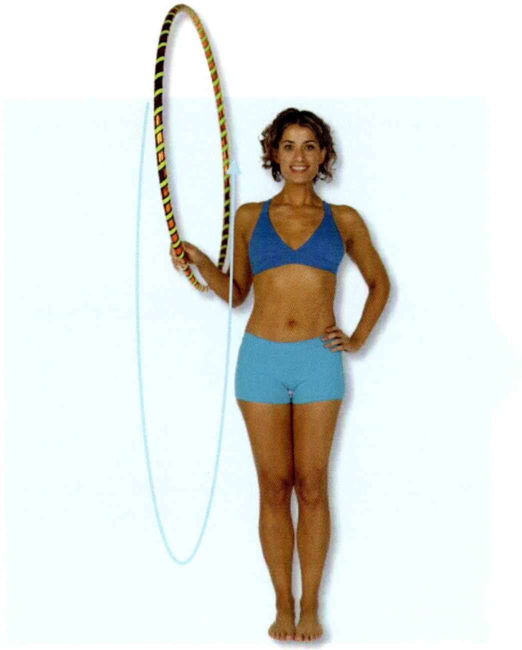

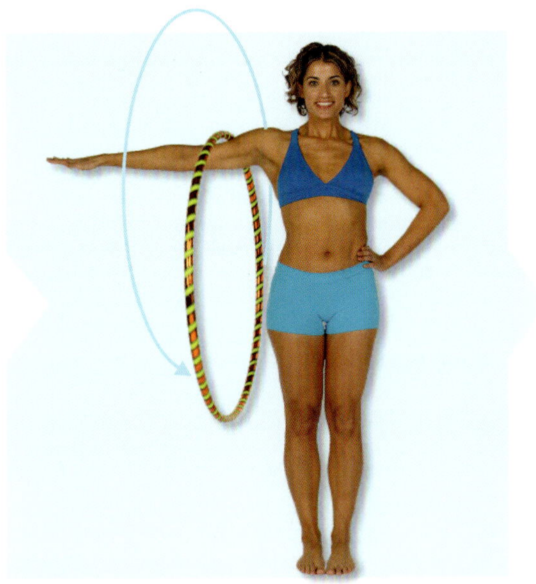

1 Beginnen Sie im ZIRKEL (Seite 78–79), lassen Sie den Reifen aber seitlich neben dem Körper kreisen und nicht davor. Beschleunigen Sie jetzt die Rotation des Reifens.

2 Strecken Sie den ganzen Arm durch den Reifen, bis er um Ihren Oberarm rotiert. Halten Sie die Rotation des Reifens aufrecht, indem Sie ihn mit dem Oberarm immer wieder kräftig antreiben, wobei die Bewegung aus der Schulter kommen muss.

Visualisierung

▶ Stellen Sie sich vor, es ist ein Pinsel an Ihrem Ellenbogen befestigt, mit dem Sie eine hochovale Form zeichnen.

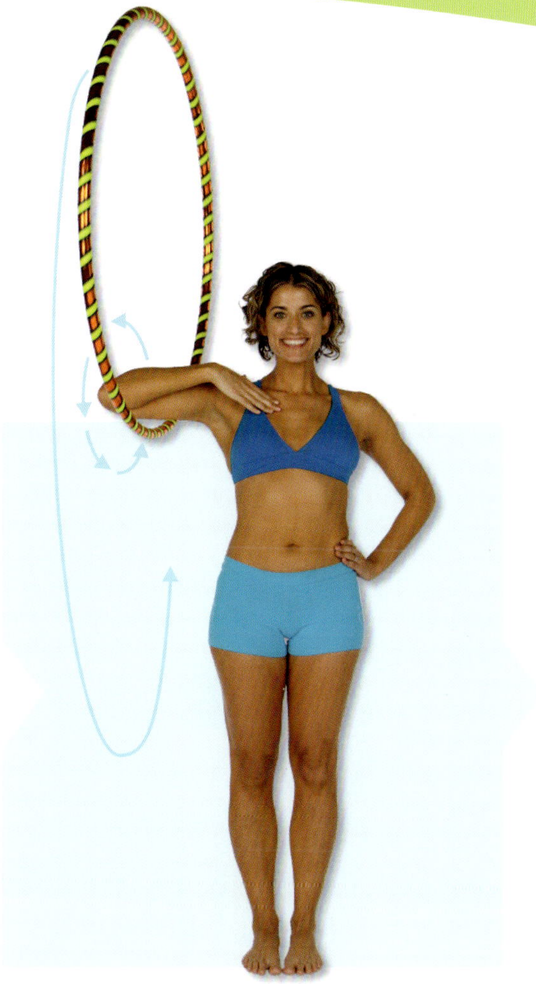

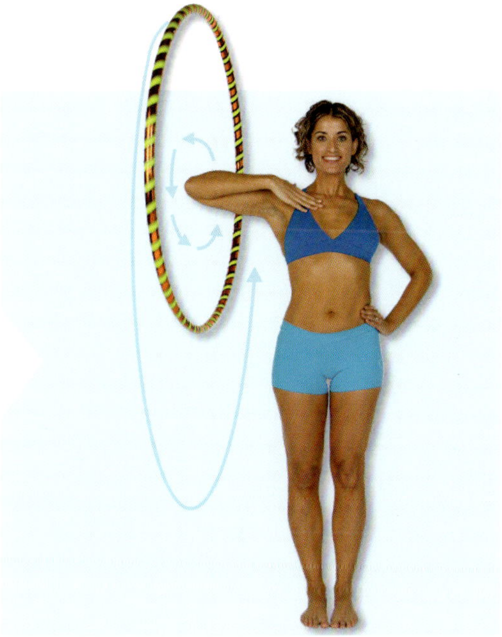

3 Wenn Sie so weit sind, beugen Sie den Unterarm und führen Sie die Hand zur Schulter. Ihr Ellenbogen zeigt zur Seite, die Spitze ist dabei leicht nach oben geneigt. Experimentieren Sie ein wenig, bis Sie den richtigen Winkel finden.

4 Halten Sie den Reifen weiterhin kontinuierlich in Bewegung, indem Sie ihn mit dem gebeugten Arm immer wieder dann weitertreiben, wenn Sie seinen Druck auf der Haut spüren. Um die Übung zum Abschluss zu bringen, öffnen Sie einfach die Hand und ergreifen die Reifeninnenseite. Machen Sie dann mit dem ZIRKEL weiter.

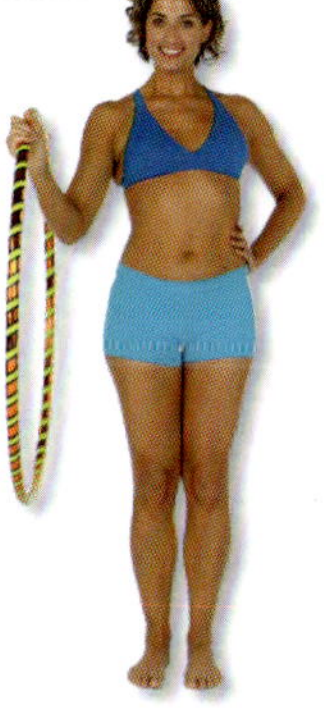

• Üben Sie das KLIMPERN auf beiden Seiten und probieren Sie dabei, den Reifen sowohl im Uhrzeiger- als auch gegen den Uhrzeigersinn laufen zu lassen.

Schleuder

Werfen Sie den Reifen mit dem Ellenbogen in die Luft.

Anmerkung: Achten Sie darauf, diese Übung nur draußen zu trainieren bzw. an einem Ort, der nach oben hin ausreichend Freiraum bietet.

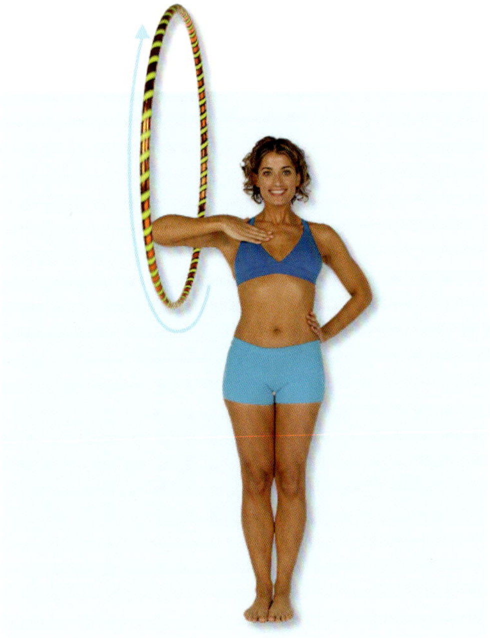

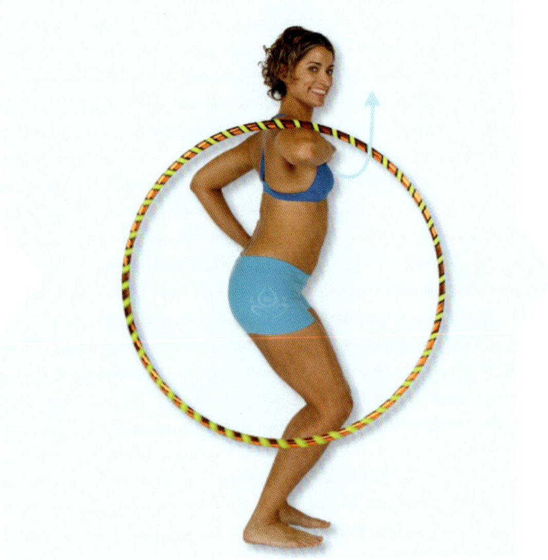

1 Beginnen Sie mit der Übung KLIMPERN. Beobachten Sie, wie der Reifen um den Ellenbogen kreist, um zu erkennen, wann seine Aufwärtsbewegung einsetzt. Sobald er seinen tiefsten Punkt erreicht hat, spüren Sie seinen Zug an der Oberseite Ihres Arms. Ist er ganz oben, spüren Sie ihn an der Unterseite des Arms.

2 Wenn Sie das nächste Mal den Reifen oben am Arm spüren, führen Sie mit dem Ellenbogen eine u-förmige Bewegung aus, indem Sie ihn kurz nach unten ziehen und dann gerade nach oben drücken. Verleihen Sie diesem Stoß ein wenig zusätzliche Power, indem Sie in die Knie gehen.

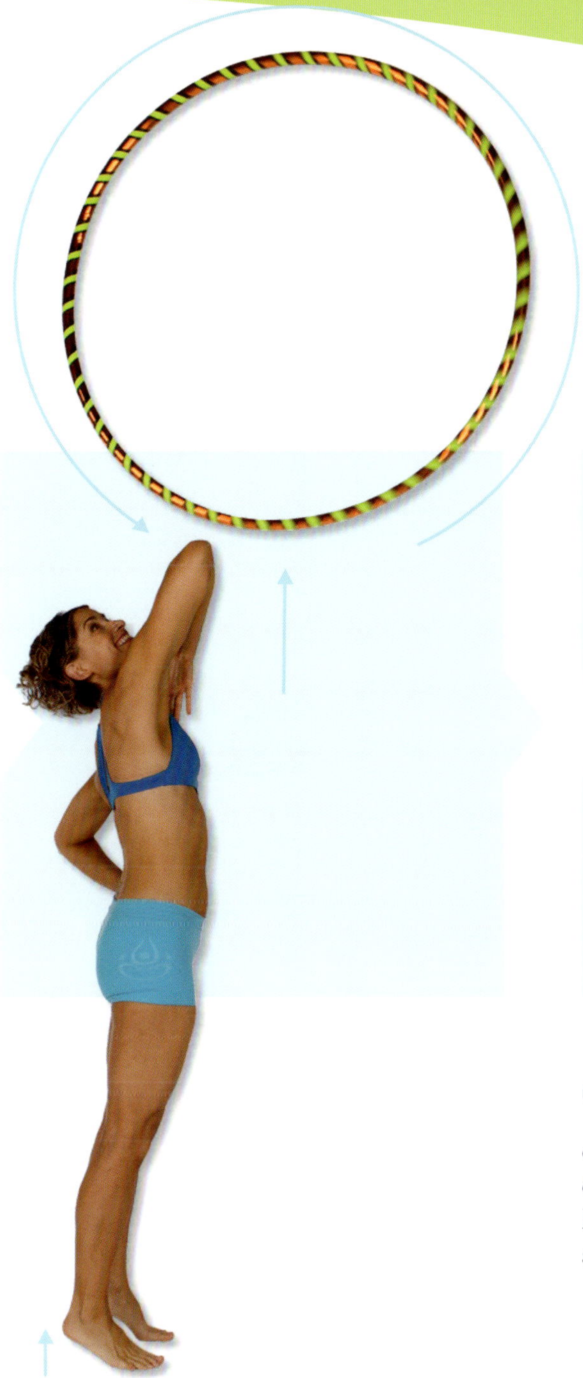

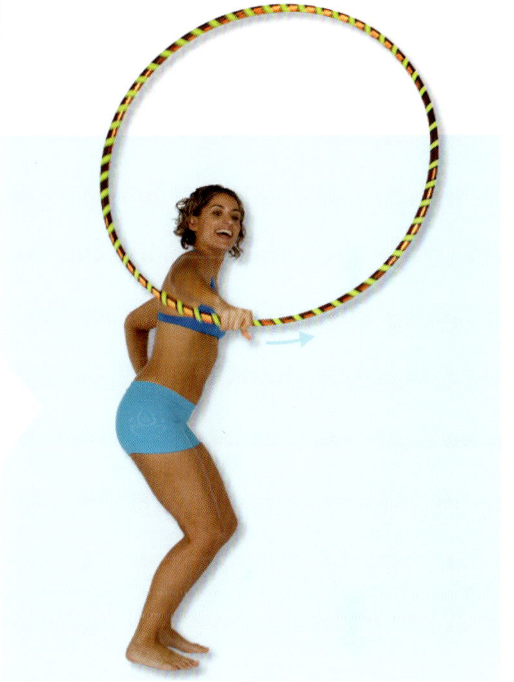

4 Fangen Sie den Reifen mit der Hand und achten Sie darauf, seine Innenseite zu fassen zu bekommen. Bewegen Sie die Hand in die Drehrichtung des Reifens, um den Aufprall abzufedern. Aus dieser Position heraus ergibt sich der ZIRKEL praktisch von selbst.

3 Schleudern Sie den Reifen vom Ellenbogen weg geradewegs hoch in die Luft. Schnellen Sie dabei gleichzeitig mit dem gesamten Körper nach oben.

Glitzern

Werfen Sie den Reifen auf einer kreisförmigen Bahn so unter der Achsel hindurch nach oben, dass er über Ihre Schulter fliegt und vor dem Körper wieder in Empfang genommen werden kann.

Anmerkung: Die folgenden Anweisungen gelten für Rechtshänder. Linkshänder führen die Übung spiegelverkehrt aus.

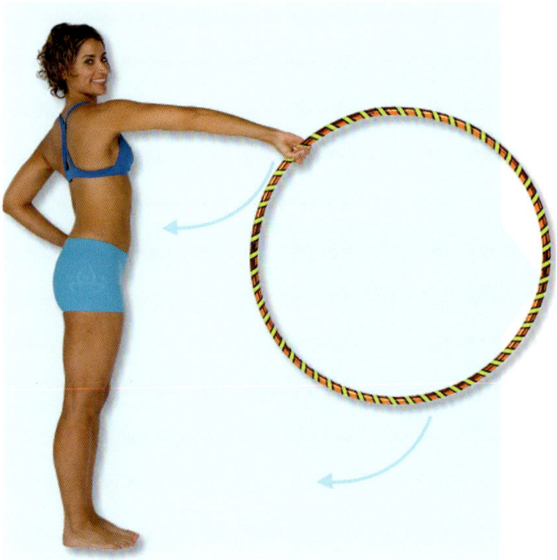

1 Beginnen Sie in der KRIEGER-Position (Seite 84–85) und halten Sie den Reifen dabei in der rechten Hand. Während er zurück an Ihre rechte Seite schwingt, drehen Sie das Handgelenk ein wenig, damit er gerade unter Ihrem rechten Arm hindurchgleiten kann.

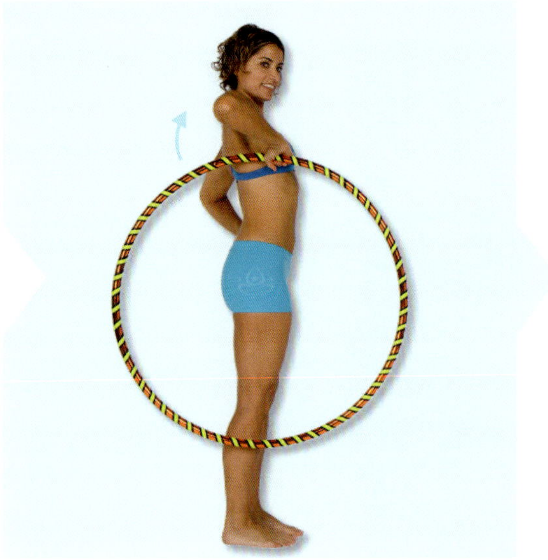

2 Bringen Sie den Reifen unter die rechte Achsel und strecken Sie die Hand so weit wie möglich zurück, bevor Sie ihn freigeben.

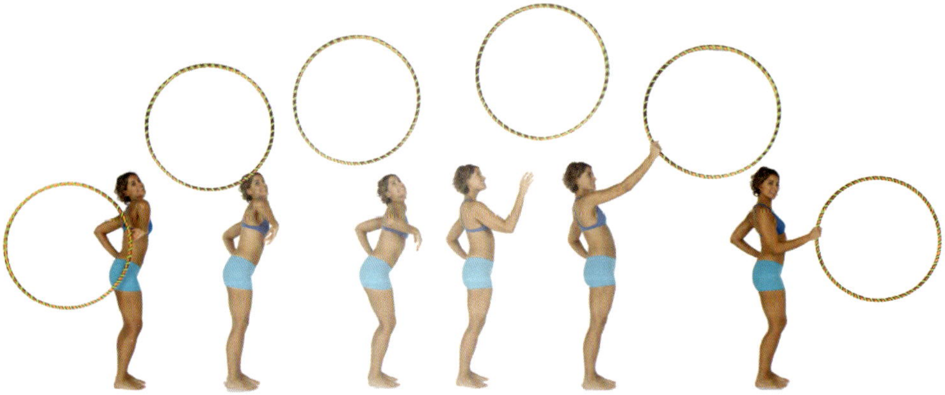

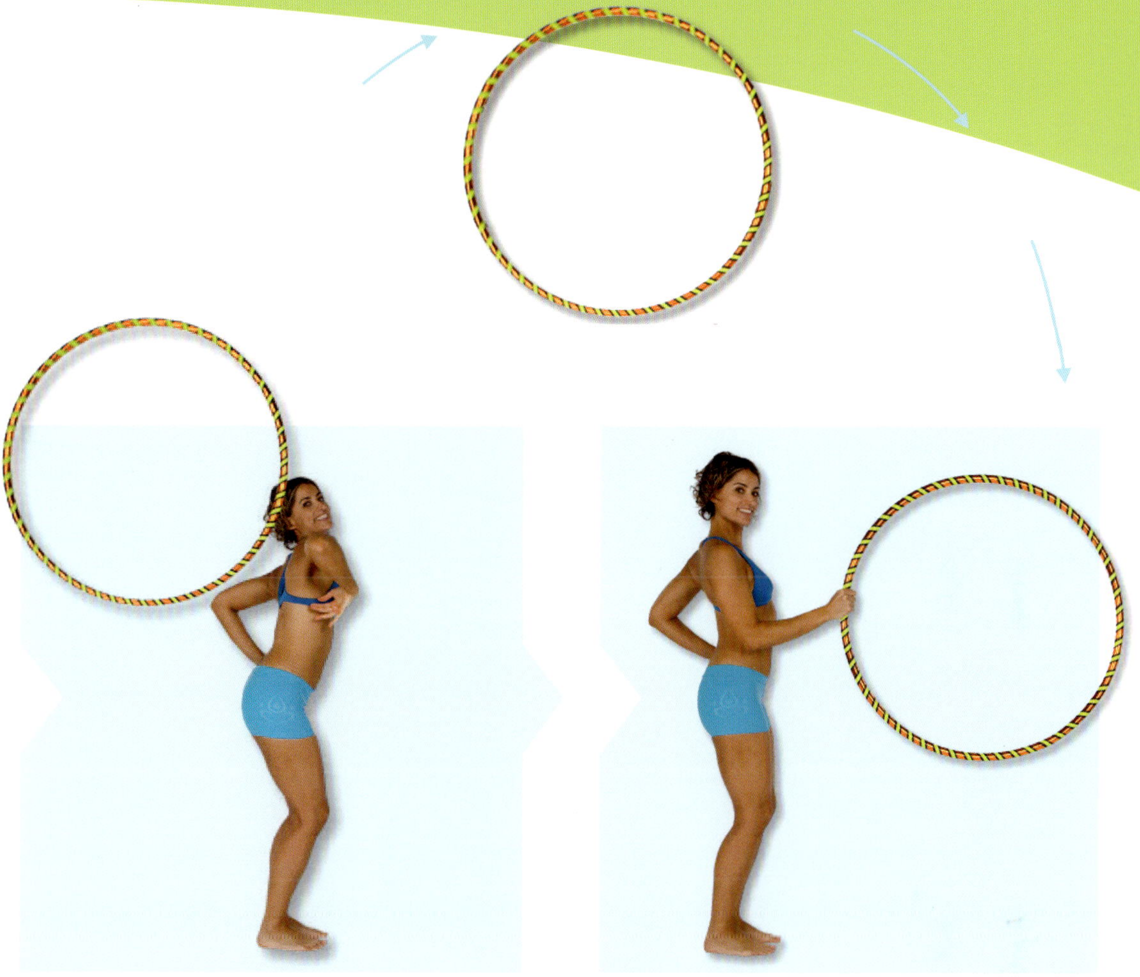

3 Helfen Sie beim Loslassen des Reifens mit den Fingern ein wenig nach, damit er mehr Drall und Schwung erhält. Der Reifen sollte hinter und über Ihre rechte Schulter hinwegfliegen, sodass er vor dem Körper ankommt. Es kann hilfreich sein, sich im Moment des Loslassens nach vorne zu lehnen, damit die Schwerkraft den Reifen nach vorne zieht.

4 Strecken Sie die Hand aus und fangen Sie den Reifen in der Abwärtsbewegung auf. Fassen Sie ihn von außen, das heißt, der Daumen zeigt nach oben.

TANZ-TIPP

Nach GLITZERN wird der Reifen elegant neben dem Körper in den ZIRKEL (Seite 78–79) zurückkehren. Wippen Sie mit den Füßen zum Takt der Musik.

Waage

Legen Sie den Reifen auf eine Schulter und drehen Sie sich dabei im Kreis. Nutzen Sie den Schwung Ihres Körpers, um den Reifen möglichst waagerecht zu halten.

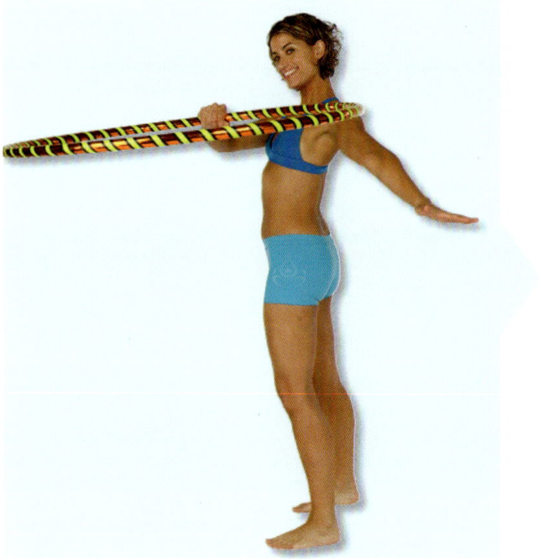

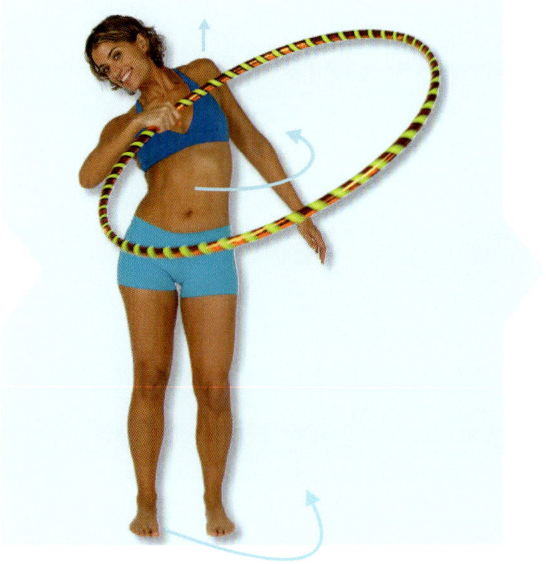

1 Entscheiden Sie sich für eine Schulter – am besten die, die Sie höher heben können. Nehmen Sie den Reifen nun in die andere Hand, halten Sie ihn waagerecht und führen Sie ihn zur ausgewählten Schulter, als wollten Sie die PERLE (Seite 82–83) ausführen.

2 Neigen Sie die andere, schwächere Schulter in Richtung Boden und heben Sie die starke Seite, die nachfolgend eine »Ablage« für den Reifen bilden soll.

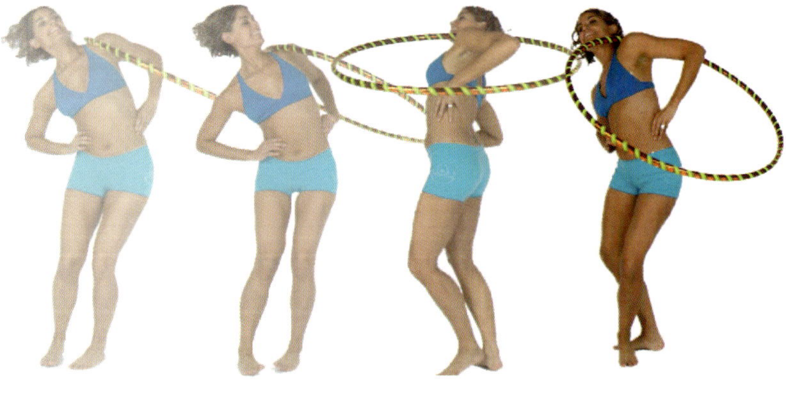

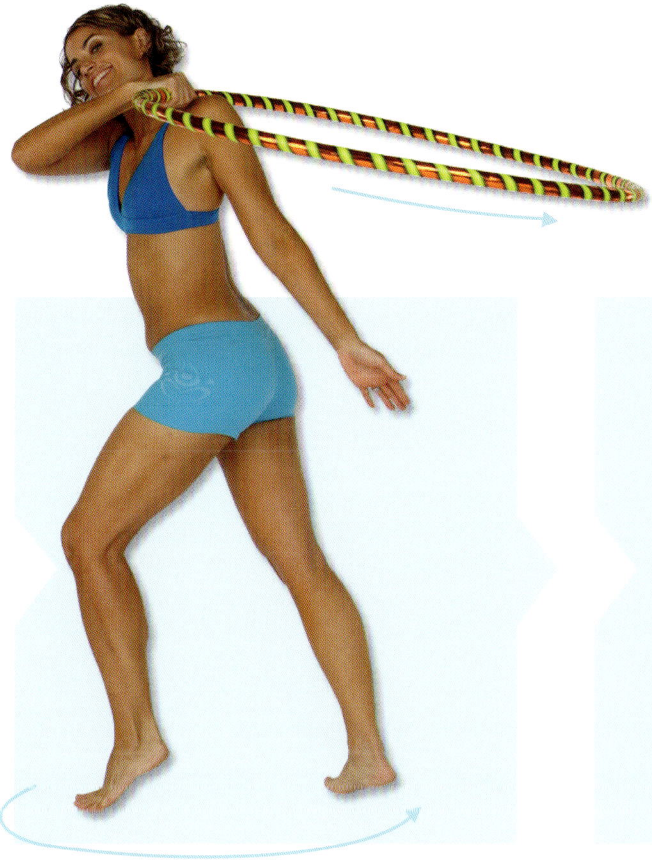

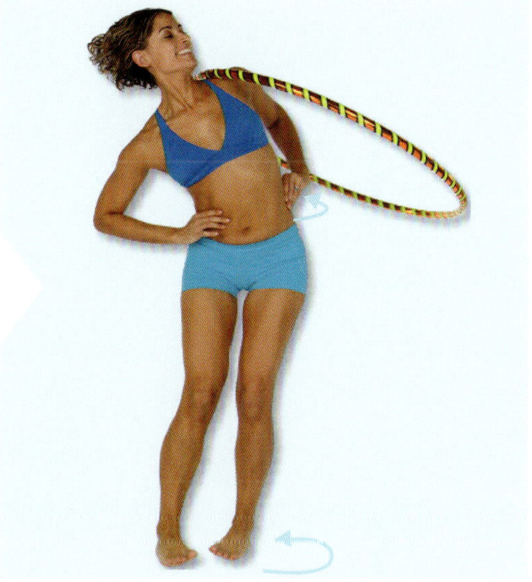

3 Legen Sie den Reifen nun darauf ab und nehmen Sie die Hand dann weg. Beginnen Sie sofort damit, sich mit kleinen schnellen Schritten im Kreis zu drehen.

4 Je schneller Sie um die eigene Achse rotieren, desto waagerechter wird sich der Reifen halten können. Stellen Sie sich vor, es befände sich ein wertvolles Schmuckstück auf Ihrer Schulter, das unter keinen Umständen herunterfallen darf!

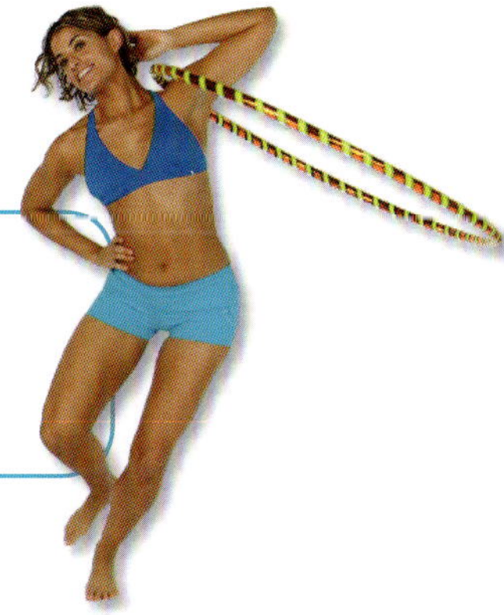

Variation

Wenn es Ihnen nicht gelingt, den Reifen auf der »Ablage« zu halten, legen Sie eine Hand seitlich an den Kopf und bilden Sie mit Ihrem ganzen Arm eine fixierende Öse.

Raus ins Leben!

Wenn Sie viele Freunde haben, dann haben Sie ihnen sicher schon von Hula-Hoop erzählt. Bestimmt haben Sie den einen oder anderen bereits dazu überreden können, es einmal auszuprobieren; vielleicht haben Sie auch schon einen dazu gebracht, sich einen Reifen zu kaufen, oder haben selbst sogar schon ein wenig Unterricht erteilt. Wenn nicht, dann sollten Sie es einmal in Erwägung ziehen! Der Reifen wirkt auf viele Menschen faszinierend. Man kann mit ihm auf Partys leicht das Eis brechen. Manchmal können gerade diejenigen, von denen man am allerwenigsten Experimentierfreude und laszive Hüftschwünge erwartet, den Reifen dann gar nicht mehr aus der Hand legen – vermutlich auch gerade weil sie es sind, die am dringendsten ein bisschen Spaß und Freude in ihrem Leben brauchen können.

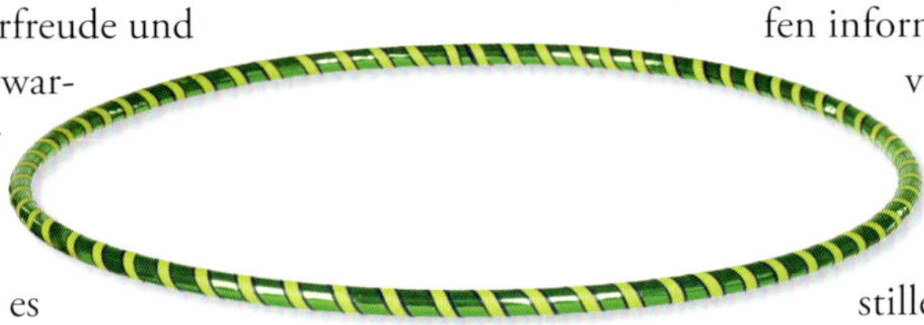

Falls Sie Ihren Freundeskreis vergrößern möchten, öffnet Ihnen Hula-Hoop ebenfalls viele Türen. Möglicherweise gibt es in Ihrer Stadt ja schon eine Hula-Hoop-Gruppe, in der man im vertrauten Kreis übt, neue Bewegungen und Tricks austauscht und der gemeinsamen Leidenschaft nachgeht. Alle Hula-Hoop-Gruppen, denen ich jemals begegnet bin, bestehen aus freundlichen und entspannten Menschen, die jedem Neuankömmling aufgeschlossen und hilfsbereit begegnen. In der Regel ist so eine Gruppe ein bunt zusammengewürfelter Haufen von Leuten mit unterschiedlichem Leistungsniveau, Körperbau und beruflichem Hintergrund. Hooping.org, das international bekannte Internetportal, listet alle aktiven Gruppen im englischsprachigen Raum inklusive ihrer Kontaktdaten auf. Vielleicht besuchen Sie die Website einmal, um Kontakt zu anderen Hoopern aufzunehmen und sich über die neuesten Trends der Hula-Hoop-Welt auf dem Laufenden zu halten.

Wenn es keine Gruppe in Ihrer Nähe gibt, könnten Sie ja vielleicht selbst eine gründen! Am einfachsten gelingt Ihnen das, wenn Sie – am besten mit einigen anderen Hoopern, die Sie bereits kennen – in einen Park oder auf einen anderen weitläufigen Platz gehen, ausgestattet mit mehreren Extrareifen und transportabler Musikanlage. Schon kurz darauf werden die ersten Passanten fasziniert stehen bleiben, und möglicherweise werden schon bald einige von ihnen zu Ihren neuen Freunden zählen. Lassen Sie sich ihre E-Mail-Adressen geben, sodass Sie sie über weitere Treffen informieren können. Und voilà: Eine neue Hula-Hoop-Gruppe wurde ins Leben gerufen!

Nun, da Sie aus dem stillen Kämmerlein herausgetreten sind, werden Sie plötzlich feststellen, wie viele Menschen mit bunten, neonfarbenen Reifen die Straße entlanglaufen – ähnlich wie viele bereits mit Yoga-Matten unterwegs sind. Veranstaltungen wie Musik- und Theaterfestivals oder Konzerte sind tolle Anlässe, um den Reifen mitzubringen und andere Hooper kennenzulernen. Jedes Jahr finden mehr Veranstaltungen statt, bei denen Hula-Hoop im Mittelpunkt steht – dazu zählen beispielsweise Workshops und Zusammenkünfte wie Hoop Path und Hoop Convergence in North Carolina oder das Hoop Camp in Kalifornien. Solche Veranstaltungen geben Ihnen nicht nur die Gelegenheit, Gleichgesinnte zu treffen, sondern auch gemeinsam mit Hula-Hoop-Koryphäen wie Hoopaliscious, Spiral, Baxter und Bunny Hoop Star (aus Australien) zu trainieren.

Wer weiß, ob Hula-Hoop ohne die Hilfe des Internets ein derart internationales Phänomen geworden wäre. In Online-Netzwerken wie Facebook und tribe.net haben etliche Hooper

Der Auftritt als EREIGNIS

Es gibt für Sie weder Grund noch Eile, Ihre Reifenkünste auf einer Bühne zu präsentieren. Aber ich möchte gerne einige Einsichten mit Ihnen teilen, die ich selbst bei öffentlichen Performances gewonnen habe. Als ich 2005 wöchentlich in der größten Disco in San Francisco auftrat, blickte ich jedes Mal von der Bühne herunter auf die vielen Menschen unter mir, die sich die Seele aus dem Leib schrien und mir ihre Hände entgegenstreckten. Ich empfand eine intensive Verbindung zum archaisch wummernden Bass und begann mit dem Publikum zu interagieren – und dabei entdeckte ich eine Seite in mir, von der ich gar nicht wusste, dass ich sie überhaupt besaß. Ich musste nicht nur meine Angst überwinden, mich in aller Öffentlichkeit darzustellen, sondern ich musste auch erst einmal lernen, mit dem Jubel und der Begeisterung umzugehen, die ich auslöste.

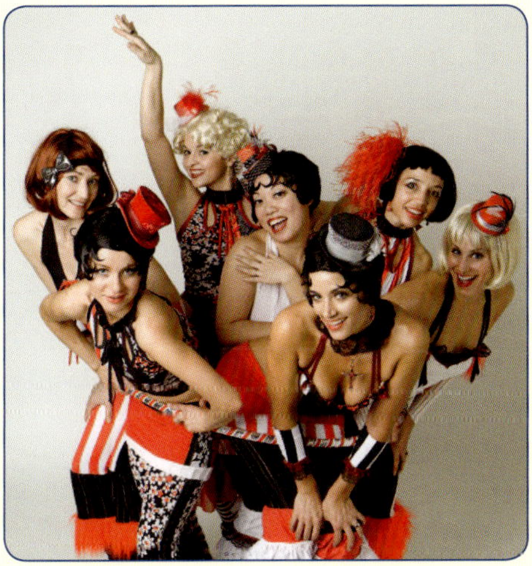

The HoopGirl Allstars

Ich begriff plötzlich, dass es auf der Bühne darum ging, dem Publikum Energie zu schenken, und so begann ich damit, spezielle Gefühlszustände zu vermitteln – indem ich zum Beispiel Freude, Liebe, Hoffnung und Glaube zum Ausdruck brachte. Die wichtigste Erkenntnis, die ich gewann, war, dass die Eigenschaften, die man auf der Bühne zur Schau stellt – Mut, Haltung, das Wissen, wie man trotz kleiner Ausrutscher »sein Ding einfach durchzieht«, sowie der Aufbau einer echten Verbindung zu seinen Mitmenschen –, Fähigkeiten sind, die man auch in jedem anderen Umfeld benötigt, um positiv in Erscheinung zu treten und erfolgreich zu sein.

Sobald Sie verschiedene Bewegungen miteinander kombinieren und mit dem einen oder anderen Richtungswechsel garnieren können, können Sie auch auftreten! Treten Sie vor dem Spiegel auf! Treten Sie beim gemeinsamen Training vor Ihren Hula-Hoop-Freunden auf! Es spielt keine Rolle, wie viele Tricks Sie kennen – wichtig ist nur, dass Sie Ihre Freude und Ihre Begeisterung nach außen sichtbar machen. Strahlen Sie die Begeisterung aus, die Sie empfinden, und Sie werden stets Anerkennung und neue Begeisterung ernten. Nutzen Sie also die positiven Gefühle, die Ihnen das Hooping beschert, entfesseln Sie den Entertainer in sich und zeigen Sie allen, was für eine einzigartige Person Sie sind! Bedienen Sie sich Ihrer Haltung und Ihrer Atmung, um Eigenschaften wie Stärke und Mut, Unschuld und Staunen oder Seelenruhe und Allverbundenheit darzustellen.

Nutzen Sie Augen und Mund, um Überraschung, Freude, Sinnlichkeit oder Sehnsucht zum Ausdruck zu bringen. Erzählen Sie jede Geschichte, die sich für Sie glaubwürdig anfühlt – vor anderen aufzutreten und zu tanzen ist im Prinzip nichts anderes als eine neue Art, eine Geschichte zu erzählen.

Neurowissenschaft bei Tag, Hula-Hoop bei Nacht

TAGSÜBER BIN ICH WISSENSCHAFTLICHE MITarbeiterin am Neurowissenschaftlichen Institut der University of California in Berkeley. In meinem Labor erforschen wir das menschliche Gedächtnis mithilfe von Verhaltenstests und Gehirnscans. Dabei muss man natürlich konzentriert und methodisch vorgehen. Meine Arbeit fasziniert mich, aber leider sitze ich meist viel zu lange vor dem Computer.

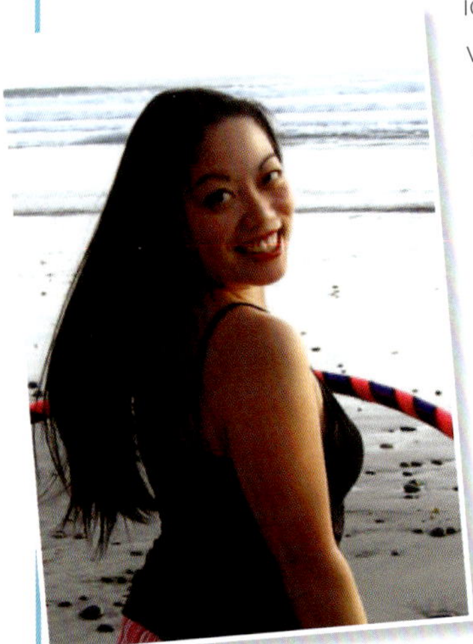

Während die Arbeit im Labor meinen Verstand fordert, stellt Hula-Hoop eine Herausforderung für meinen Körper dar. Wenn ich von meinem Stuhl aufstehe und den Reifen in meinem Büro kreisen lasse, verschwindet die Taubheit aus meinen Gliedern und ich stelle wieder eine Verbindung zu meinem Körper her. Nachdem ich etwa ein Jahr lang Hula-Hoop ernsthaft (und doch verspielt) praktiziert hatte, lud mich Christabel ein, ihrer Showtruppe, den HoopGirl Allstars, beizutreten. Zusätzlich zu meinen Solo-Trainingsstunden übe ich daher zwei Stunden wöchentlich mit der Gruppe und trete mit ihr fast jede Woche auf Partys und in Diskotheken auf.

Für mich als Mittdreißigerin mit einem anspruchsvollen Beruf sind die Zeiten der Kneipenbesuche und Partys schon lange vorbei. Meine Berufskleidung ist praktisch und unauffällig: Ich trage fast täglich Jeans. Hoopdancing ist für mich eine gute Gelegenheit, mich einmal komplett zu verwandeln – indem ich mich auffällig schminke, falsche Wimpern anlege und extravagante Kostüme trage. Durch ein bisschen Verkleidung – aber auch mithilfe weiterer Accessoires – kann ich auch meine verspielte Seite ausleben. Mit falschen Locken und bedächtigen, anmutigen Armbewegungen werde ich zur glamourösen Göttin. Wenn ich meinen Kopf kokett zur Seite neige, eine Bubikopf-Perücke trage und dabei Charleston-Schritte mache, verwandle ich mich in eine kesse Tanzmaus der 1920er-Jahre. Oder ich kann durch die Gegend schwirren und meinen Reifen herumwirbeln, um wie Tinker Bell Feenstaub zu verteilen.

Für einen Fachidioten wie mich ist Hula-Hoop die ideale Möglichkeit, meinen Körper ebenso wie mein Vorstellungsvermögen immer wieder neu zu trainieren.

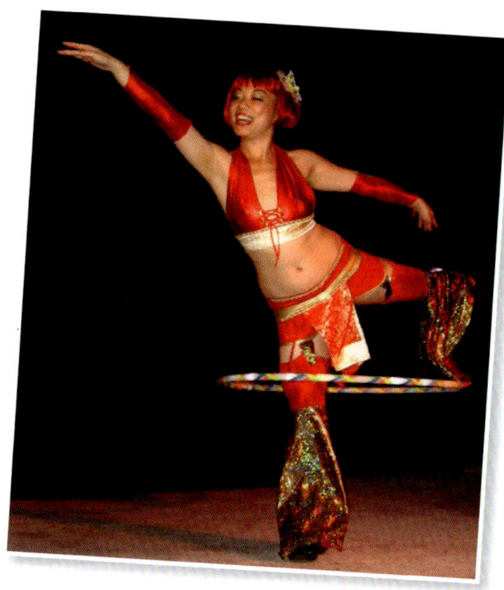

Name: Natasha
Beruf: Neurowissenschaftlerin

spezielle Gruppen gegründet, die sich mit Hula-Hoop und verwandten Themen befassen, angefangen bei Kleidung und Tricks bis zu Musik und spirituellen Erlebnissen. YouTube und andere beliebte Seiten bergen im wahrsten Sinne des Wortes Tausende von Hula-Hoop-Videos. Hooper nutzen diese Online-Clips, um Bewegungsabläufe zu studieren und neue Kombinationen zu präsentieren. Ich bin immer wieder erstaunt, wenn ich zum Beispiel ein Video von einer Frau aus Finnland oder Alaska entdecke, die sich ihr gesamtes Hula-Hoop-Know-how ausschließlich über das Internet angeeignet hat.

Insgesamt wäre ich überrascht, wenn Hula-Hoop Ihren Freundeskreis nicht erweitern würde, das heißt, sofern Sie das auch wollen. Auch bei Hula-Hoop gilt: Geteilte Freude ist doppelte Freude. Man wird experimentierfreudiger, lässt sich leichter zum einen oder anderen frechen Hüftschwung hinreißen und hat einfach mehr Spaß. Beim gemeinsamen Hoopen fliegen die Stunden nur so dahin.

Angehende HoopGirl-Instruktorinnen mit ihrer Lehrerin

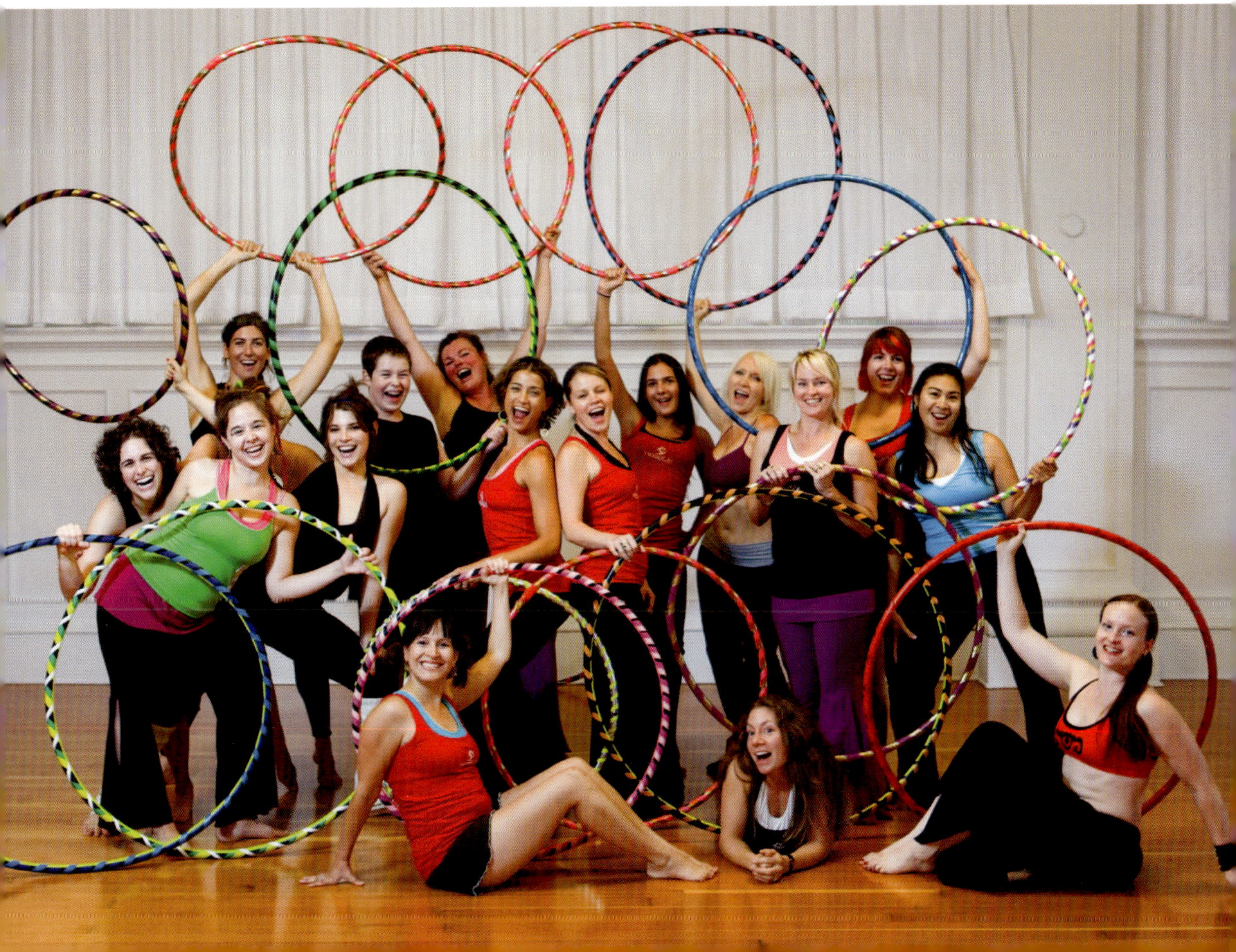

DIE BEWEGUNGEN

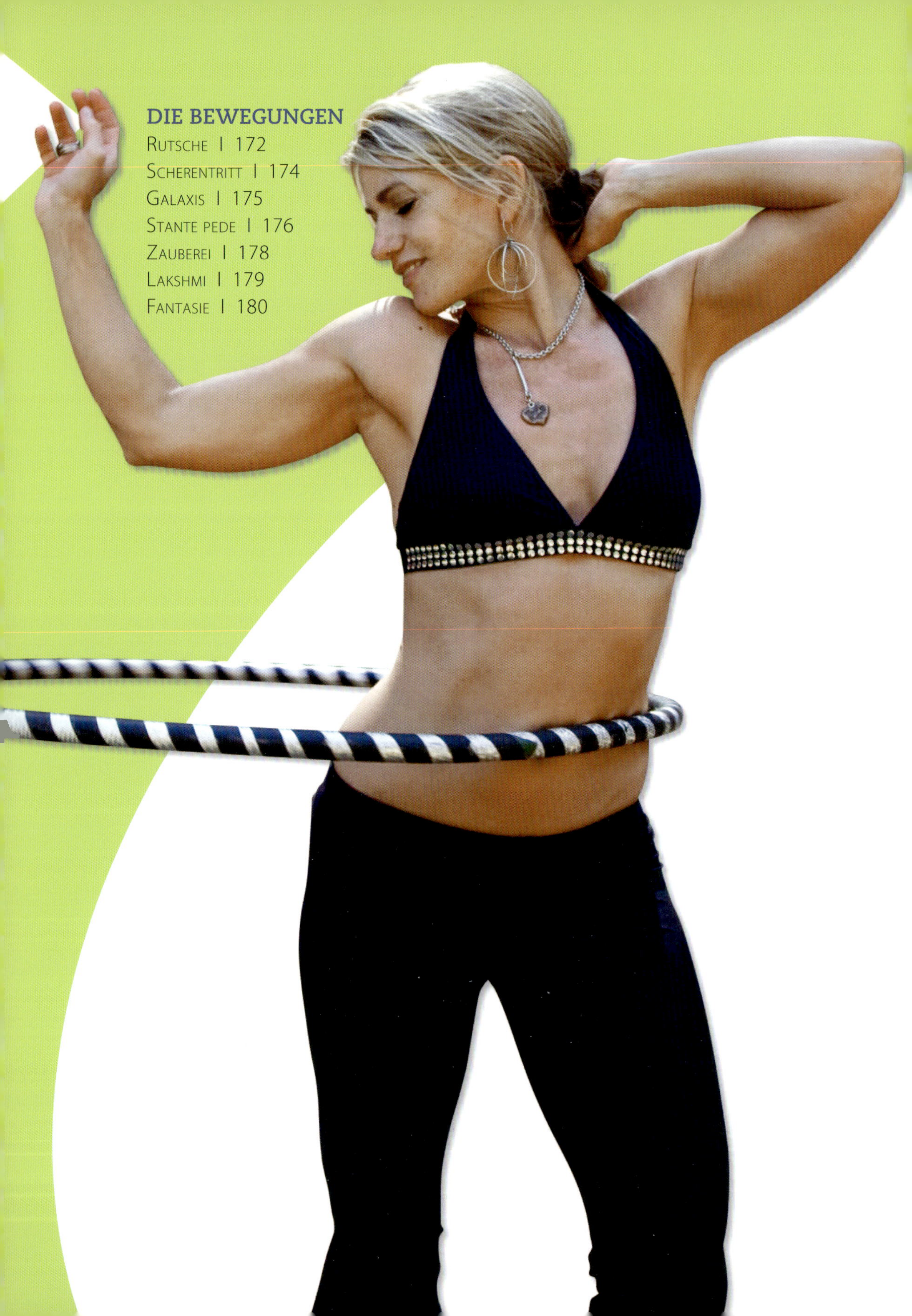

Kapitel 9

Sinnlichkeit pur

ENTFESSELN SIE IHRE INNERE SEXGÖTTIN

Der Reifen ist ein einzigartiger Tanzpartner – einer, der sich stets mit demselben Elan um Sie windet, ganz gleich, ob Sie nun in düsterster PMS-Laune im Schlabberlook umherschleichen oder sich attraktiv fühlen und einen superknappen Bikini tragen. Er ist ein vertrauter Partner, der Ihnen niemals auf die Füße tritt, dem jede Körperdrehung gelingt, der selbst dann auf jede Bewegung von Ihnen reagiert, wenn Sie Ihre Haltung nur unwesentlich verändern – und der außerdem auch immer im Takt ist. Wenn Sie also auf der Tanzfläche immer zwei linke Füße hatten und von Haus aus kein Taktgefühl besitzen, wird Hula-Hoop Ihnen dabei helfen, Rhythmus zu entwickeln.

Interaktion, gleichbleibende Bewegungen und Rhythmus – was kommt Ihnen bei diesen Worten sonst noch in den Sinn? Hula-Hoop macht sexy! Es bringt die Hüften so richtig in Schwung und das Blut im Becken zum Wallen. Es weckt die Lebensgeister und entfacht eine unglaubliche Energie. Im Reifen wird man sinnlich, wild und gibt sich völlig hemmungslos wogenden Bewegungen hin. Wenn Sie sich in diesem Zustand befinden, dann strahlen Sie förmlich.

Aber in unserer Kultur wurden Worte wie *Sex-Appeal* oder *Sinnlichkeit* leider allzu oft missbraucht – und zwar von den Menschen, die daraus Kapital schlagen wollen, also den Mode-, Kosmetik- und Pharmaunternehmen, für die erotische Anziehungskraft keine Frage der *inneren Einstellung* ist, sondern ein äußeres Merkmal. Eines der Ziele in meinen Kursen wie auch in diesem Buch ist es daher, das Wort sexy neu zu definieren. Es geht dabei nicht darum, die Maße 90-60-90 zu erfüllen. Sich sexy und attraktiv zu fühlen bedeutet vielmehr, Eigenschaften wie Anmut, Charisma, Selbstachtung, Haltung und Würde auszustrahlen. Es handelt sich dabei also um eine Art inneres Strahlen, das jeder erreichen kann – ungeachtet seines Alters, Geschlechts und seiner Körperform. Alles, was Sie tun müssen, ist diese Qualitäten in sich selbst zu entdecken und sie tatsächlich zu leben. Hula-Hoop hilft Ihnen dabei.

Bei der Sinnlichkeit, die Sie innerhalb des Reifens finden, geht es nicht um Verführung, denn dieser Begriff beinhaltet, dass es jemanden gibt, der Sie beobachtet und auf Ihr Handeln reagiert. Um sich wirklich sexy zu *fühlen*, benötigen Sie weder die Aufmerksamkeit eines Partners noch die einer anderen Person, denn es geht nur um Sie.

Wie Freude kommt wahre Sinnlichkeit von innen, während Sie sich mit dem verbinden, was die Hindus »Shakti« nennen, die göttliche weibliche Kraft. (Im alten Indien vermittelten die Tempelpriesterinnen das Geheimnis des Shakti über den Tanz und nutzten selbigen, um sexuelle Energie in geistig-seelisches Glück zu verwandeln.)

> Hooping ist die beste Tür, die sich je für mich aufgetan hat. Wenn ich mich im Reifen befinde, werde ich zur Göttin. Es ist, als sei man verliebt, und zwar Hals über Kopf.
>
> *Andrea*

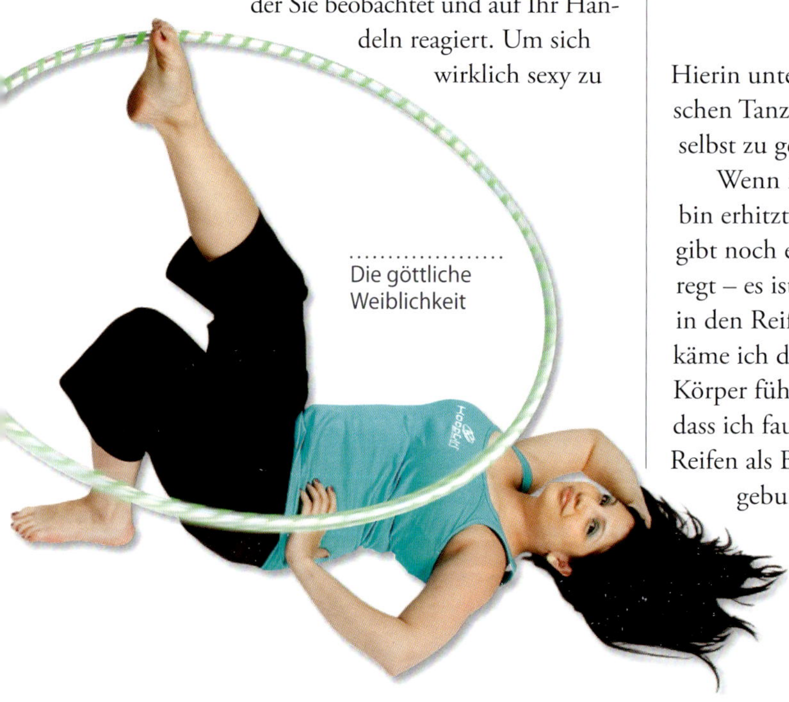

Die göttliche Weiblichkeit

Hierin unterscheidet sich Hula-Hoop vom erotischen Tanz und Striptease: Sie tun es, um sich selbst zu gefallen – und nicht jemand anderem.

Wenn ich hoope, fange ich an zu schwitzen, bin erhitzt und werde ganz kribbelig. Aber es gibt noch ein größeres Gefühl, das sich in mir regt – es ist das Gefühl, stark zu sein. Wenn ich in den Reifen trete, kommt es mir so vor, als bekäme ich damit die Kraft eines Raubtiers. Mein Körper fühlt sich so stark und unbesiegbar an, dass ich fauchen und brüllen könnte. Mit dem Reifen als Barriere zwischen mir und meiner Umgebung fällt es mir leichter abzuschalten, ohne mich darum zu kümmern, was andere über mich denken. Die Maske, die ich mir in der Welt des

Termindrucks und der Wolkenkratzer anlege, fällt von mir ab. Ich kann meinem wahren, schönen Ich treu sein.

Sobald ich den Reifen kreisen lasse, erhöht sich meine Wahrnehmung, und ich kann alles besser sehen, hören und riechen. Ich werde für jene Körperteile hochsensibel, die besonderer Aufmerksamkeit bedürfen. Der sanfte Druck des Reifens hilft mir, an den Stellen nachzugeben, an denen ich steif und unbeweglich bin. Ich nehme all die Dinge dankbar an, die die göttliche Weiblichkeit repräsentieren – Sinnlichkeit, Sanftheit und Anmut. Ich schwelge, strahle und erblühe in meinem Reifen. Es ist dieser wohlige Ort, an dem ich wahre Sinnlichkeit erfahre.

Wahre Sinnlichkeit

Eine gute Art, um in die Stimmung für die Bewegungen zu kommen, die Sie nachfolgend erlernen werden, ist es, heiße Rhythmen einzulegen und Ihren Körper mit der PUMPE aufzuwärmen. Schließen Sie die Augen – nutzen Sie eine Augenbinde oder einen Schal, wenn Sie möchten – und wandern Sie mit Ihren Händen über Unterarme, Schultern, Nacken und Brust. Rollen Sie den Kopf sanft zur Seite und spüren Sie, wie das Haar kitzelt, wenn Sie es schütteln. Atmen Sie vom Solarplexus ausgehend tief und langsam ein, füllen Sie die Lungen mit frischer Luft und weiten Sie Ihren Brustkorb.

Legen Sie Ihre Hemmungen an der Garderobe ab und locken Sie Ihre innere Sexgöttin aus ihrem wohlbehüteten Versteck. Konzentrieren Sie sich bei den nachfolgenden Übungen auf das Gefühl, das Sie wahrnehmen, wenn sich der Reifen gegen Ihren Körper presst. Verlieren Sie sich im Rhythmus und folgen Sie ihm traumwandlerisch und in fließenden Bewegungen. Stellen Sie sich vor, Sie schwimmen bei Sonnenuntergang in einem warmen Ozean oder gleiten durch Sirup. Atmen Sie tief ein und aus. Achten Sie auf Ihren Mund, Ihre Lippen, die Augen und Finger. Wenn Sie zu Boden sinken, sollten Sie sich vorstellen, Ihr Körper würde sich verflüssigen und sich jeder Oberfläche anpassen, mit der Sie in Berührung kommen.

Die ideale MUSIKBEGLEITUNG

Heiße Songs, die Sie garantiert in Stimmung bringen.

1.	**SWEET MELODY**	Zap Mama
2.	**BROWN SKIN**	India.Arie
3.	**PONY**	Ginuwine
4.	**SUGA SUGA**	Baby Bash
5.	**LOLLIPOP**	Lil' Wayne
6.	**FEELIN' LOVE**	Paula Cole
7.	**TEXAS FLOOD**	Stevie Ray Vaughn
8.	**THAT'S THE WAY LOVE GOES**	Janet Jackson
9.	**ONE LOVE**	Sara Tavares
10.	**GOODBYE SADNESS (TRISTEZA)**	Astrud Gilberto and the Walter Wanderly Trio

Rutsche

Ein Übergang von einer stehenden in eine liegende Position, während man den Reifen durchgehend im Lasso schwingt.

Variante 1

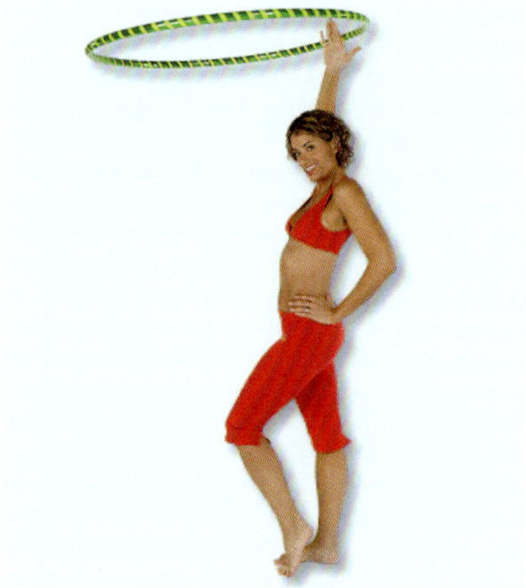

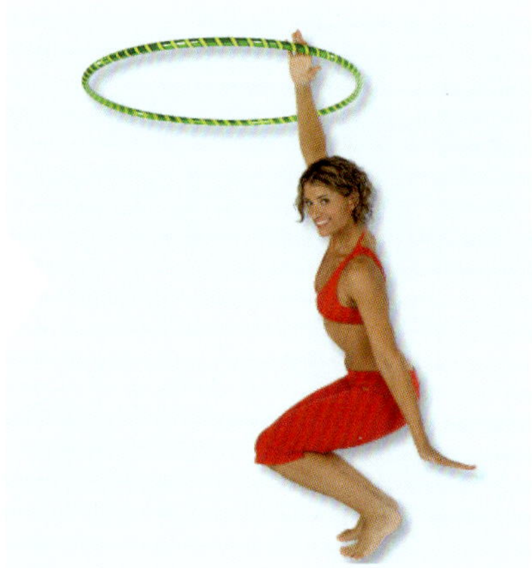

1 Gehen Sie langsam in die Knie, um sich in eine Hockposition zu bringen, während Sie den Reifen weiter im Lasso (Seite 74–75) über dem Kopf schwingen.

2 Verlangsamen Sie das Tempo und atmen Sie dreimal tief ein und aus, während Sie Ihren Po in Richtung Boden senken.

Variante 2

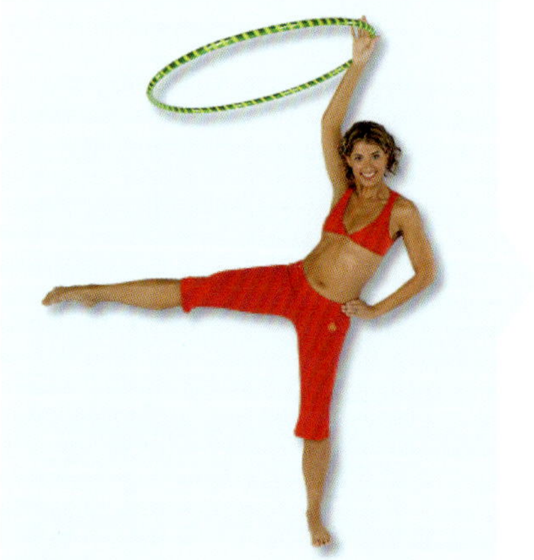

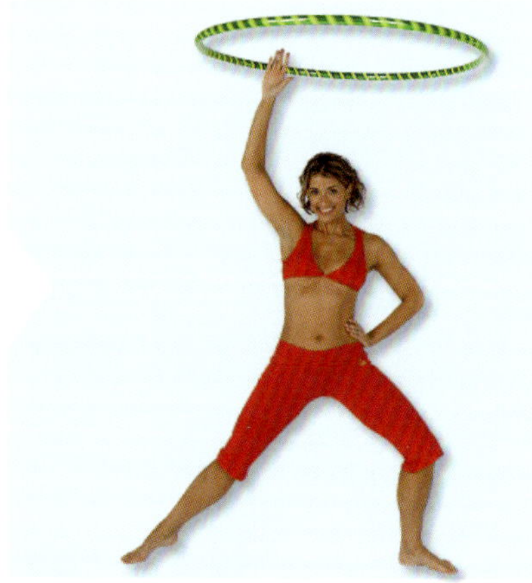

1 Bringen Sie den Reifen mit dem Lasso in Bewegung. Beugen Sie ein Knie leicht und heben Sie das andere Bein hoch und zur Seite, wobei Sie es bis in den Fuß hinein ausstrecken. Achten Sie darauf, dass der Bauch angespannt ist.

2 Senken Sie das ausgestreckte Bein zu Boden, sodass Sie sich in einem großen Ausfallschritt befinden. Das Standbein ist dabei leicht gebeugt. Versuchen Sie, die Bewegungen möglichst langsam auszuführen, als wären Sie von Sirup umgeben.

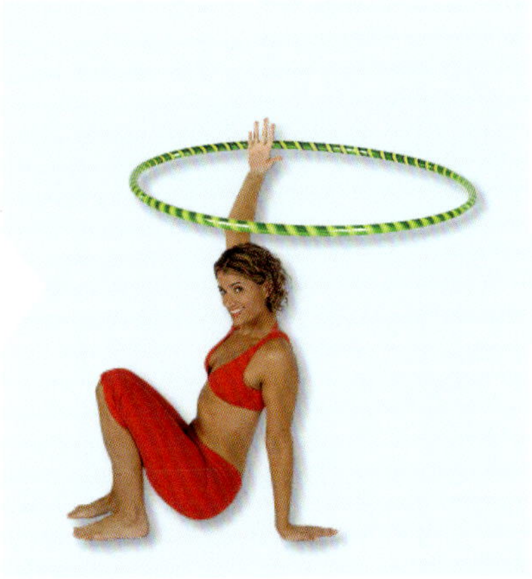

3 Stützen Sie sich mit der freien Hand ab. Stellen Sie sich vor, Sie ließen sich auf einem Kissen duftiger Wolken nieder. Legen Sie die gebeugten Knie auf den Boden wie gefaltete Flügel.

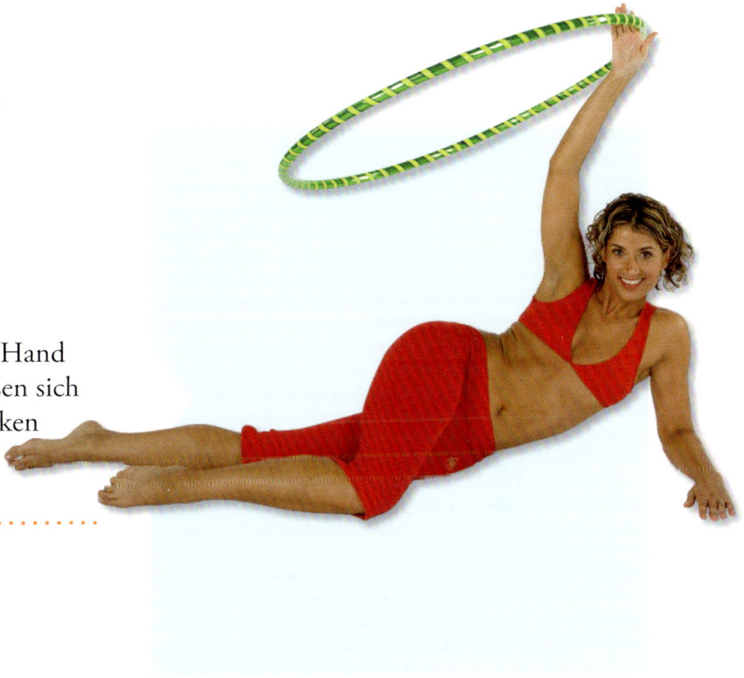

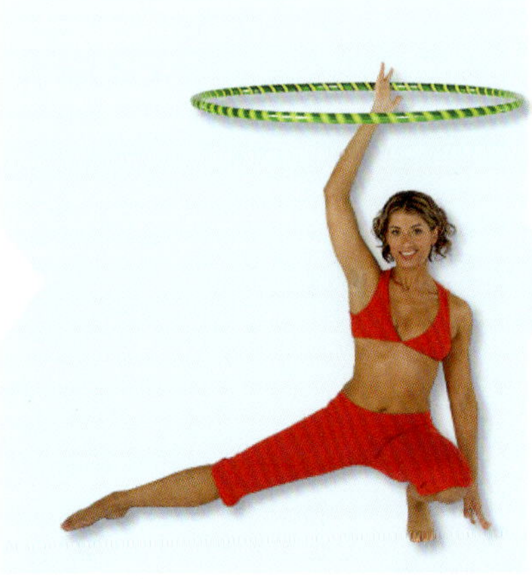

3 Fahren Sie fort, bis Sie den Boden mit Ihrer freien Hand berühren können. Legen Sie die Oberschenkelaußenseite des gebeugten Beins auf den Boden und verlagern Sie Ihr Gewicht aufs Gesäß.

Für beide Varianten

4 Beenden Sie die Übung am Boden in einer Pin-up-Pose. Wenn der Reifen in Ihrer rechten Hand kreist, wenden Sie den Körper nach links und stützen Sie sich dabei mit dem linken Unterarm ab (Linkshänderinnen drehen sich entsprechend nach rechts). Fahren Sie mit LASSO fort. Lassen Sie das oben liegende Bein nach vorne gleiten und legen Sie es anmutig über das andere, das auf dem Boden aufliegt. Entspannen Sie sich und genießen Sie den Augenblick, denn Sie sind wahrlich eine anbetungswürdige Göttin!

Scherentritt

Während Sie den Reifen als Lasso kreisen lassen, führen Sie im Sitzen abwechselnd mit dem linken und dem rechten Bein einen Tritt nach vorne aus.

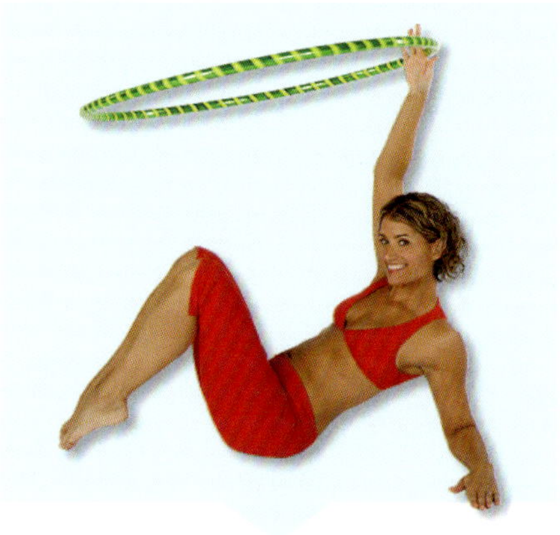

1 Setzen Sie sich auf den Boden und wirbeln Sie den Reifen als Lasso über Ihrem Kopf. Verwenden Sie den zweiten Arm, um sich abzustützen, während Sie sich zurücklehnen und die Füße vom Boden heben.

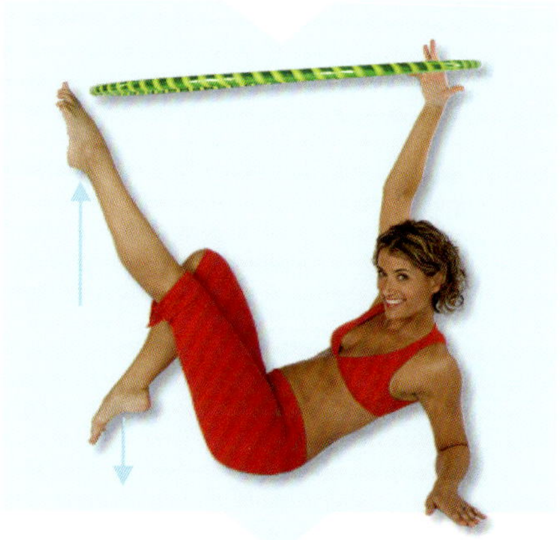

2 Spannen Sie die Bauchmuskeln an, strecken Sie die Zehen und führen Sie langsame, anmutige Tritte aus. Beugen und strecken Sie die Beine im Wechsel. Stellen Sie sich vor, Sie sitzen auf einem Fahrrad und treten mit gestreckten Zehen in die Pedale.

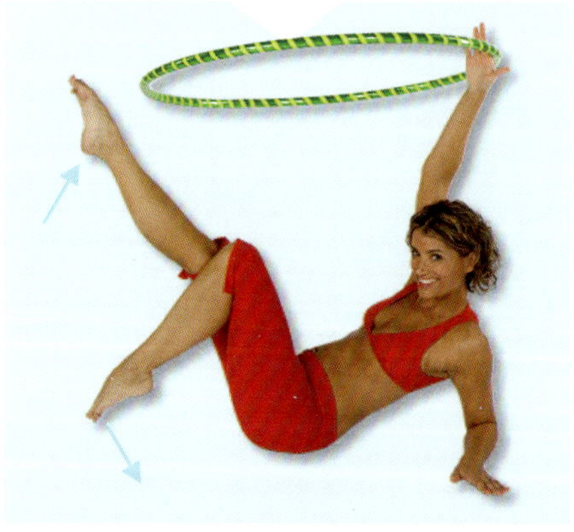

3 Möglicherweise müssen Sie sich ein wenig weiter zurücklehnen, um das Gleichgewicht zwischen Hand- und Fußbewegung zu halten. Achten Sie darauf, dass der Rücken leicht rund ist, die Bauchmuskeln angespannt sind und der Kopf aufgerichtet.

Galaxis

Drehen Sie sich auf dem Po um die eigene Achse, während Sie den Reifen als LASSO kreisen lassen.

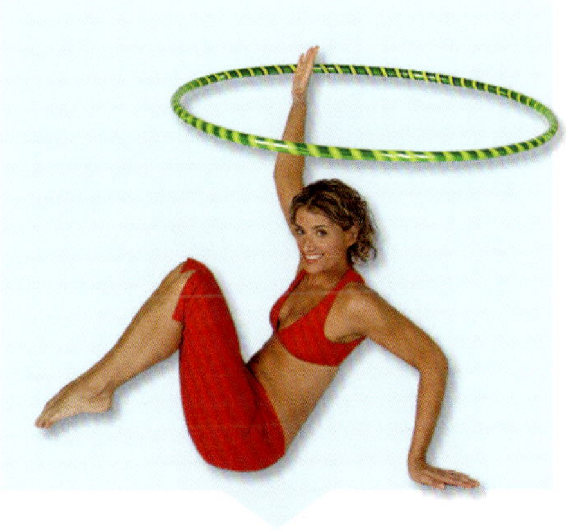

Anmerkung: Diese Übung erfordert eine glatte Oberfläche wie beispielsweise Parkettboden.

1 Während Sie auf dem Boden sitzen und das LASSO schwingen, ziehen Sie die Beine so zum Rumpf, als wollten Sie sich eng zusammenkauern – aber ohne die Arme zu benutzen, um die Knie zu umfassen. Stützen Sie sich mit Ihrer zweiten Hand ab, die sich ungefähr hinter der Hüfte befindet.

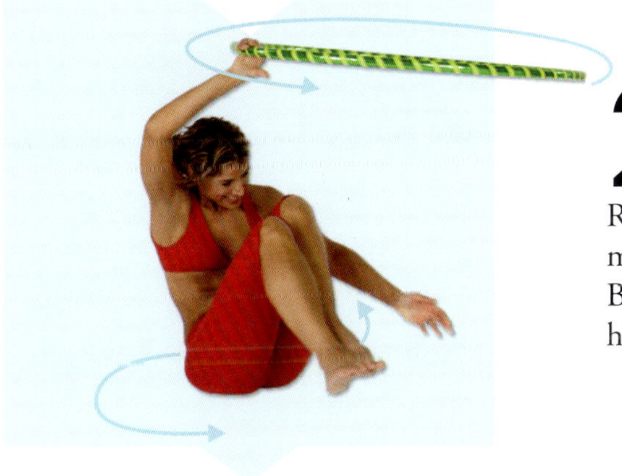

2 Stoßen Sie sich nun kraftvoll ab, um sich auf dem Po in dieselbe Richtung zu drehen, in die sich auch der Reifen bewegt. Ziehen Sie die Beine jetzt mit der freien Hand möglichst nah an die Brust. Der Reifen sollte sich dabei weiterhin im LASSO drehen.

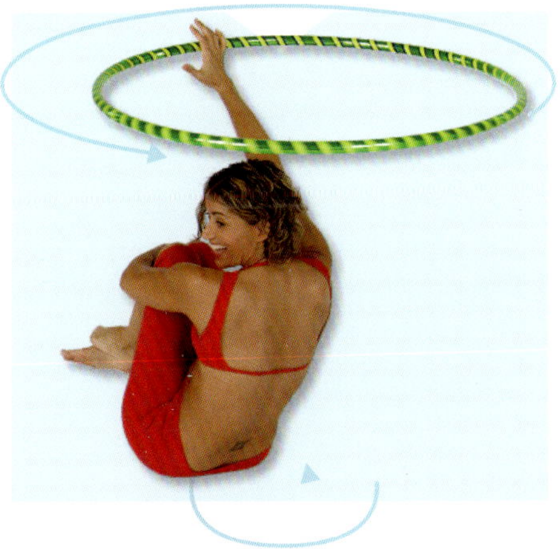

3 Für eine weitere Umdrehung bringen Sie die freie Hand wieder hinter Ihren Rücken und stoßen Sie sich erneut ab. Machen Sie Stimmung bei dieser Übung, lachen und kreischen Sie!

Stante pede

Während Sie das LASSO schwingen, stützen Sie sich zunächst auf ein Knie. Anschließend drehen Sie sich auf dem Po, spreizen zwischendurch die Beine und landen zum Schluss auf dem anderen Knie.

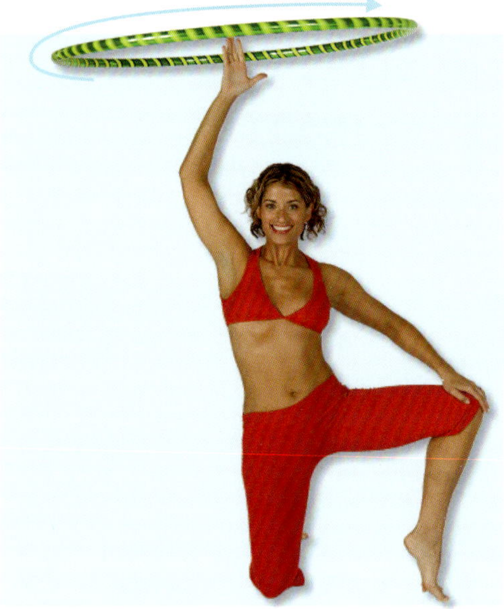

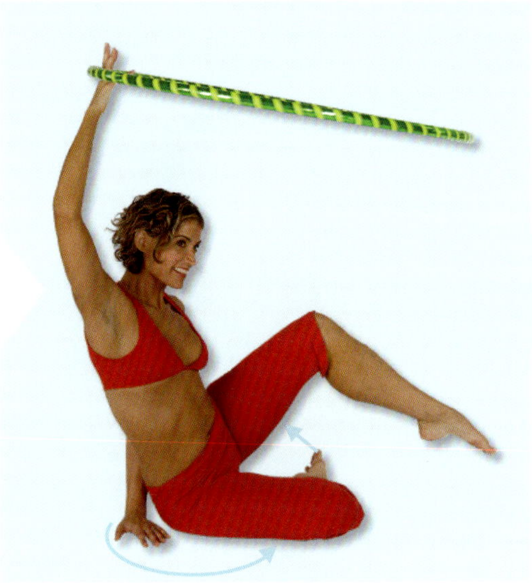

1 Ein Knie befindet sich auf dem Boden, das andere weist zur Seite. Wirbeln Sie dann den Reifen im LASSO. Achten Sie darauf, dass sich der Reifen in die Richtung des ausgestellten Beins dreht. (Wenn also Ihr linkes Knie zur Seite zeigt, sollte sich der Reifen nach links drehen.)

2 Greifen Sie nun mit der freien Hand hinter sich und legen Sie sie auf dem Boden ab, während Sie sich auf den Boden setzen. Nutzen Sie den Schwung des Zurücklehnens sowie des LASSOS, um sich auf dem Po um 180 Grad zu drehen.

So gelingt's!

- Lassen Sie den Schwung des LASSOS in allen Übungsschritten den Körper führen. Mit etwas Routine werden Sie in der Lage sein, alle Teile dieses wilden Ritts zu einer fließenden Bewegung zu vereinen.

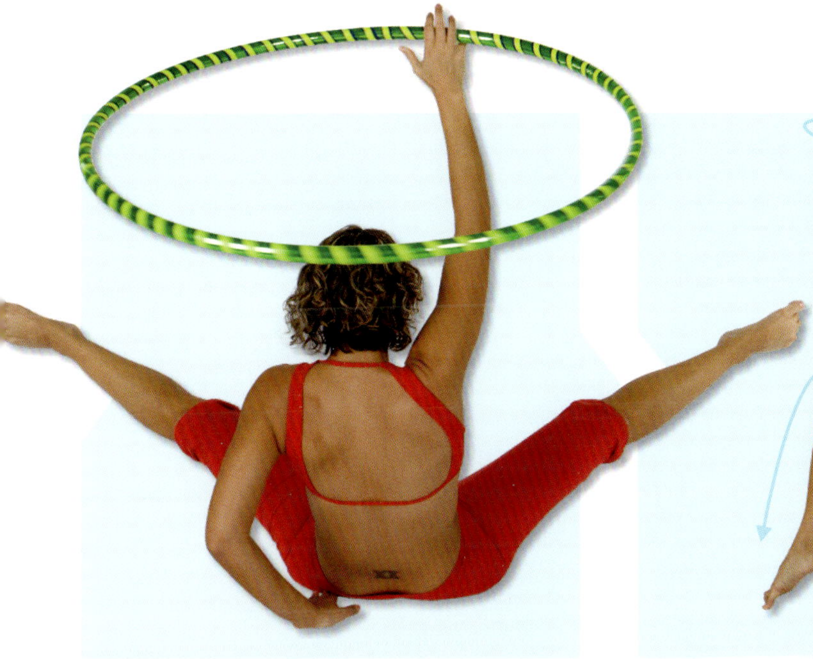

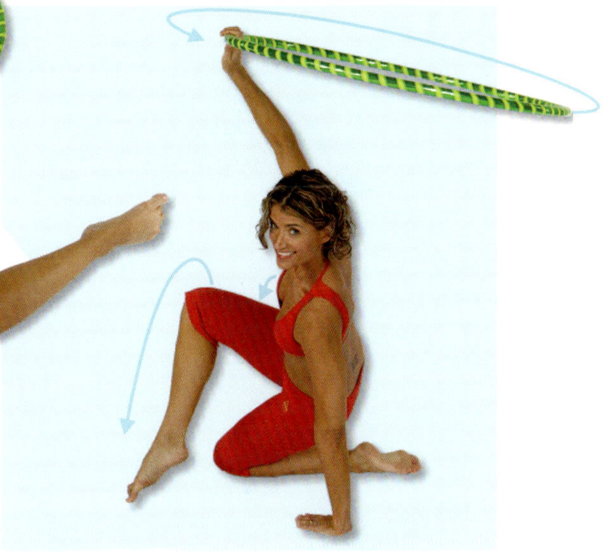

3 Spreizen Sie nun die Beine so weit auseinander, wie es Ihnen möglich ist, die Zehenspitzen sind dabei gestreckt. Es ist in Ordnung, wenn die Knie leicht gebeugt sind. Lehnen Sie sich weiter zurück, um Ihr Gewicht mit der Hand abzustützen und die nötige Energie für die nächste halbe Umdrehung aufzubringen.

4 Schließen Sie die Beine und bringen Sie sie wieder auf den Boden, um sich wieder aufzurichten. Drücken Sie sich mit der freien Hand vom Boden ab.

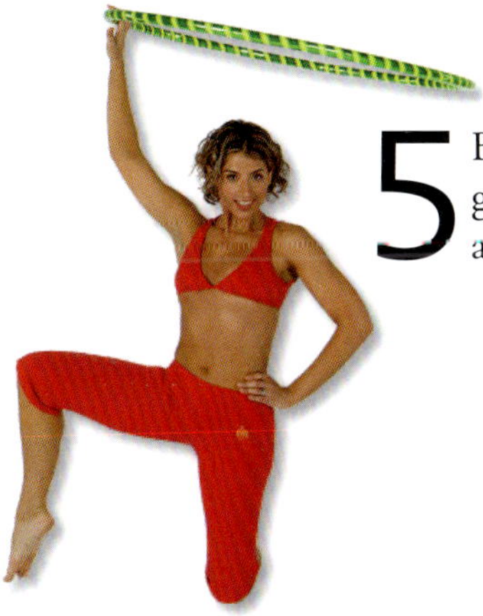

5 Beenden Sie die Übung in der Ausgangsposition, jedoch jetzt auf dem anderen Knie.

Zauberei

In Zauberei drehen Sie den Reifen auf dem Boden, um einen wirbelnden Globuseffekt zu erzielen.

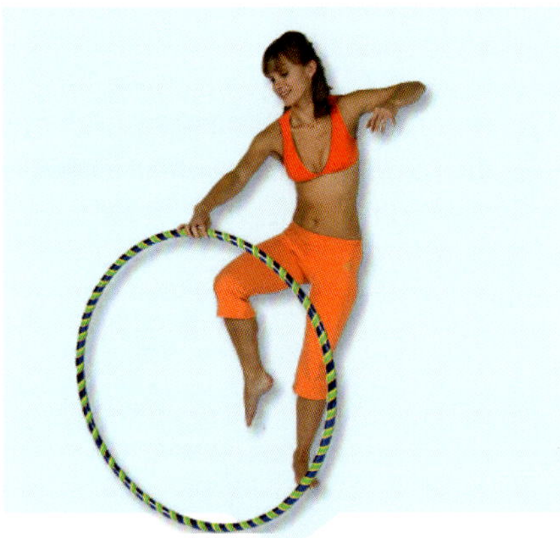

1 Stellen Sie den Reifen auf, sodass er vertikal auf dem Boden steht, am besten auf einer glatten Oberfläche. Greifen Sie den Reifen oben mit einer Hand oder beiden Händen.

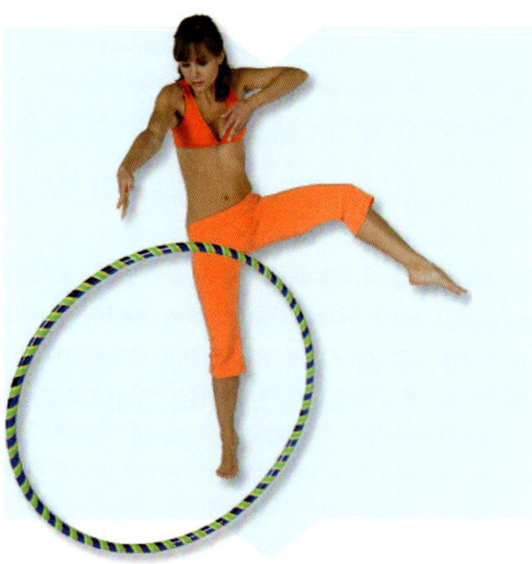

2 Drehen Sie ihn kraftvoll, sodass er wie eine Münze auf einer Tischplatte zu rotieren beginnt. Tanzen Sie neben ihm, als wäre er Ihr Partner! Strecken Sie die Arme nach ihm aus, als wollten Sie seine Rotation heraufbeschwören.

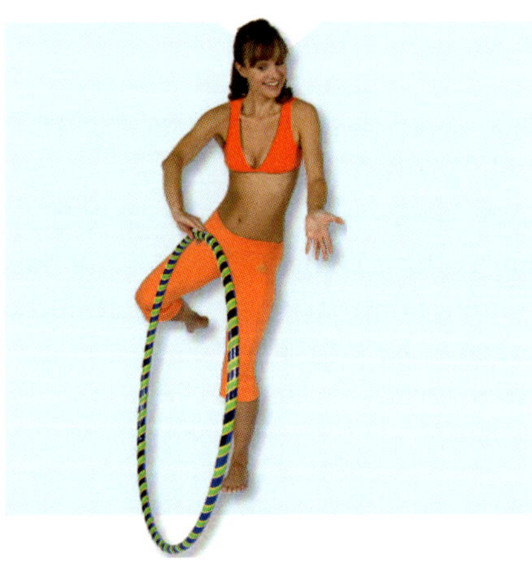

3 Wenn der Reifen anfängt, langsamer zu werden und zu taumeln, ergreifen Sie ihn an seinem höchsten Punkt und drehen ihn erneut schnell in dieselbe (oder auch in die andere) Richtung, um ihn am Laufen zu halten. Das ist eine tolle Übung zur Verbesserung der Hand-Augen-Koordination.

Lakshmi

Bewegen Sie Ihren Körper langsam und kontrolliert, während Sie den Reifen auf Ihrem Kopf balancieren.

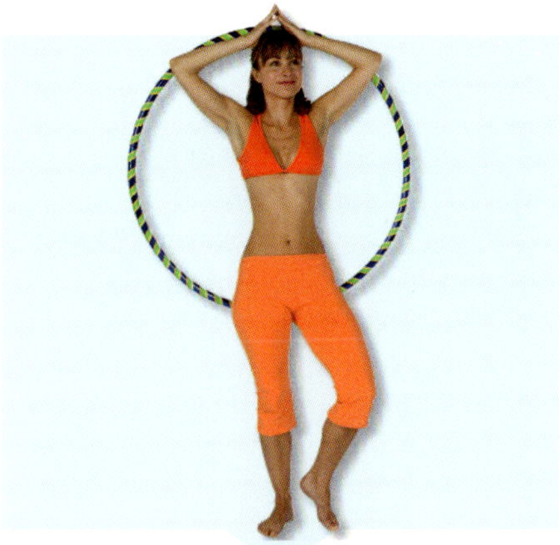

1 Finden Sie auf dem Kopf die Stelle, an der Sie den Reifen ohne Zuhilfenahme der Hände oben halten können, und legen Sie ihn dort ab, und zwar so, dass er sich hinter Ihrem Rücken befindet. Wenn er einfach nicht oben bleiben will, fixieren Sie ihn mit beiden Händen. Nehmen Sie dabei eine Gebetshaltung ein.

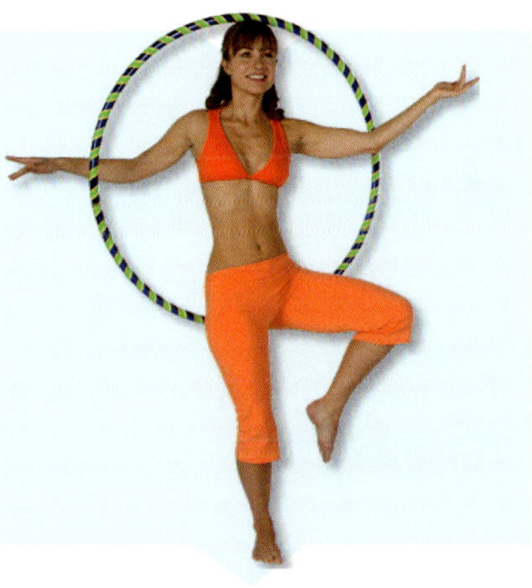

2 Die Schulterblätter sind zurückgezogen, die Brust ist geöffnet. Heben Sie nun ein Bein, das Knie ist gebeugt, und bewegen Sie es – ähnlich wie im Tai-Chi – in Zeitlupe durch die Luft. Sollte der Reifen herunterfallen, heben Sie ihn einfach wieder auf. Führen Sie mit Armen und Beinen möglichst fließende Bewegungen aus.

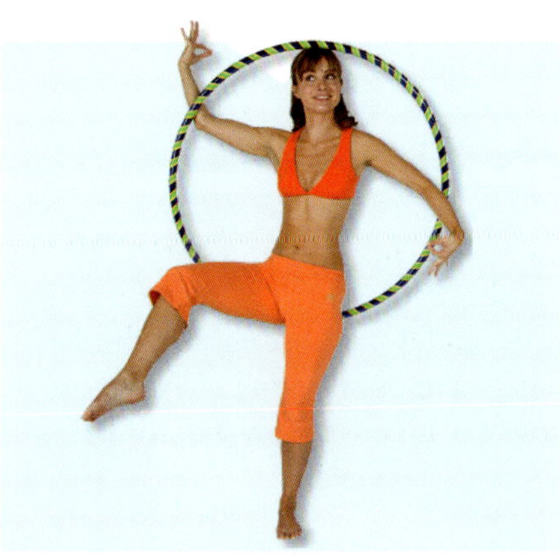

3 Kombinieren Sie langsame Schulter- und Rumpfbewegungen miteinander. Wenn Sie den Reifen ohne Zuhilfenahme Ihrer Hände auf dem Kopf halten können, können Sie natürlich auch die Arme bewegen. Das ist eine tolle Übung, um den Gleichgewichtssinn und die Konzentration zu schulen.

Fantasie

Heben und senken Sie den waagerecht um den Körper gehaltenen Reifen, während Sie sich gleichzeitig im Kreis drehen, sodass die Illusion entsteht, er schwebe frei in der Luft.

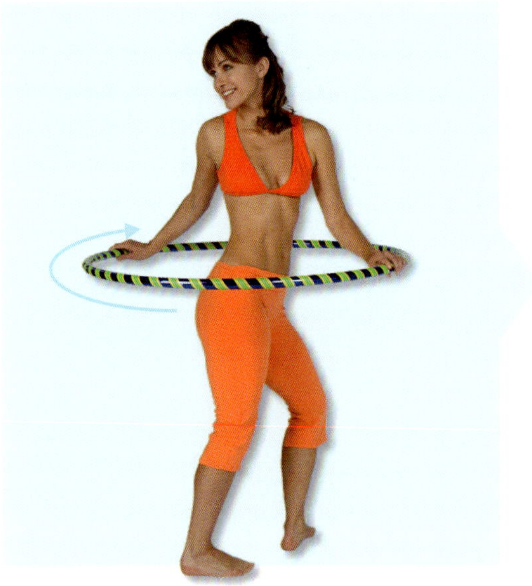

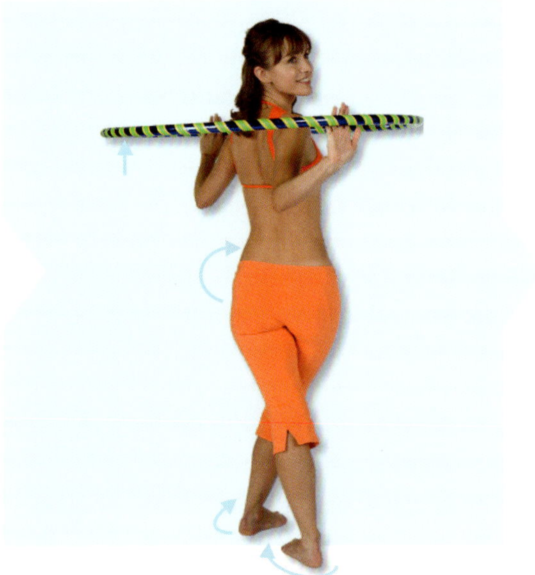

1 Stellen Sie sich in den Reifen und halten Sie ihn mit beiden Händen auf Taillenhöhe. Greifen Sie ihn so, dass die Handflächen nach unten zeigen und die Daumen auf der Innenseite des Reifens aufliegen. Halten Sie ihn die ganze Zeit über flach und waagerecht.

2 Drehen Sie sich im Kreis – entweder auf einem Fuß oder mithilfe kleiner Schritte. Der Reifen dreht sich automatisch mit Ihrem Körper, der Griff bleibt unverändert. In der FANTASIE rotieren Sie immer weiter um Ihre Achse, also machen Sie eine kleine Pause, falls Ihnen schwindlig werden sollte.

Stellen Sie sich der Herausforderung!

Versuchen Sie, den Reifen mit nur *einer* Hand zu heben und zu senken. Sie werden ihn zwar fest umklammern müssen, um ihn waagerecht halten zu können, aber trotzdem nicht umhinkommen, den Griff zu lockern, wenn der Reifen eine gewisse Höhe erreicht. Da dies eine Menge Kraft im Handgelenk erfordert, sollten Sie die Übung nicht zu lange am Stück ausführen, einen leichten Reifen verwenden und die Hände immer wieder wechseln.

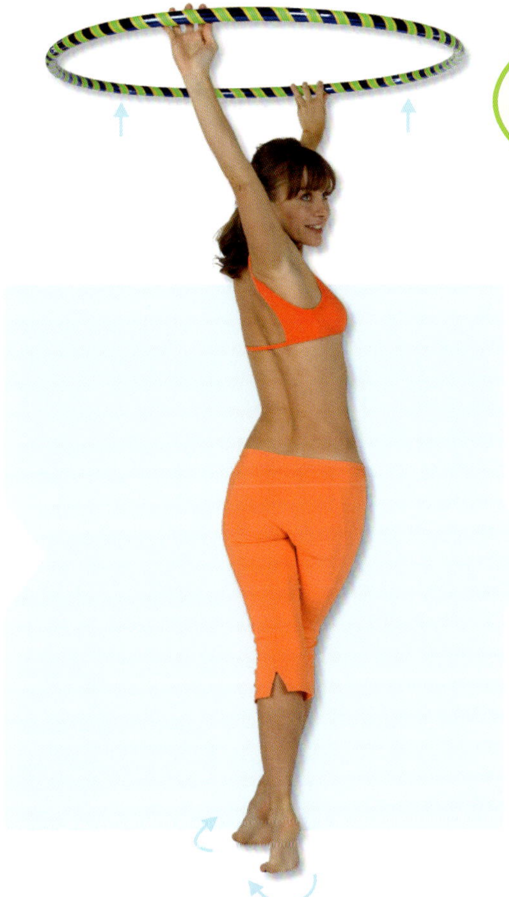

TANZ-TIPP

Drehen Sie sich aus dem Rücken heraus um, indem Sie über Ihre Schulter in Richtung Po blicken. So bildet sich eine schöne S-Form und Sie strecken Ihre Wirbelsäule.

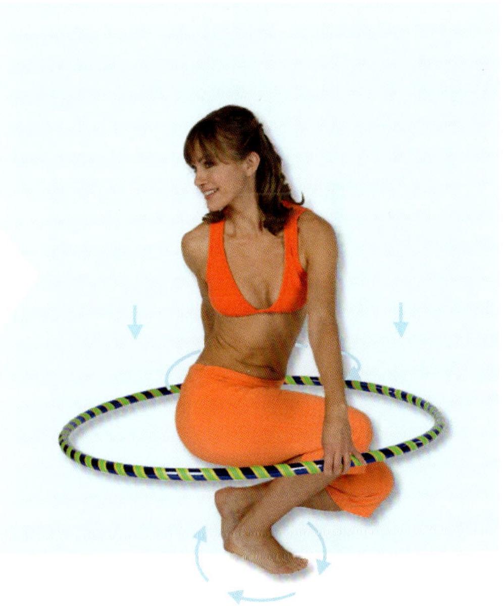

3 Fangen Sie an, den Reifen im Zeitlupentempo nach oben zu heben. Lockern Sie Ihren Griff, damit die Handflächen zur Innenseite des Reifens gleiten können. Stellen Sie sich auf die Zehenspitzen, strecken Sie die Arme so weit wie möglich nach oben, bis Sie den Reifen an seiner Unterseite halten.

4 Bringen Sie jetzt den Körper und den Reifen langsam nach unten, während Sie sich weiterdrehen. Dabei werden Ihre Handflächen praktisch von selbst wieder zur Reifenoberseite wandern. Atmen Sie tief ein und aus, um Ihre Bewegungen zu verlangsamen. Der Reifen sollte den Eindruck erwecken, er schwebe frei um Sie herum.

• Fahren Sie damit fort, den Reifen mit fließenden Bewegungen zu heben und zu senken. Stellen Sie sich vor, Sie wären ein wirbelnder Derwisch, der sich ständig um die eigene Achse dreht.

Tantrisches Erwachen

DREI JAHRE BEVOR ICH MIT DEM HULA-HOOP begann, erlebte ich ein ausgeprägtes Kundalini-Erwachen. Dabei bewegt sich die Energie am unteren Ende der Wirbelsäule, das Weibliche/Shakti, nach oben und vereinigt sich mit dem Kronenchakra, dem Männlichen/Shiva. Gemäß der östlichen Yogi-Lehren schlummert eine magische Schlange zusammengerollt am unteren Ende der Wirbelsäule und wartet auf Stimulierung. Wenn sie geweckt wird, steigt sie die Wirbelsäule entlang zum Kopf empor und löst ein überwältigendes Gefühl von Allverbundenheit und Erleuchtung aus.

Also erkannte ich das Gefühl wieder, als ich es in meinem Hula-Hoop-Kurs spürte. Wir lernten gerade, uns mit dem Reifen in dieselbe Richtung zu bewegen, und als ich anfing, mich zu drehen, verschwand mein Ich und alles, was davon übrig blieb, war ein seliges, berauschendes Gefühl totaler Entfaltung.

Ich erkannte, dass auch im Hula-Hoop eine Menge von dem steckt, was ich in meinem Kundalini-Erwachen erlebte. Wenn der Reifen um die Hüften rollt, aktiviert er das als sexuelles und kreatives Zentrum bekannte zweite Chakra. Wenn er mit wellenförmigen Stößen weiter nach oben gebracht wird und schließlich um die Brust kreist, öffnet sich dagegen das Herzchakra. Die Drehbewegung des Reifens, die sich über den gesamten Oberkörper erstreckt, bewirkt das Aufsteigen und Entrollen der Schlange und setzt gewaltige Energie frei. Hula-Hoop ist wie eine Rassel, die man schüttelt, um das Shakti zu aktivieren. Fügt man zusätzlich noch Körperdrehungen hinzu, erhöht sich die Schwingung des gesamten Chakrasystems. Dadurch bildet sich eine spirituelle Öffnung, durch die der Körper mehr Licht (Information) und Inspiration in Empfang nimmt.

Ich beziehe Hula-Hoop mittlerweile in meine Arbeit als tantrische Heilerin und Lehrerin ein. Weil der Reifen die meiste Zeit über das Sakralchakra umkreist, das mit Sinnlichkeit und Sexualität in Verbindung steht, wirkt sich Hula-Hoop in diesen Bereichen besonders positiv aus. Ich glaube, dass sexuelle Energie die kreative Kraft des Universums ist. Es ist meine Leidenschaft, diese Weisheit in den Körpern meiner Klienten freizusetzen. Der Reifen eignet sich für diesen Zweck hervorragend.

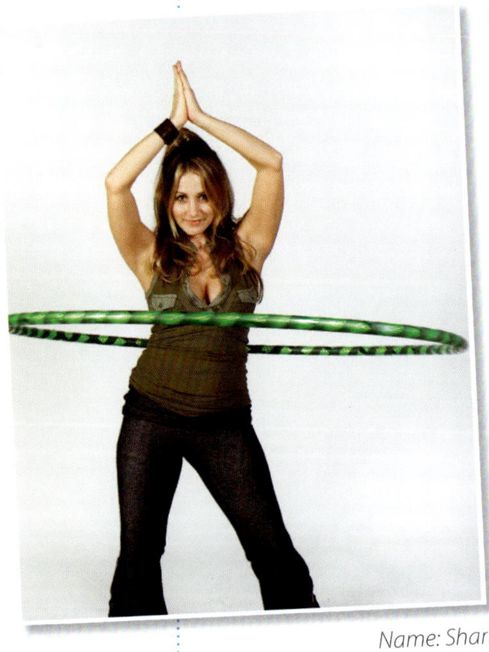

Name: Shari
Beruf: Tantrische Heilerin

Hula-Hoop und sexuelle Schwingungen

MARIA MUSCARELLA, EINE KRANKENSCHWESTER, die sich auf Frauengesundheit spezialisiert hat, hat beobachtet, dass Hula-Hoop einen enormen Einfluss auf das Fortpflanzungssystem und den Sexualtrieb ihrer Klientinnen hat. »Indem man die Beckenregion stärker bewegt, regt man auch die Durchblutung bzw. das Chi, den Energiestrom, sowie den Nervenimpuls an. Und das kann ja eigentlich nur gut sein. Je mehr Blut und Energie fließen, desto besser werden die Zellen versorgt und desto besser funktionieren sie auch«, sagt sie. Und mit funktionieren ist sehr wohl auch das Schlafzimmer gemeint. Sie empfiehlt Hula-Hoop allen jenen Klienten, die »an einer Stagnation in der Beckenregion« leiden oder das Gefühl haben, zu diesem Körperbereich keine Verbindung herstellen zu können.

Medizinrad

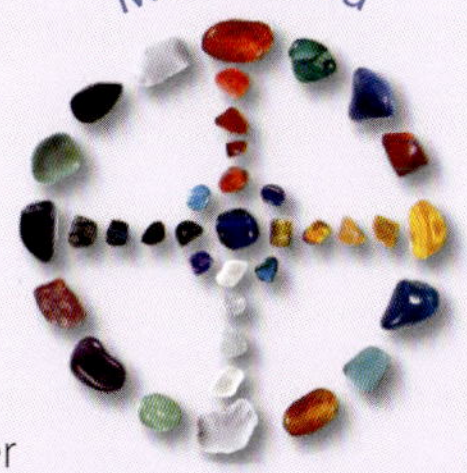

DR. CHRISTIANE NORTHRUP IST EINE VORREITERIN DER GANZHEITLICHEN MEDIZIN. Sie hat zwanzig Jahre in den Bereichen Geburtshilfe und Gynäkologie gearbeitet. In ihrem Buch *Women's Bodies, Women's Wisdom* schreibt sie: »Frauen mit einer gesunden, starken Beckenmuskulatur [...] neigen dazu, eine erfülltere Sexualität zu haben, die mit einer besseren Durchblutung des Beckenbereichs, stärkerer vaginaler Sekretbildung und intensiveren Orgasmen einhergeht.«

So sagt Northrup, die selbst aktive Hooperin ist: »Ich kann nur empfehlen, die Hüften mit einem Hula-Hoop-Reifen zu bewegen, um die Durchblutung zu fördern, abzunehmen oder einfach bloß Spaß zu haben und etwas für sein allgemeines Wohlbefinden zu tun.«

Der Energiefluss

Inzwischen dürfte klar sein: Beim Hula-Hoop gerät so manches in Bewegung. Der Reifen massiert die Akupressurpunkte und fördert die Durchblutung. Ihr Blut fließt kräftiger und Ihre Lymphflüssigkeit wird besser durch den Körper transportiert. Ihre Stimmung hebt sich und Ihre Lebenskraft, auch Chi genannt, wird mobilisiert.

Manche Kulturen glauben, dass sich die Energie durch sieben Zentren bewegt, die sich zwischen dem Steißbein und dem Schädel befinden. Diese werden *Chakren* genannt, ein Begriff, der aus dem Sanskrit stammt und »Kreise« oder »Räder« bedeutet. Wie der Reifen dreht sich auch jedes Chakra, wenn es Energie leitet. Jedes dieser Zentren repräsentiert eine unterschiedliche Eigenschaft (wie Reinigung oder Güte) und steht in Zusammenhang mit verschiedenen Organen und hormonproduzierenden Drüsen im Körper. Wenn sich Energie frei durch sie hindurchbewegt und im Gleichgewicht ist, bleiben Körper, Geist und Seele gesund. Gibt es eine Blockade, sind körperliche oder emotionale Probleme die Folge.

Ähnlich wie Yoga kann auch Hula-Hoop den Energiefluss unterstützen. Der Reifen rollt direkt über einige der Chakren hinweg, während andere durch die Drehung und Bewegung des Körpers beeinflusst werden. Wenn man den rotierenden Reifen von den Knien über den Oberkörper und den Kopf in die Hand bringt und anschließend wieder den Körper hinunterlaufen lässt, wird der Energiefluss durch alle sieben Zentren angeregt.

Die Chakren: Energieräder in Bewegung

Nutzen Sie die folgende Liste, um das Chakra zu identifizieren, das für einen Bereich oder eine Eigenschaft in Ihrem Leben verantwortlich ist, die Sie gerne verändern möchten. Ich habe jedes Chakra mit bestimmten Bewegungen in Zusammenhang gebracht, damit Sie Ihre Hula-Hoop-Einheiten so gestalten können, dass diese Bereiche direkt angesprochen werden. Nehmen Sie sich Zeit, bestimmte Bewegungen in der Absicht zu üben, spezielle Energien zu bündeln, und warten Sie ab, was passiert. Sie könnten überrascht sein, welche Wirkungen Sie erzielen.

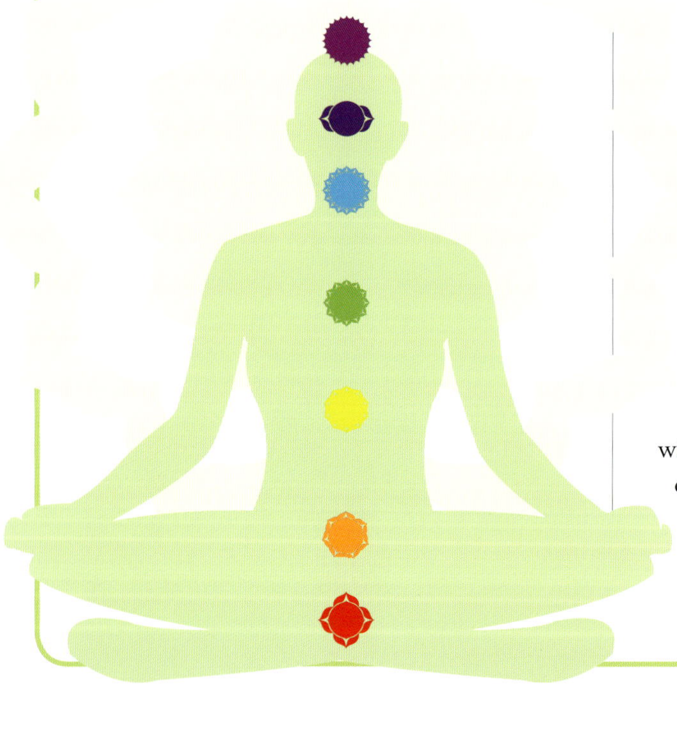

WURZELCHAKRA

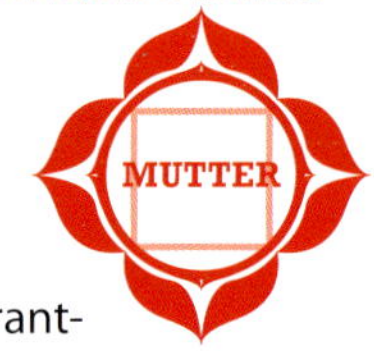

VERANTWORTUNG FÜR SICH SELBST ÜBERNEHMEN

Überleben • Integrität • Erdung • Verantwortung • Ernährung • Erde • verwurzelt sein • fest • Schwerkraft • ursprünglich • sicher • vertraut • Ruhe • schwer • erfüllte Grundbedürfnisse • Stabilität • Körper akzeptieren

Das Wurzelchakra befindet sich am unteren Ende der Wirbelsäule. Es verwurzelt uns in unserer irdischen Existenz. Nutzen Sie den Pokiller, um diesen Bereich anzuregen, das Strumpfband, um die Beine zu aktivieren, und Bodenübungen wie den Scherentritt, um Verbindung mit der Erde aufzunehmen. Sie können dieses Chakra auch ansprechen, indem Sie beim Hula-Hoop Ihre Bewegungen ganz bewusst und tief in Richtung Boden steuern.

SAKRALCHAKRA

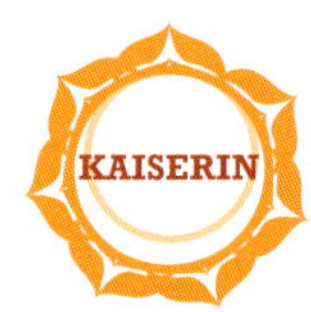

DIE GÖTTLICHE SCHÖNHEIT BESITZEN

Lust • Sinnlichkeit • Sexualität • Überfluss • Gefühle • fließend • Liebreiz • Begehren • nährend • flüssig • Intimität • berührend

Das Sakralchakra befindet sich im Bauch, dem unteren Rücken und den Geschlechtsteilen. Sie laden dieses Chakra mit Energie auf, indem Sie den Reifen um die Körpermitte kreisen lassen wie in der Pumpe, dem Pokiller, Limbo oder den Katzenpfoten. Kesse Bewegungen wie Pin-up, Funkeln und Po helfen Ihnen dabei, Verbindung mit der provokanten, sinnlichen Energie dieses Bereichs aufzunehmen.

SOLARPLEXUSCHAKRA

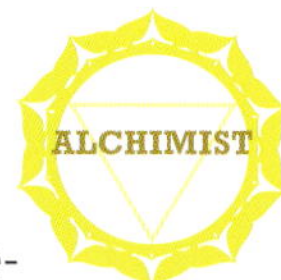

SELBSTBESTIMMUNG

Feuer • Antrieb • Entschlusskraft • Konzentration • kraftvoll • Stoffwechsel • lenken • stark • belebend • aktivierend • Wille • verwandelnd • Kontrolle • Individualität

Das Solarplexus- oder Nabelchakra ist mit der Willenskraft und der Individualität verbunden. Experimentieren Sie mit Bewegungen wie Fassrolle, Krieger, Zunder oder Puls, um seine Energie fließen zu lassen.

HERZCHAKRA

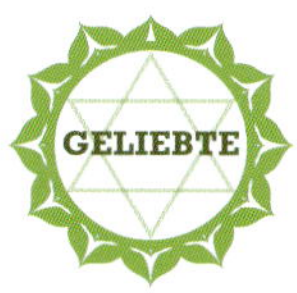

DAS INNERE KIND WILLKOMMEN HEISSEN

Liebend • offen • gebend • würdig • anmutig • sanft • ausgeglichen • verspielt • annehmend • verbindend • friedlich • freudig • humorvoll • fröhlich • heilend • mitfühlend

Das Herzchakra kann aktiviert werden, wenn man den Reifen mit Freunden kreisen lässt, mit ihnen Spaß hat und lacht. Juchhu!, Glitzern und Galaxis rufen spielerische Energie hervor. Bewegungen wie Disco und Schlange fordern Sie dazu auf, Ihr Herz zu öffnen.

HALSCHAKRA

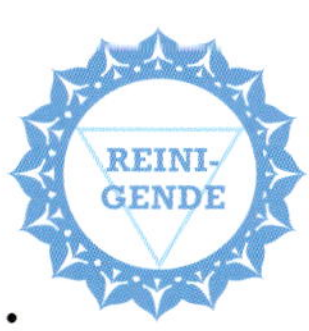

SEINEN WORTEN TATEN FOLGEN LASSEN

Vibrierend • zum Ausdruck bringen • stimmlich • kommunizierend • übermittelnd • erweiternd • reinigend • Sinn bildend • telepathisch • Resonanz

Beim Hals- oder Kehlchakra dreht sich alles darum zu sprechen, die Wahrheit zu kennen und sie mit der Welt zu teilen. Sie können Zugriff auf dieses Zentrum bekommen, indem Sie die Perle machen oder bei bestimmten Hula-Hoop-Übungen Wörter oder Laute äußern, wie ich es an entsprechender Stelle vorgeschlagen habe.

DRITTES-AUGE-CHAKRA

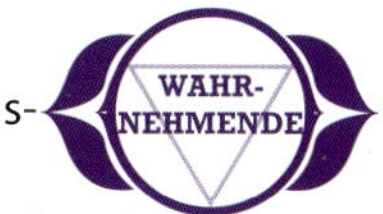

DIE INTUITION WECKEN

Farbe • übersinnlich • Vorstellungskraft • Visualisierung • wahrnehmend • Träume • Erinnerung • allsehend • allwissend • lichtdurchflutet • Hellsehen • Bewusstsein von Raum und Zeit

Das Drittes-Auge- oder Stirnchakra ist mit der Fähigkeit des optischen wie auch des intuitiven Sehens verbunden. Erforschen Sie diese Energie, indem Sie den Reifen mit verbundenen Augen kreisen lassen. Oder nutzen Sie die reiche Symbolkraft von Bewegungen wie Zauberei oder Portal, um Zugang zur transzendenten Energie des dritten Auges zu erhalten.

KRONENCHAKRA

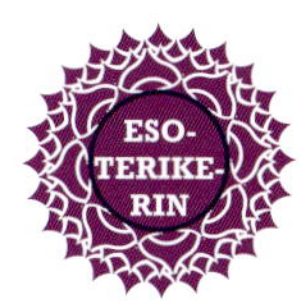

EINE VERBINDUNG ZUR EINHEIT AUFNEHMEN

Verstehen • Erleuchtung • Überzeugungen • kosmisches Bewusstsein • Information • Gedanken • Wissen • Meditation • Kanalisierung • Transzendenz

Das Kronenchakra ist unsere Verbindung zu dem weitläufigen, zeitlosen Ort des Allwissens. Wecken Sie diese Energie durch Bewegungen, die ein anhaltendes Wirbeln beinhalten – dazu gehören etwa Fantasie und Disco –, oder durch meditative Bewegungen wie Lakshmi oder die einfache, beglückende Pumpe.

DIE BEWEGUNGEN

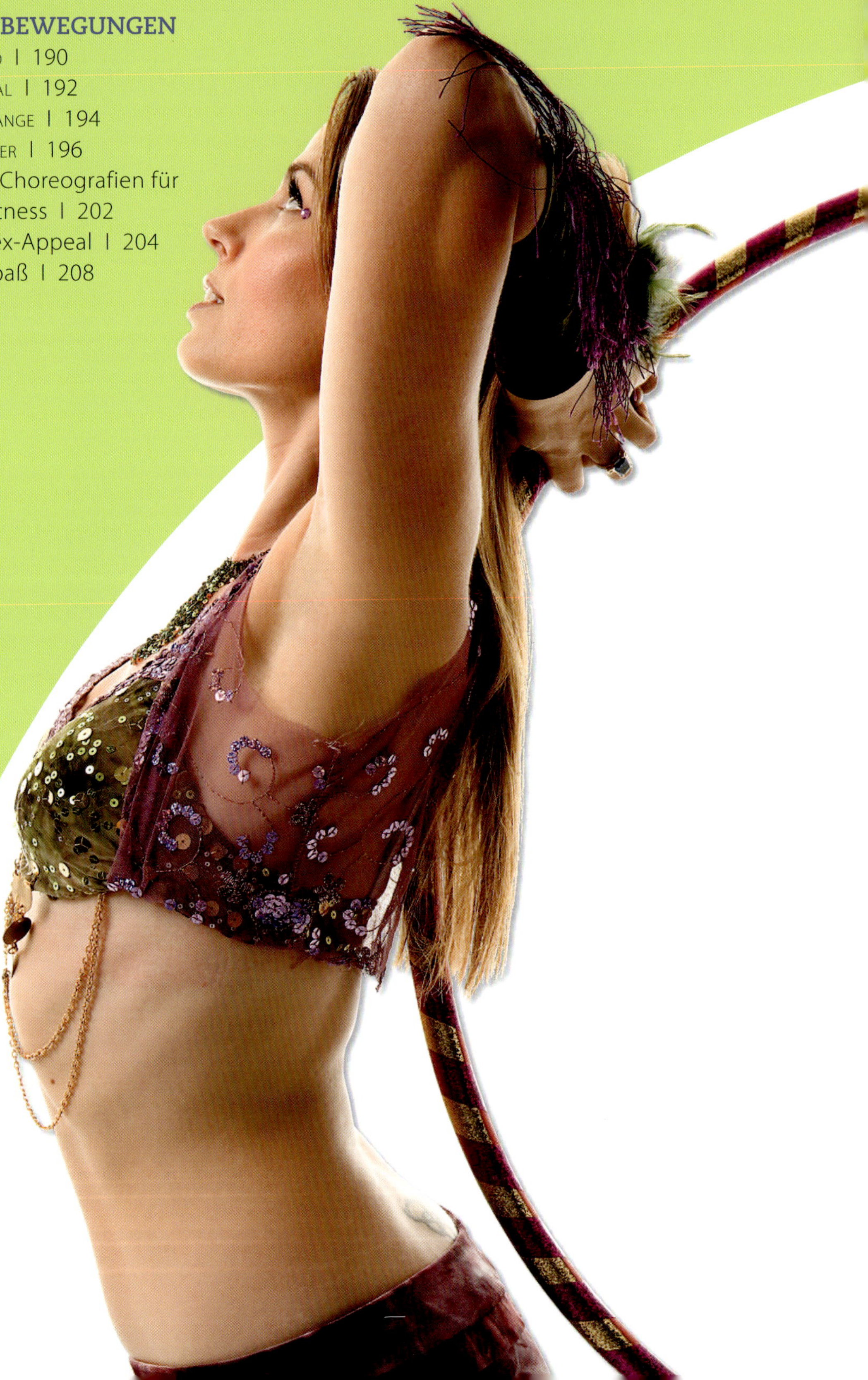

Kapitel 10

Der Gipfel des Könnens & mehr

TRAINING UND CHOREOGRAFIEN

So, Sie hoopen nun also schon eine ganze Weile. Und – wie geht es Ihnen? Können Sie spüren, dass Ihre Bauchmuskeln stärker geworden sind? Strotzen Sie vor Energie? Hat sich Ihr Körperbewusstsein verbessert? Wie steht es um Ihre Stimmung? Sind Sie stolz auf Ihre Hula-Hoop-Leistungen? Aufgeregt, dass Sie es geschafft haben, den Reifen länger kreisen zu lassen und neue Bewegungen zu erlernen? Wachen Sie am Morgen auf und freuen Sie sich schon auf das tägliche Hula-Hoop-Training, das Ihnen bevorsteht? Haben Sie allen Menschen in Ihrem Leben von Ihrer neuen Leidenschaft erzählt?

Wenn Ihre Antwort auf all diese Fragen Ja lautet, dann herzlichen Glückwunsch! Sie können sich nun offiziell einen Hooper nennen und sich den Abertausenden von uns anschließen, die sich auf ihre Reifen verlassen, um körperlich und geistig gesund, fit und glücklich zu sein.

Alle Hooper sind gleich. Sicher, manche von uns sind schon seit Jahren dabei, andere erst seit einigen Wochen oder Monaten, aber in ihrem ganz persönlichen Stil ist jeder von ihnen einzigartig. Die einen können besser improvisieren, die anderen führen ihre Bewegungen sauberer aus, wieder andere sind beweglicher, ausdrucksstärker, verspielter oder geradliniger – es gibt eine erstaunliche Vielfalt! Ein Anfänger kann einem Fortgeschrittenen oft genauso viel beibringen wie umgekehrt. Ein aufgeschlossener Neuling erkennt nicht selten Umsetzungsmöglichkeiten für neue Tricks, die ein alter Hase aus Gewohnheit leicht übersieht.

Natürlich gibt es einen Hauptunterschied zwischen Ihnen und einem Routinier, und das ist die vergleichsweise geringe Zeit, die Sie bisher in Ihr Training investiert haben. Die meisten Hula-Hoop-Bewegungen sind eben anders als Sit-ups oder Liegestützen, die man sich nur einmal ansehen muss, um sie dann selbstständig ausführen zu können. Sie erfordern etwas mehr Übung. Es dauert seine Zeit, bis sich aus dem Ausprobieren echtes Können entwickelt.

DIE VIER PHASEN DES HOOPDANCE

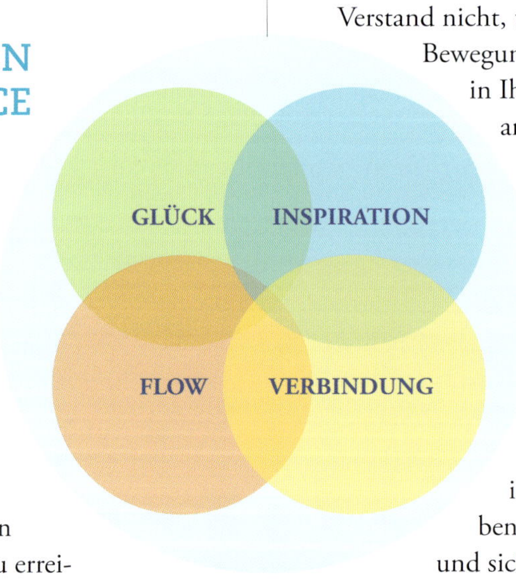

DAS GLÜCK

So wie in der Redewendung »Unwissenheit ist das Glück« sind Sie völlig fasziniert davon, dass der Reifen um Ihre Hüften kreist, und aufgeregt, weil da etwas völlig Neues und Spielerisches passiert. Es ist eine Zeit des Staunens und der Euphorie, Sie empfinden keinerlei Bedürfnis, mehr zu erreichen oder zu wollen, und genießen die beruhigende Wirkung, die die gleichförmige Bewegung auf Ihren Geist ausübt.

DIE INSPIRATION

Sehen Sie sich in Ruhe um. Es gibt eine ganze Hula-Hoop-Welt, die es noch zu entdecken gilt: Tricks und Fähigkeiten, Stars und Lehrer, Video-Kanäle, Workshops und Treffen! Lassen Sie sich Zeit und überstürzen Sie nichts. In der Ruhe liegt die Kraft.

DIE VERBINDUNG

Ein Aha-Moment. Plötzlich macht es Klick, man begreift eine Bewegung und alles wird schlagartig klar. Ihre Schnelligkeit, Beweglichkeit und Präzision verbessern sich. Sie beginnen, Übungen miteinander zu verbinden und ihnen eine persönliche Note zu verleihen. Ihr Training wird zum Selbstzweck und ist kein Mittel, um ein bestimmtes Ziel zu erreichen. Bleiben Sie bescheiden und aufmerksam.

DER FLOW

Ihr Körper kennt den Weg. Sie brauchen Ihren Verstand nicht, um zu erklären, wie man eine Bewegung ausführt oder welche Figur in Ihrer Choreografie als Nächstes an der Reihe ist. Die Musik, Ihr Reifen und Sie selbst sind sich so vertraut wie alte Freunde. Überbordende Kreativität äußert sich in neuen Kombinationen und individuellen Akzenten, die zu Ihrem Markenzeichen werden.

Die große Herausforderung ist nun, »hungrig« zu bleiben, den Lernprozess fortzusetzen und sich weiterzuentwickeln.

Die vier Stufen laufen zyklisch und nicht linear ab, was durchaus bedeuten kann, dass Sie vom Flow zum Glück schreiten oder gleichzeitig die Phasen der Inspiration und der Verbindung durchlaufen. Vielleicht sind Sie im Flow, wenn Sie eine vertraute Bewegung wie die PUMPE ausführen, während Sie sich bei Übungen wie der FASSROLLE oder der WAAGE noch in der Inspirationsphase befinden.

Eine Frage der Motivation

Wenn Sie die Bewegungen beherrschen und Ihren Hoopdance fließend gestalten wollen, müssen Sie üben. Und üben Sie dann noch ein wenig mehr. Kurse und Hula-Hoop-Gruppen können Ihnen die Augen für neue Möglichkeiten öffnen, aber sie sind kein Ersatz für regelmäßiges Solotraining – Zeit, die Sie alleine mit dem Reifen verbringen. Ihr Reifen ist der beste Lehrer, den Sie finden können!

Und da es dabei nur um Sie geht, können Sie Ihr Workout auf eine Zeit verlegen, die Ihnen gut passt. Finden Sie eine günstige Uhrzeit und einen guten Trainingsort, an dem Sie von niemandem gestört werden, auch nicht von Ihren Kindern. Schalten Sie Ihr Mobiltelefon aus. Freuen Sie sich lieber über die Gelegenheit, Ihre volle Aufmerksamkeit auf sich selbst richten zu können. Ich stelle mir gerne vor, dass mein privates Training *Glücksziplin* erfordert, eine Form von Disziplin, in der ich selbst sowohl mein unerbittlicher Feldwebel als auch mein größter Fan in einer Person bin.

Damit Sie in Ihrem Training auf Kurs bleiben, kann es hilfreich sein, eine Reihe von Zielen im Visier zu haben – aber ebenso die Art und Weise, wie Sie diese Ziele erreichen möchten bzw. wann das der Fall sein soll. Das alles in schriftlicher Form festzuhalten bedeutet, dass man eine echte Verpflichtung eingeht und sich nicht nur in Wunschfantasien ergeht. Ein Ziel könnte beispielsweise sein, eine der drei zusätzlichen Choreografien zu erlernen, die Sie ab Seite 201 finden.

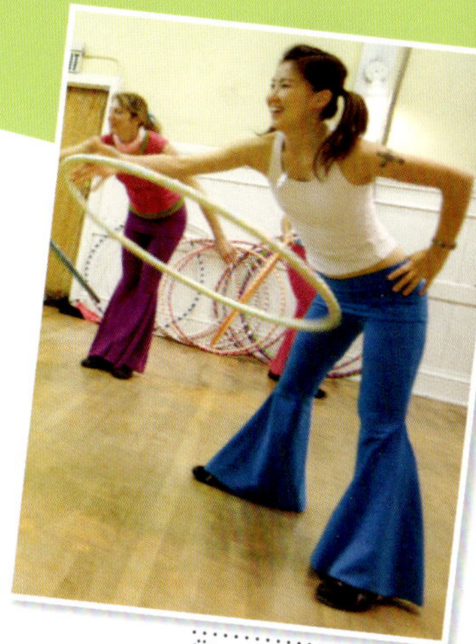

Üben, üben, üben!

Denken Sie sich immer wieder neue Belohnungen aus und gönnen Sie sich diese, und zwar nicht nur für das Erlernen einer vollständigen Übung, sondern auch für die einzelnen Teilschritte, aus denen diese besteht. Dabei könnte es sich um eine Handvoll Erdbeeren handeln, ein heißes Bad, einen neuen Reifen oder Eintrittskarten fürs Kino. Sie haben es sich verdient!

Wenn Sie Ihren Reifen in den Griff bekommen können, dann gilt das auch für die anderen Dinge in Ihrem Leben. Betrachten Sie Ihr Hula-Hoop-Training als eine Form von »Seelenpflege« – eine Gelegenheit, sich zu erholen und zu regenerieren. Sie können den Reifen als einen Ort der Selbstheilung betrachten und immer dann zu ihm zurückkehren, wenn Sie bekümmert oder frustriert sind. Wenn Sie sich von Ihrer Umwelt entfremdet und einsam fühlen, kann der Reifen Sie daran erinnern, wie sehr Sie in das Universum eingebunden sind. Gestalten Sie Ihr Training so philosophisch und bedeutungsvoll, wie Sie es für richtig halten.

Seien Sie geduldig mit sich selbst, wenn Sie nun die letzten vier fabelhaften Bewegungen erlernen – DISCO, PORTAL, SCHLANGE und ZUNDER. Viele benötigen Monate, bis sie diese Übungen für Fortgeschrittene mit der nötigen Eleganz ausführen können, also haben Sie Geduld! Lassen Sie sich nicht entmutigen und bewahren Sie sich Ihre positive Einstellung. Eine gute Portion Humor hilft dabei, sich den nachfolgenden Herausforderungen zu stellen.

Disco

Der Reifen befindet sich waagerecht auf Ihrer Brust, während Sie sich im Kreis drehen – durch den Schwung, den Sie durch Ihre Bewegung erzeugen, bleibt der Reifen in seiner Position. Lassen Sie kosmisches Licht in Ihr Herz fluten, wenn Sie die Brust strecken, um den Reifen oben zu halten.

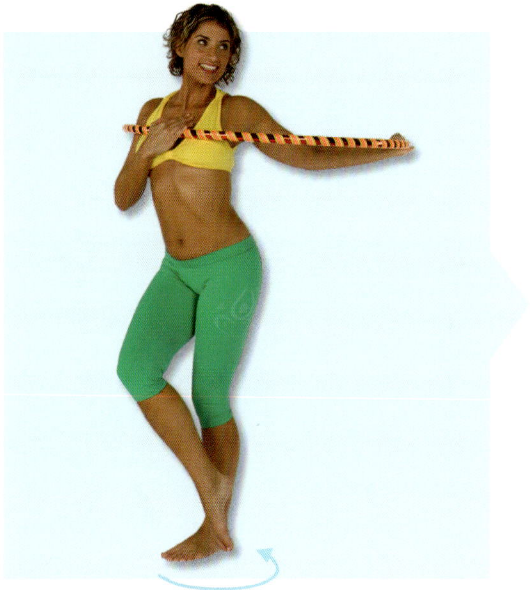

1 Stellen Sie sich in den Reifen und drücken Sie ihn mit einer Hand gegen das Brustbein. Mit dem anderen Arm, der voll ausgestreckt ist, stützen Sie die andere Seite des Reifens hinter Ihnen ab. Halten Sie den Reifen so waagerecht wie möglich.

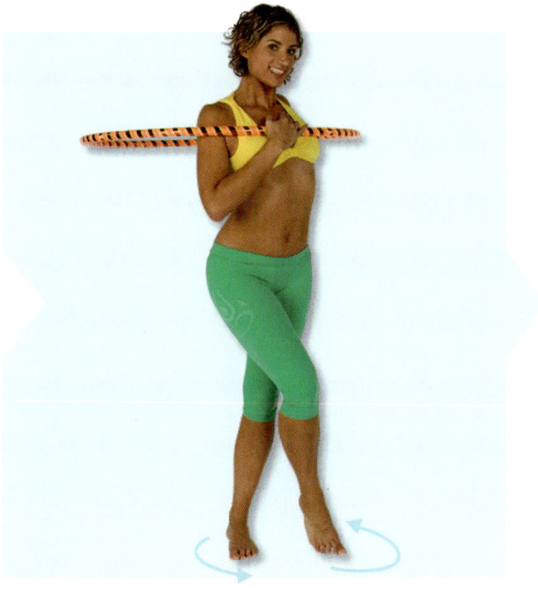

2 Machen Sie kleine Schritte und drehen Sie sich im Kreis. Indem Sie den Reifen festhalten, können Sie sich ganz auf Ihre Füße konzentrieren. Falls Ihnen leicht schwindlig wird, beginnen Sie langsam und genießen Sie zunächst die Bewegung.

So gelingt's

Üben Sie anfangs die Körperdrehung ohne den Reifen. Verwenden Sie ein Klebeband, um den Boden an einem Punkt zu markieren, und stellen Sie sich auf diesen Fleck, während Sie blitzschnell kleine Schritte machen und Ihren Körper eng um die eigene Achse drehen. Es sieht fast so aus, als würden Sie dabei rennen – wie ein wirbelnder Derwisch.

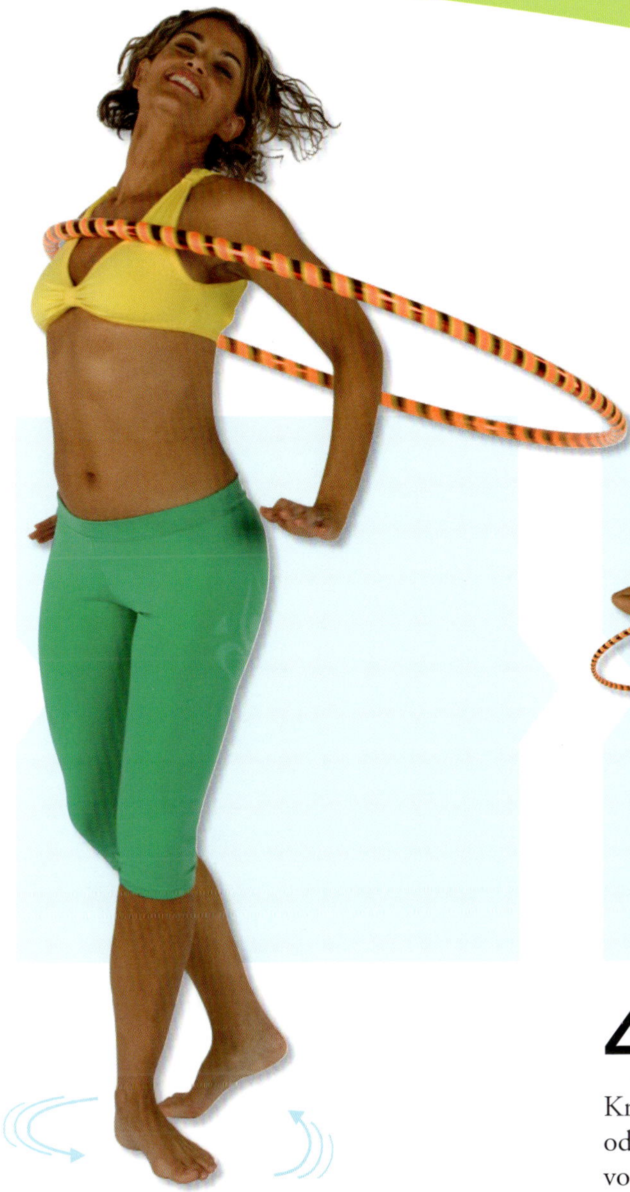

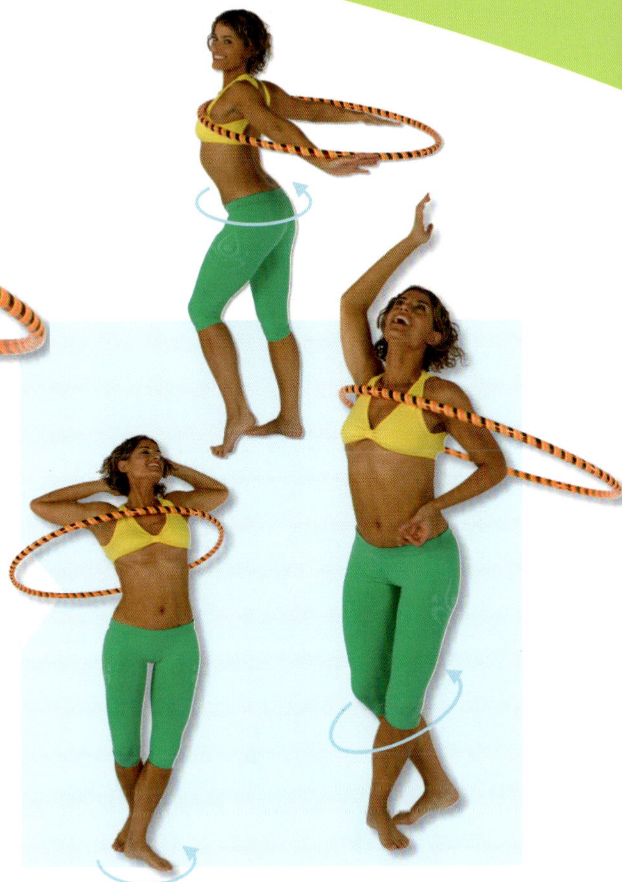

3 Sobald Sie merken, dass sich Ihr Körper schnell genug dreht, lassen Sie den Reifen los und vertrauen Sie der Fliehkraft, die ihn in Position hält. Der Reifen »hängt« frei und waagerecht an Ihrem Körper. Strecken Sie die Brust, indem Sie ein Hohlkreuz machen. Pressen Sie sich fest gegen den Reifen, um ihn oben zu halten.

4 Wenn Sie erst einmal den Dreh raushaben, können Sie die Arme auch flach am Körper anlegen (wie ein eleganter Kranich), sie hinter dem Kopf verschränken oder nach hinten ausstrecken. Stellen Sie sich vor, Sie wären ein strahlender Stern, der in völligem Einklang mit dem Kosmos seine Bahnen zieht.

• Wenn Sie merken, dass der Reifen die Brust herunterrutscht, beschleunigen Sie Ihre Fußarbeit oder halten Sie den Reifen mit Ihren Armen fest, bis Sie das Gefühl haben, dass er wieder nur durch den Schwung getragen wird.

Portal

Der Reifen kreist senkrecht um einen Fixpunkt und erzeugt dabei die Illusion, er schwebe frei in der Luft. Es sieht verblüffend aus! Stellen Sie sich einen Zauberspiegel und den Durchgang in eine andere Welt vor …

Anmerkung: Verwenden Sie für diese Übung einen leichten Reifen, um Ihre Handgelenke zu schonen.

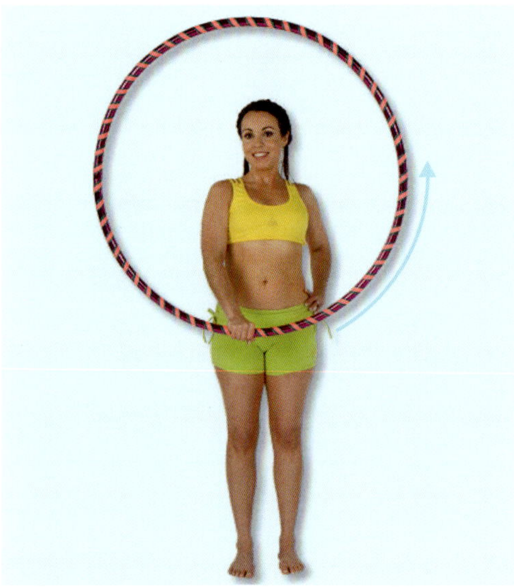

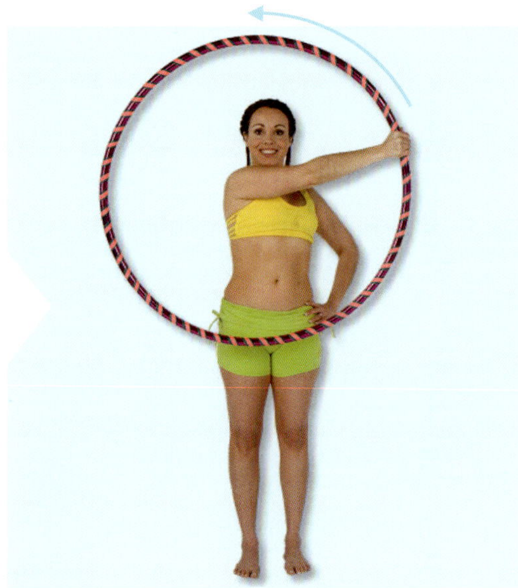

1 Führen Sie den Reifen mit der rechten Hand zunächst senkrecht vor Ihren Körper. Halten Sie den Reifen an seinem tiefsten Punkt fest; die Handfläche zeigt zum Boden, der Arm ist nach unten gestreckt.

2 Von dieser Position ausgehend, bewegen Sie die Hand im Uhrzeigersinn ganz nach oben und nehmen den Reifen dabei mit (verändern oder lösen Sie den Griff dabei nicht). Ihre rechte Hand befindet sich jetzt mit nach oben zeigender Handfläche auf der Innenseite des Reifens.

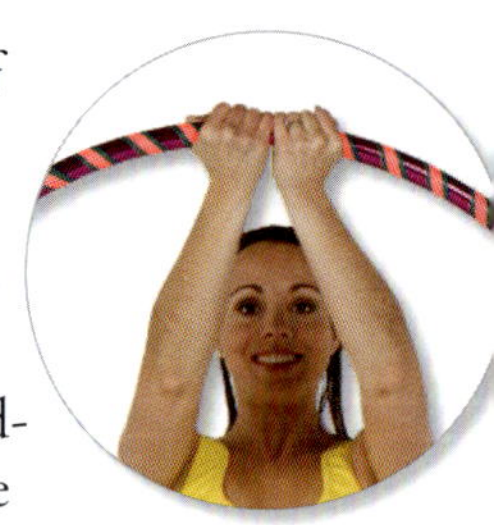

3 Am Höhepunkt (zwölf Uhr) angelangt, geben Sie den Reifen in die andere Hand. Legen Sie hierfür die linke Hand direkt neben die rechte. Beide Handflächen weisen nach oben, die kleinen Finger liegen nebeneinander. Lassen Sie die rechte Hand los.

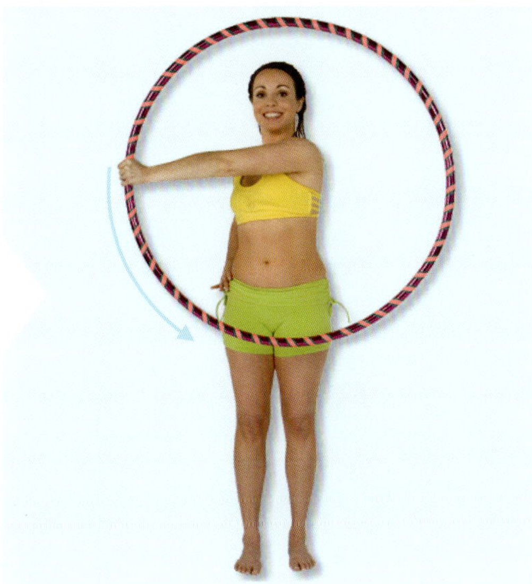

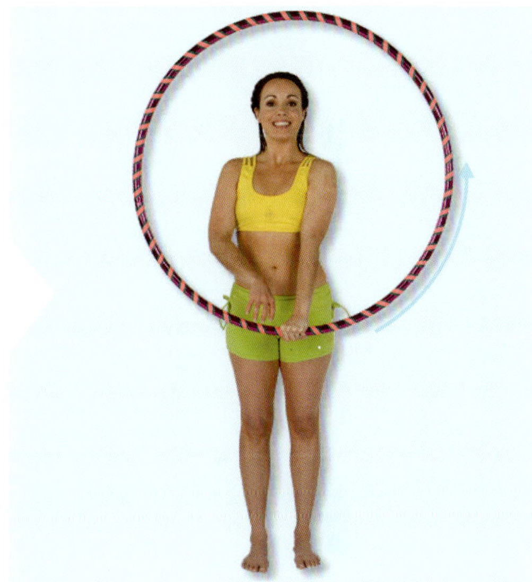

4 Bewegen Sie die linke Hand langsam nach unten, bis Sie bei sechs Uhr angelangt sind. Halten Sie den Reifen die ganze Zeit über gut fest.

5 Bei sechs Uhr sollte Ihre linke Hand wie in der Ausgangsposition nach unten zeigen. Greifen Sie den Reifen wieder mit der rechten Hand. Lassen Sie die linke Hand los und bewegen Sie den Reifen, bis Sie wieder bei zwölf Uhr angelangt sind.

So gelingt's

Beobachten Sie mithilfe eines Spiegels oder aus den Augenwinkeln heraus, wo sich der höchste Punkt des Reifens im Verhältnis zu anderen visuellen Bezugspunkten befindet, zum Beispiel wie weit er sich über (oder unter) Ihrem Scheitel befindet. Ihr Ziel sollte es sein, den Reifen im gesamten Übungsverlauf immer an dieser Stelle zu halten. Achten Sie darauf, die Streckung der Arme immer entsprechend anzupassen, damit der Reifen an Ort und Stelle »schwebt«.

Schlange

Bei dieser Bewegung, die jedem Zuschauer garantiert ein begeistertes »Wow!« entlocken wird, kreist der Reifen waagerecht um Oberarme und Brust. Um die Schlange zu bändigen, müssen Sie sich ständig in dieselbe Richtung drehen wie der Reifen.

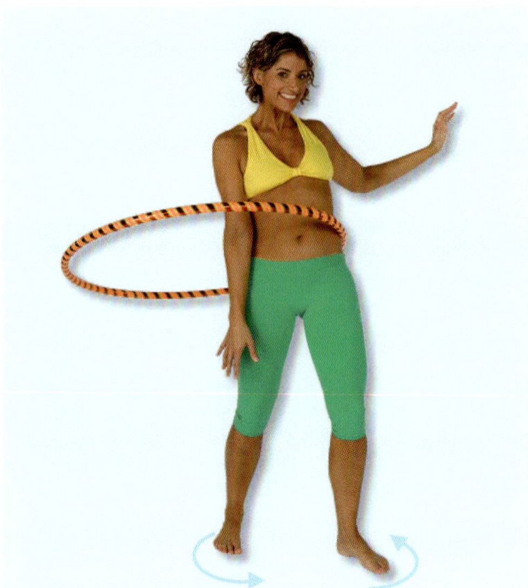

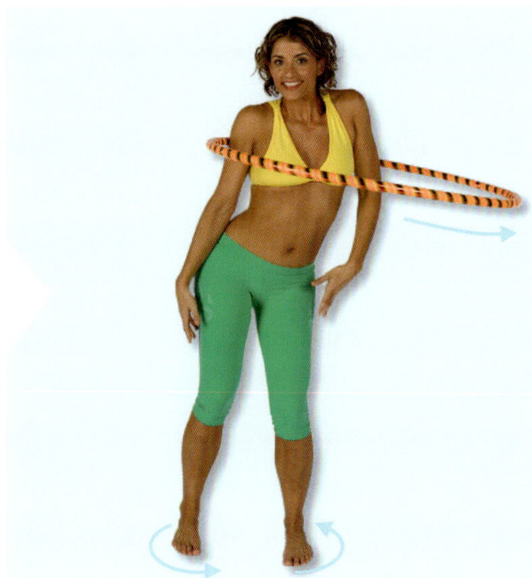

1 Bringen Sie den Reifen mit der PUMPE in Bewegung und fangen Sie an, sich zu drehen. Strecken Sie wie bei den KATZENPFOTEN (Seite 88–89) einen Arm nach unten, aber statt ihn wieder nach oben aus dem Reifen zu ziehen, halten Sie ihn eng am Körper und fahren in dieser Haltung mit der PUMPE fort.

2 Bringen Sie nun den anderen Arm ebenfalls in den Reifen. Mithilfe der Armoberfläche (idealerweise des Bizeps), bringen Sie den Reifen Stück für Stück nach oben, bis er sich direkt oberhalb der Brust befindet. Manche stellen sich dabei vor, ihre Arme seien Löffel, mit denen sie den Bereich innerhalb des Reifens »verrühren«. Versuchen Sie, Ellenbogen und Schultern zu entspannen, und vergessen Sie nicht zu atmen.

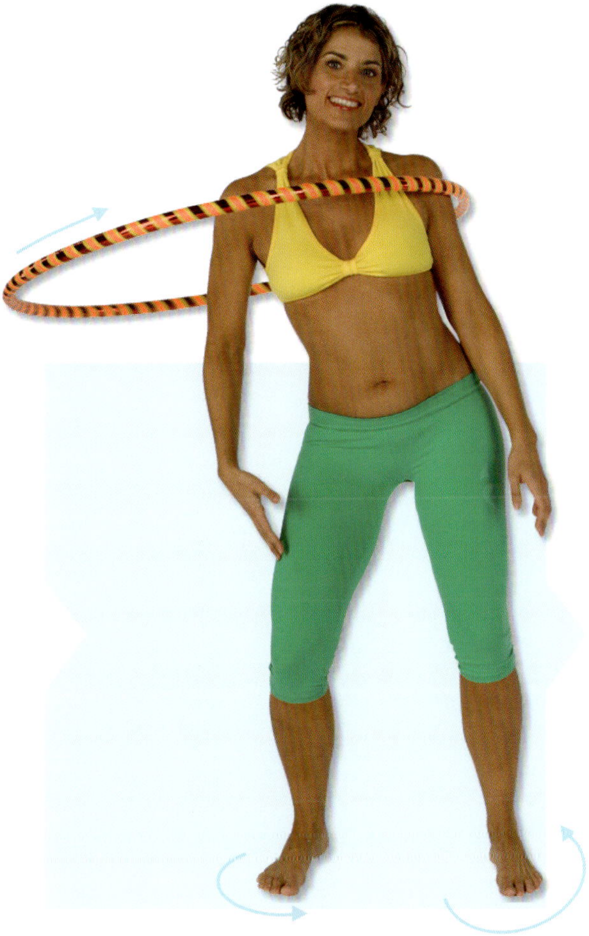

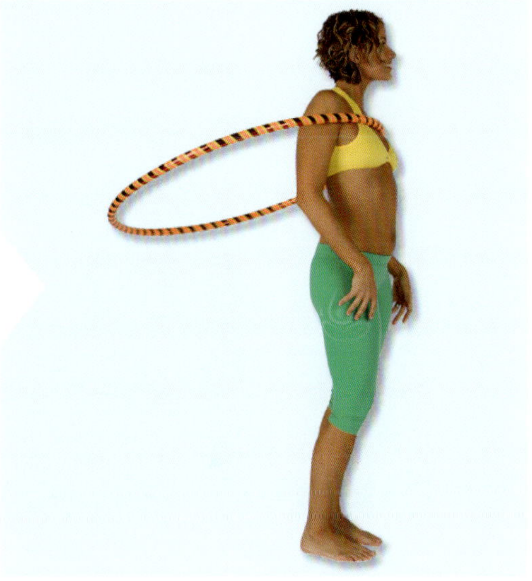

3 Winden Sie sich nun mit dem Oberkörper wie eine Schlange von einer Seite zur anderen (also nicht vor und zurück) und drehen Sie sich dabei weiter. Mit den Ellenbogen voran und mithilfe der Trizeps-Oberfläche (als wollten Sie jemanden mit den Ellenbogen wegschieben), drücken Sie sich jedes Mal schräg nach außen in den Reifen, wenn Sie ihn an Ihrem Körper spüren. Mit bloßen Armen geht das etwas leichter.

4 Üben Sie mit Ihrem Körper maximalen Druck gegen den Reifen aus, und zwar in alle Richtungen. Verwenden Sie dabei die Oberarme, schieben Sie die Brust schräg nach vorne, um dem Reifen entgegenzukommen, und ziehen Sie die obere Rückenpartie schräg nach hinten zurück. Stellen Sie sich vor, Sie wären eine Kobra, die sich aufgerichtet hin- und herbewegt. Fahren Sie parallel mit den Drehungen fort und atmen Sie dabei gleichmäßig ein und aus!

So gelingt's

▶ Wenn der Reifen herunterfällt, fangen Sie ihn auf, indem Sie mit der PUMPE die Vor- und Rückwärtsbewegung der Hüften wiederaufnehmen. Wenn Sie so weit sind, legen Sie die Arme erneut an, bringen den Reifen nach oben und fahren mit dem seitlichen und diagonalen Pulsieren des Oberkörpers fort.

Zunder

Lassen Sie den Reifen waagerecht um die Beine kreisen und drehen Sie sich dabei. Man kann diese Übung nicht langsam ausführen – geben Sie also 110 Prozent!

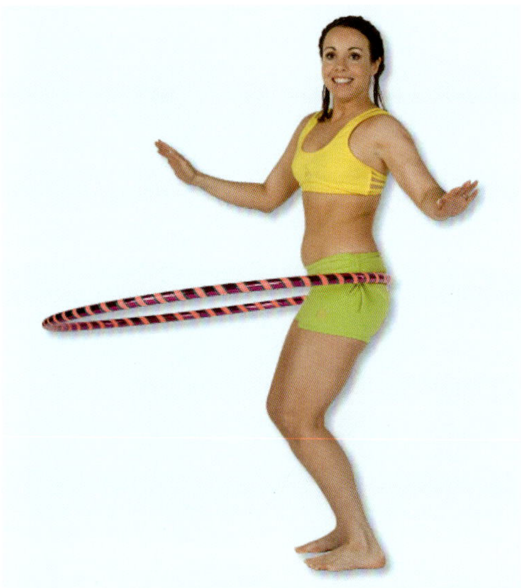

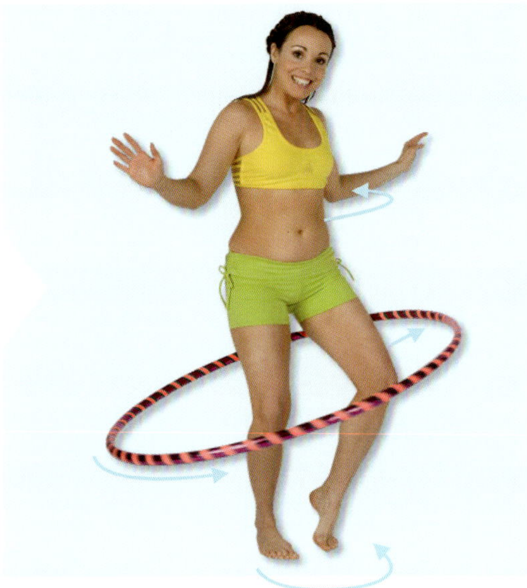

1 Beginnen Sie mit dem POKILLER (Seite 54–55) und drehen Sie sich dabei in dieselbe Richtung, in die sich auch der Reifen bewegt. Verlangsamen Sie Ihre Hüftbewegungen, damit der Reifen unter Ihren Po rutscht. Sobald er Ihre Oberschenkel erreicht, heben Sie ein Knie leicht, indem Sie die entsprechende Ferse anheben. (Ihr linkes Knie, wenn sich der Reifen nach links dreht, Ihr rechtes Knie, wenn er sich nach rechts dreht.) Das ist Ihr Spielbein.

2 Sobald der Reifen über den Oberschenkel Ihres Spielbeins rollt, drehen Sie das angehobene Knie schwungvoll nach außen. Dabei treiben Sie den Reifen automatisch immer weiter an.
Das Spielbein muss sich schnell hin- und herbewegen, um den Reifen halten zu können. Das gelingt Ihnen leichter, wenn Sie sich auf die Zehen stellen und sich um Ihre eigene Achse drehen, wobei Sie das Standbein benutzen, um sich abzustoßen.

So gelingt's

▶ Der ZUNDER gelingt leichter, wenn Sie sich ständig in die Richtung drehen, in die sich auch der Reifen bewegt. Dabei kann es hilfreich sein, sich auf die KONTAKTPUNKTE zu konzentrieren: Einer befindet sich etwa auf der Oberschenkelvorderseite (dem linken Oberschenkel, wenn Ihr INFLOW nach links geht), der andere ist auf der Rückseite des gegenüberliegenden Oberschenkels.

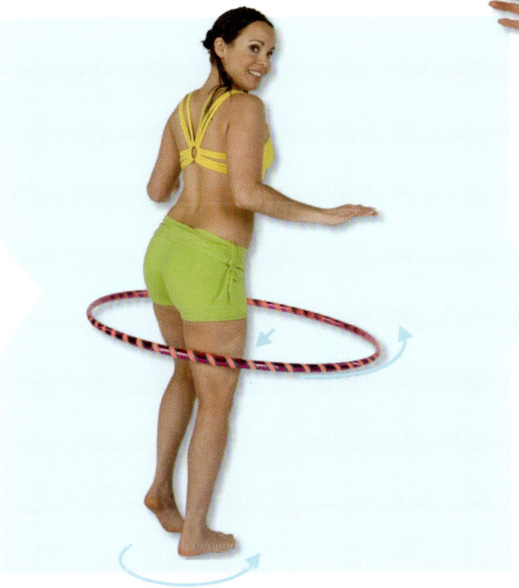

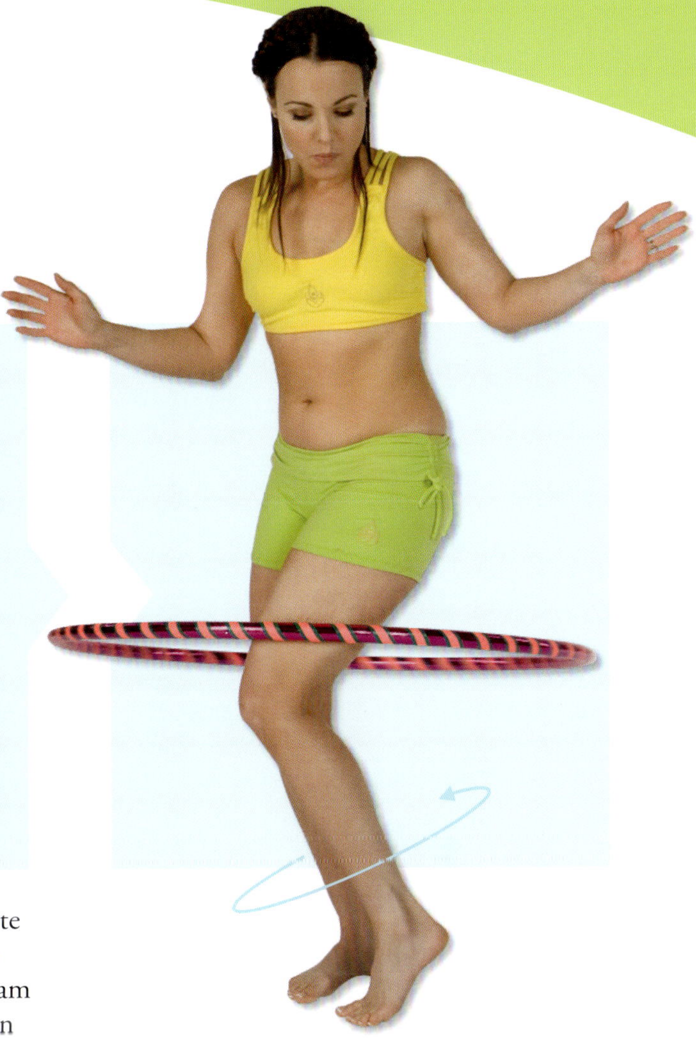

3 Sobald der Reifen über die Rückseite des Oberschenkels rollt, schwingen Sie das Spielbein zurück, sodass es am anderen Bein anliegt. Vielleicht hilft Ihnen dabei die Vorstellung, Ihr Spielbein sei der flatternde Flügel eines Vogels.

4 Wiederholen Sie die Schritte 3 und 4 immer und immer wieder in flottem Tempo. Sie sind ständig in Bewegung, indem Sie den Körper drehen und den Reifen mit dem Oberschenkel nach außen drücken. Atmen nicht vergessen!

• Versuchen Sie den Reifen möglichst auf dem gut gepolsterten Teil der Oberschenkel zu halten, damit es bequem ist und Spaß macht. Ihr Reifen wird sicherlich am Anfang zu Boden fallen, aber bleiben Sie dran.

Hula-Hoop und die Leichtigkeit des Seins

»Wir brauchen mehr Menschen, die sich auf das Unmögliche spezialisieren.«

Theodore Roethke, Dichter

Wenn Sie Hula-Hoop längerfristig betreiben, könnte es sein, dass Sie sich mit der Zeit leichter fühlen. Schwere und Ballast, sowohl im körperlichen als auch im übertragenen Sinn, scheinen immer weniger zu werden. Ebenso könnten Sie feststellen, dass Sie nicht mehr so schwermütig wie früher sind und Ihre Gedanken frei und unbeschwert fließen. Vielleicht schreiten Sie nun mit leichten, federnden Schritten durchs Leben. Auch in Ihrem Herzen fühlen Sie sich möglicherweise offener und sorgenfreier. Selbst Ihre Haut kann strahlender und jugendlicher wirken (was dem starken Schwitzen zu verdanken ist). Aber bedenken Sie, dass auch eine andere Zauberkraft am Werk sein kann.

Im alten Indien glaubten die Buddhisten, dass die gesamte Realität durch Licht erschaffen wurde. Sie waren der Überzeugung, dass die Menschheit verschiedene Epochen durchläuft. Von der Goldenen und Silbernen Ära über die Bronze- und schließlich in die Eisenzeit. Mit anderen Worten: Schönheit und Licht weichen nach und nach den düsteren Zeiten des Chaos. Aber es ist Hoffnung in Sicht. Die Rettung der Menschheit hängt vom Verwandlungstanz der Göttin Kali ab, der negative Energie bindet und in Liebe verwandelt. Ihr heiliger Tanz soll die Erde reinigen und uns wieder in ein Zeitalter der Schönheit, des Friedens und des Glanzes führen.

Dieser Mythos spricht mich persönlich an, ebenso auch meine Fähigkeit, negative Gefühle oder körperliche Beschwerden durch Tanzen zu überwinden und ein heilendes Licht aus meinem Herzen auszustrahlen. Vielleicht ist es ja möglich, dass Hoopdance den Dialog, die Heilung und den Frieden auf der Welt ein wenig beschleunigt. Vielleicht ist es ja möglich, dass der Reifen Ihnen dabei hilft, in Kontakt mit dem Göttlichen zu treten. Treten Sie in den Reifen, lassen Sie ihn kreisen und warten Sie ab, was geschieht!

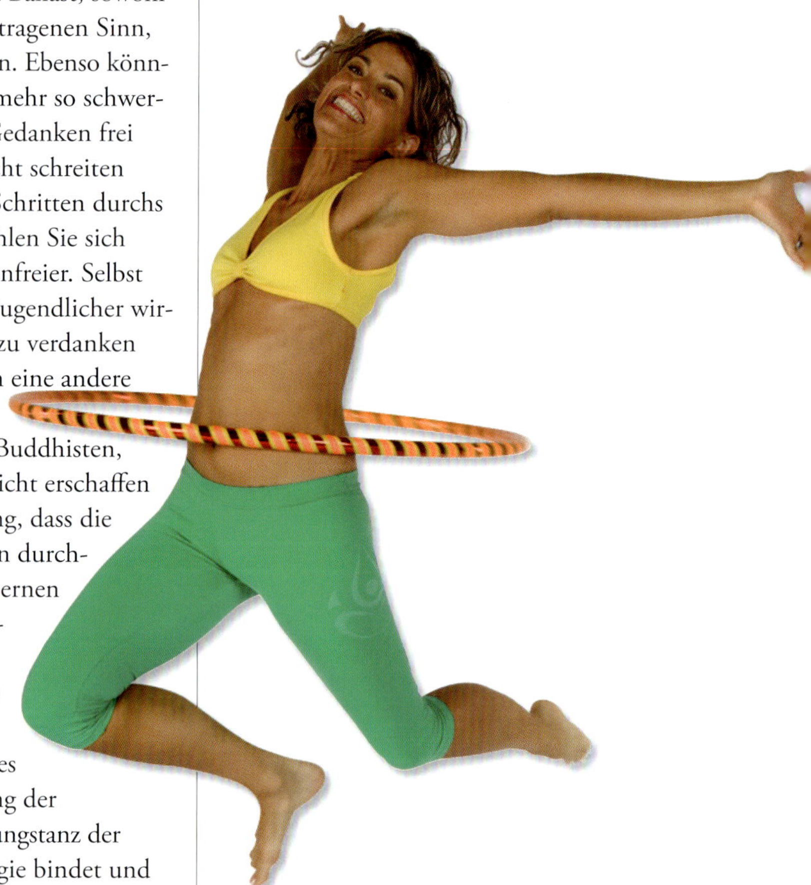

KEINE AUSREDEN!

Immer wieder Ausreden – inzwischen kenne ich sie alle. Statt die folgenden Punkte als Hindernisse zu betrachten, sollten Sie sie als Chancen sehen, um an sich zu arbeiten.

PLATZ. Sie glauben, Sie haben nicht genug davon? Ich übe oft in meinem Wohnzimmer an einer Stelle, die gerade einmal 1,50 m x 1,80 m misst – umgeben von Fernseher, Heizung und Sofa. Der Couchtisch ruht auf Rollen, also kann ich ihn mühelos aus dem Weg schieben. Außerdem stelle ich einen langen Spiegel an die Wand, in dem ich meine Haltung kontrolliere. Es gibt einen Deckenventilator mit Gaslampe, auf den ich – neben dem Spiegel versteht sich – aufpassen muss.

Betrachten Sie enge Räumlichkeiten als Gelegenheit, um Kontrolle, Präzision und räumliches Bewusstsein zu schulen. Seien Sie kreativ, wählen Sie zum Üben kompaktere Bewegungen (wie Pumpe, Portal oder Zauberei) und heben Sie sich die anderen für das Training an der frischen Luft auf.

Gestalten Sie Ihre Räumlichkeiten so, dass Ihnen das Hula-Hoop leichtfällt: Schicken Sie Kinder und Haustiere nach draußen. Entfernen Sie Glasobjekte und drehen Sie falls möglich Bildschirme weg. Obwohl es praktisch nicht möglich ist, dass ein Reifen ein normales Fenster zerbricht, sollten Sie dünne, ältere Scheiben mit Vorhängen abdecken. Vermeiden Sie senkrechte Bewegungen wie den Krieger, wenn sich im Raum ein Deckenleuchter befindet, und hoopen Sie nicht mit verbundenen Augen.

PLATEAU. Dieser Zustand der Stagnation ist ein natürlicher Bestandteil des Lernprozesses. Geben Sie Ihrer Motivation einen neuen Schub, indem Sie sich zum Beispiel von Hula-Hoop-Videos auf Webseiten wie YouTube inspirieren lassen oder mit Reifen in verschiedenen Größen experimentieren. Manchmal sind auch ein paar neue Musikstücke alles, was Sie benötigen, um Ihrem Hula-Hoop-Spiel neue Würze zu verleihen. Verwenden Sie einen Schal oder ein Tuch, um mit verbundenen Augen zu trainieren, oder setzen Sie sich für Ihre Übungseinheit einen neuen Schwerpunkt, wie zum Beispiel den Reifen im Outflow kreisen zu lassen oder an Ihrer Atmung zu arbeiten.

STIMMUNG. Lassen Sie sich durch das Training in die Stimmung bringen, in der Sie gerade sein möchten. Wenn Sie einen anstrengenden Tag hinter sich haben, sollten Sie es mit Hula-Hoop versuchen, um auf andere Gedanken zu kommen. Geben Sie sich einen Ruck und Sie werden möglicherweise feststellen, dass Sie vor neuen Ideen oder Geistesblitzen nur so sprudeln.

KÖRPERLICHE BESCHWERDEN. Falls Sie sich eine Verletzung zugezogen haben, sollten Sie dies als Gelegenheit betrachten, um gezielt Körperbereiche zu trainieren, die Sie sonst eher vernachlässigen. Seien Sie etwa bei einer Knöchelverletzung kreativ und legen Sie Ihr Augenmerk auf Übungen wie das Portal. Eine Handgelenksverletzung könnte eine gute Gelegenheit sein, den Reifen nur um die Taille kreisen zu lassen. Bleiben Sie Alternativen gegenüber aufgeschlossen.

ZEIT. Jeder Tag hat 1440 Minuten. Zweigen Sie sich nur zwanzig davon ab, um ein bisschen ins Grooven zu kommen! Stellen Sie sich ein paar Mal pro Woche den Küchenwecker auf zwanzig Minuten und legen Sie los. Sie werden erstaunt sein, wie oft Sie auch nach dem Klingeln noch weitermachen. Je lockerer Sie an die Sache herangehen, umso schneller überwinden Sie Ihren inneren Schweinehund. Bedenken Sie: Sich jeden Tag ein wenig Zeit für die eigenen Bedürfnisse zu gönnen ist ein Geschenk an sich selbst.

Achten Sie auf all die kleinen Dinge, die Sie sich selbst einreden, und ziehen Sie die Notbremse, sobald Sie in Selbstkritik verfallen und sich selbst aburteilen. Verabschieden Sie sich von Gedanken, die anfangen mit »Eigentlich hätte ich…«, »Ich wünschte, dass…«, »Wenn doch nur…«, »Ich kann nicht…«. Eine halb durchgeführte Übungseinheit ist immerhin ein halb volles Glas. Und eine ganz durchgeführte Übungseinheit ist ein volles Glas Champagner: Stoßen Sie auf sich selbst an!

HoopGirls Schlusswort

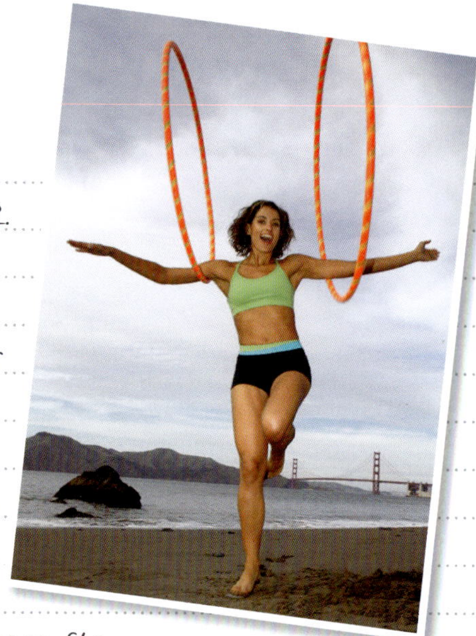

Eigentlich sind es ja zwei Wörter: Vielen Dank. Welche Gründe auch immer Sie hierhergeführt haben, ich möchte mich bei Ihnen bedanken, dass Sie sich die Zeit genommen haben, mit mir herumzuwirbeln und die Freuden des Hula-Hoops zu teilen.

Als strahlende, glorreiche Heldin (oder auch als Held) Ihrer eigenen Reise sollten Sie sich und Ihrem Reifen immer wieder die aufmunternden Worte »Ja, ich kann es!« zurufen. Vergessen Sie nicht, sich Ihr kindliches Staunen und Ihre Unbekümmertheit zu bewahren. Motivieren Sie die Mitmenschen, die sich von Ihrer Fähigkeit haben anstecken lassen, mit Ihrer tatkräftigen Unterstützung. Gönnen Sie sich Vergnügen, Spaß und unterhaltsame Hula-Hoop-Abenteuer. Freuen Sie sich auf die Wunder, die durch Ihre neue körperliche Aktivität in Ihr Leben treten werden!

Und egal, was passiert, hoopen Sie weiter. Hoopen Sie in der Mittagspause. Hoopen Sie am Morgen. Hoopen Sie im Park. Hoopen Sie auf dem Balkon. Hoopen Sie im Garten. Wichtig ist, dass Sie weitermachen. Bald werden Sie sich in jedem sozialen Umfeld mit Anmut, Harmonie, Leichtigkeit und Selbstbewusstsein bewegen – ganz so, als befänden Sie sich in Ihrem Reifen. Verkörpern Sie in jeder Lebenslage die Eleganz und den Stolz, die Sie im Hula-Hoop zum Ausdruck bringen. Ob nun gegenüber Ihrem Vorgesetzten, Ihrer Familie oder Ihren Freunden. Freuen Sie sich Ihres Lebens und strahlen Sie diese positive Einstellung aus.

Ihr Reifen ist eine Art Stützrad, das Ihnen in allen Lebensbereichen helfen kann, Ihr volles Potenzial auszuschöpfen. Nochmals vielen Dank dafür, dass ich Sie in die Welt des Hula-Hoops einführen durfte.

In Liebe
Christabel

Drei Choreografien für

FITNESS, SEX-APPEAL UND SPASS

Wenn Sie erst einmal alle Bewegungen gründlich eingeübt haben, ist es ein Leichtes, sie zusammenzusetzen und Choreografien daraus zu machen! Sie können die Bewegungen beliebig kombinieren – wichtig ist nur, dass sie fließend ineinander übergehen und einen inneren Zusammenhang ergeben. Als Einstimmung stelle ich Ihnen nachfolgend drei Kombinationen vor, die jeweils durch eine andere »Stimmung« gekennzeichnet sind.

Manche Übergänge von einer Bewegung in die andere sind einfach und naheliegend, andere dagegen sind eine echte Herausforderung an Ihre Kreativität und Geschicklichkeit. Probieren Sie es einfach aus und experimentieren Sie dann mit den Bewegungen, um Ihre ganz individuellen Choreografien zu gestalten.

Fitness

Eine aus zehn Bewegungen bestehende Choreografie für mehr Kraft, Energie und Ausdauer.

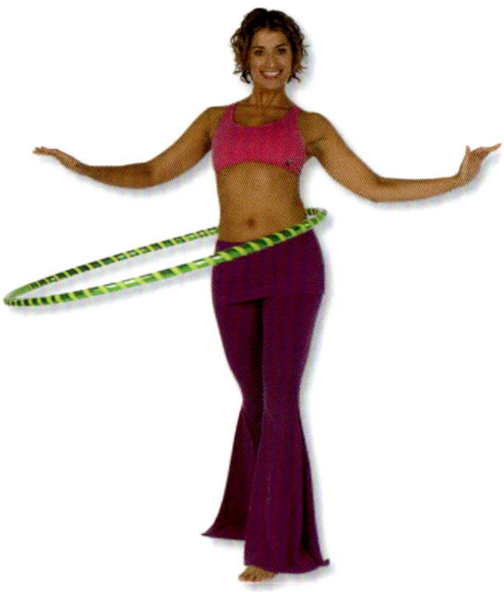

1 Pumpe
S. 32

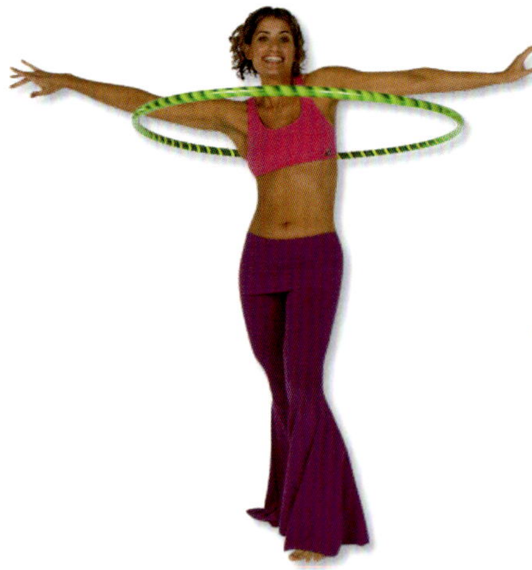

2 Puls
S. 56

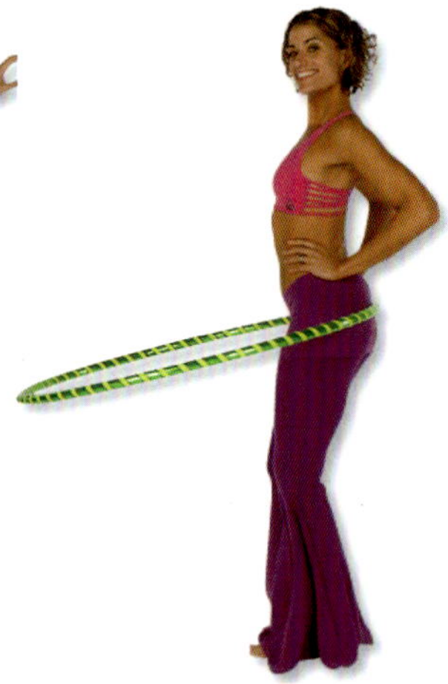

3 Pokiller
S. 54

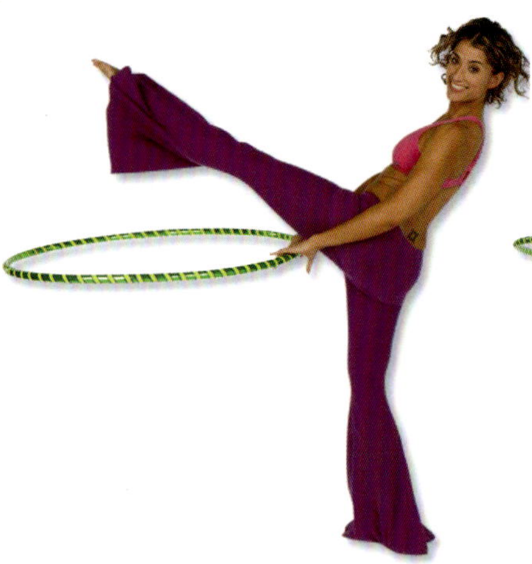

6 Horizontaler Lufthauch
S. 98

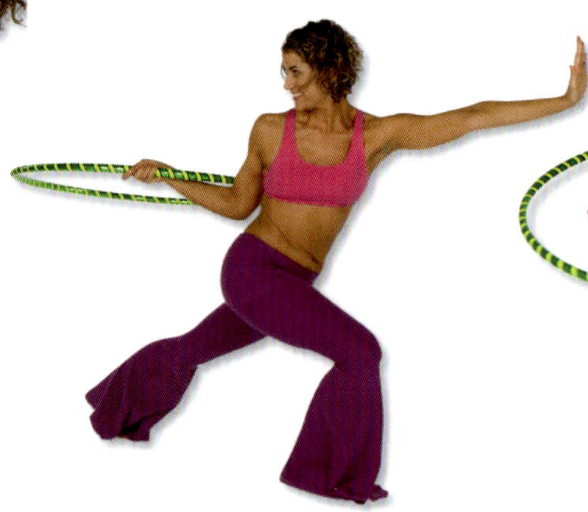

7 Plop
S. 138

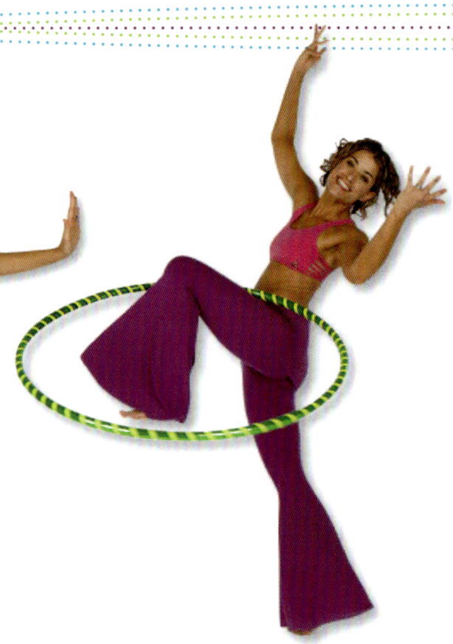

8 Bingo
S. 154

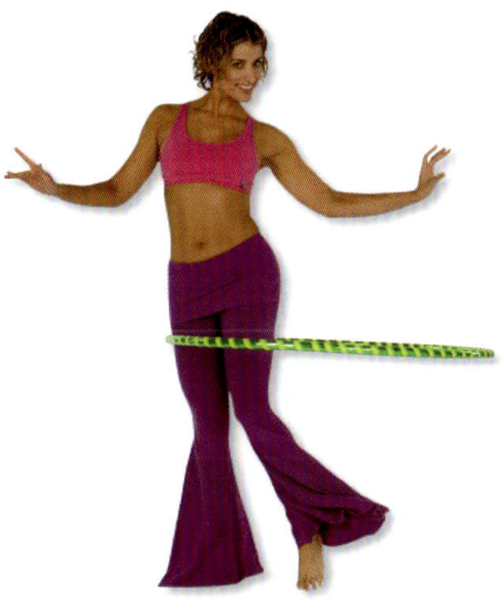

4 ZUNDER
S. 196

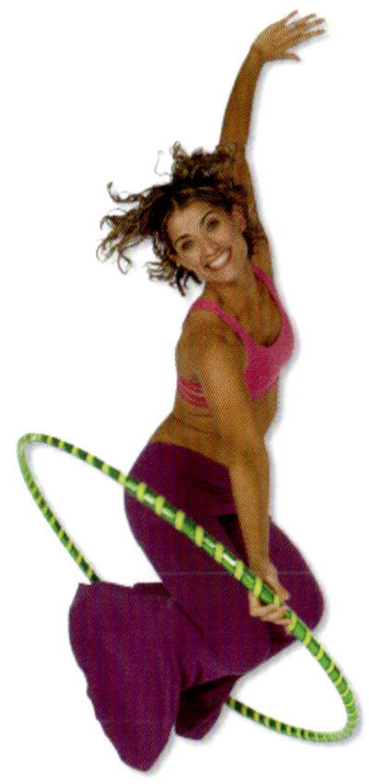

5 SPRUNG
S. 106

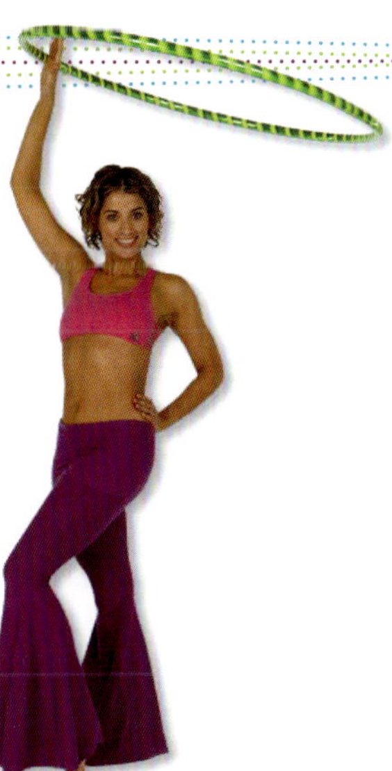

9 LASSO
S. 74

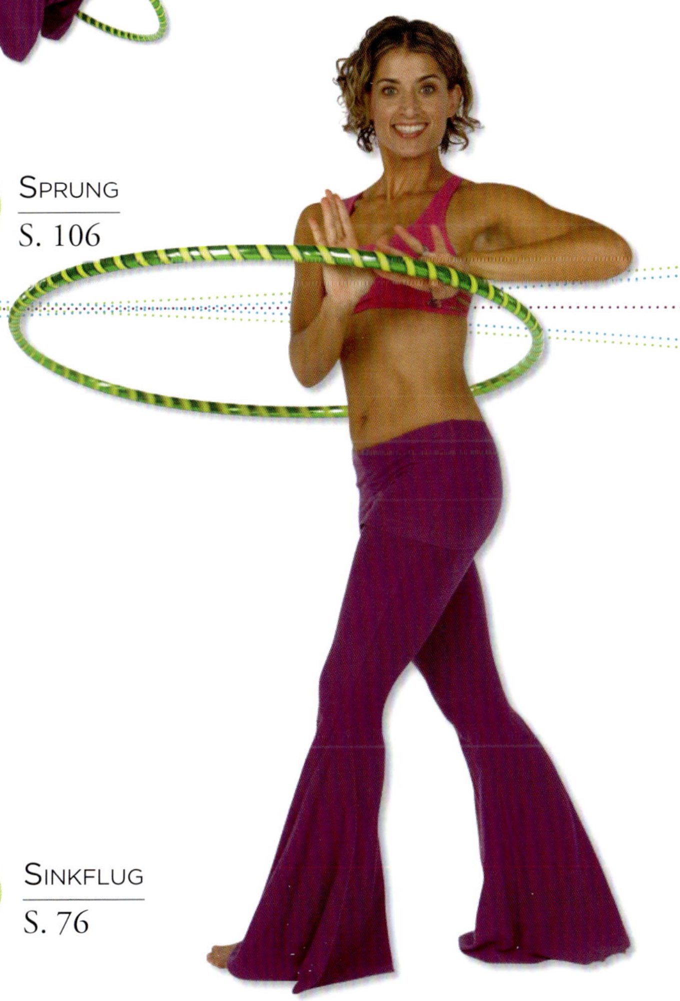

10 SINKFLUG
S. 76

Sex-Appeal

Eine aus 15 Bewegungen bestehende Choreografie, um die Göttin der Sinnlichkeit in Ihnen zu wecken.

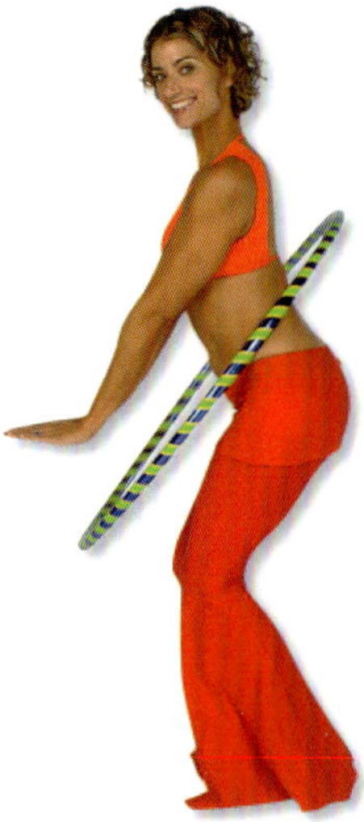

1 POKNALLER
S. 48

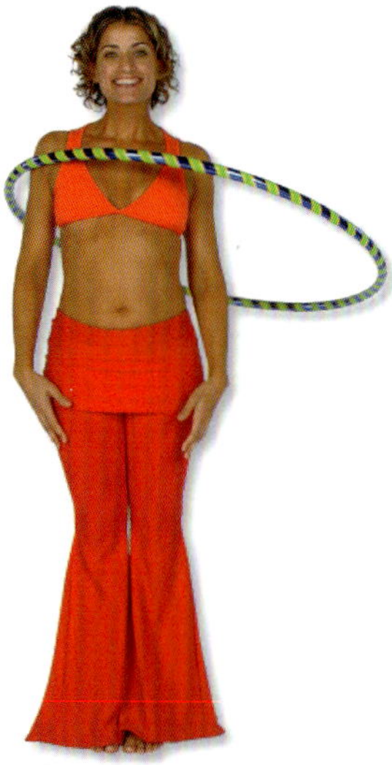

2 SCHLANGE
S. 194

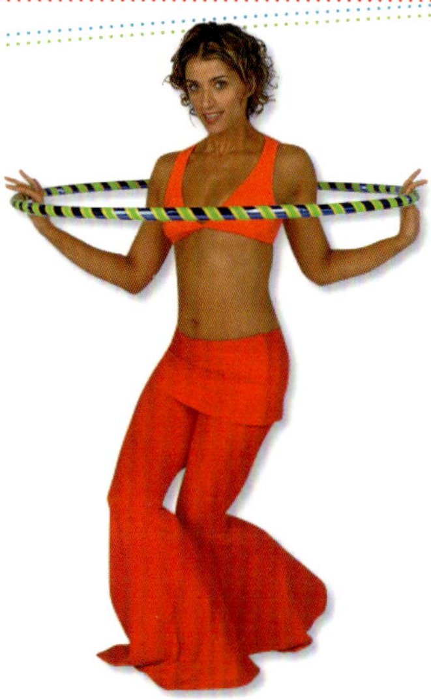

5 FANTASIE
S. 180

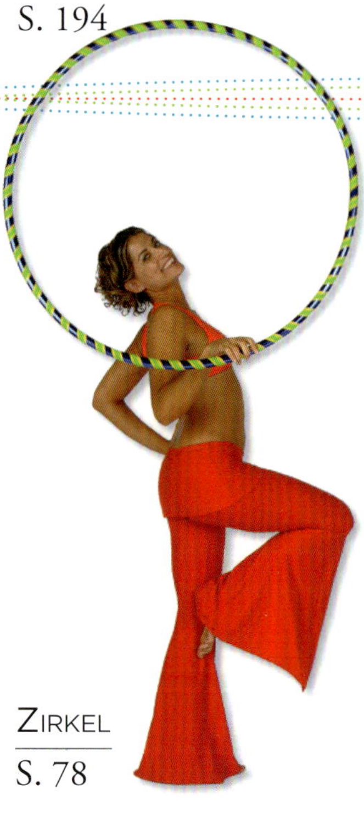

6 ZIRKEL
S. 78

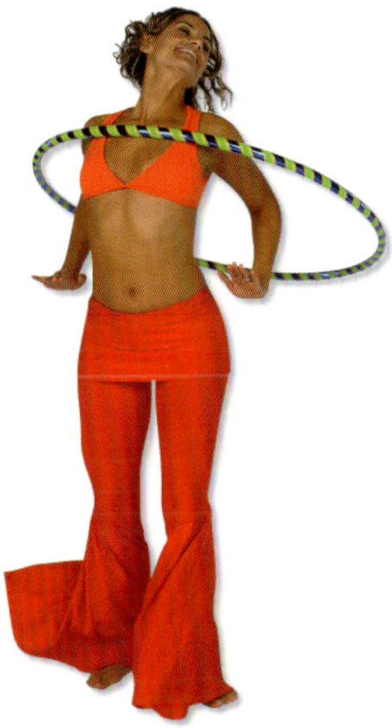

3 Disco

S. 190

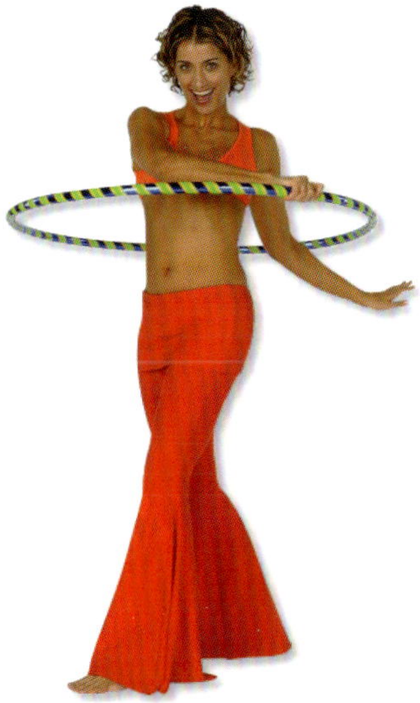

4 Steigflug

S. 72

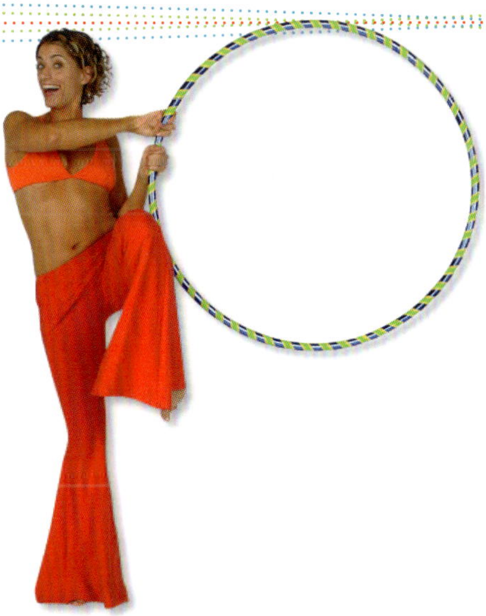

7 Strumpfband

S. 134

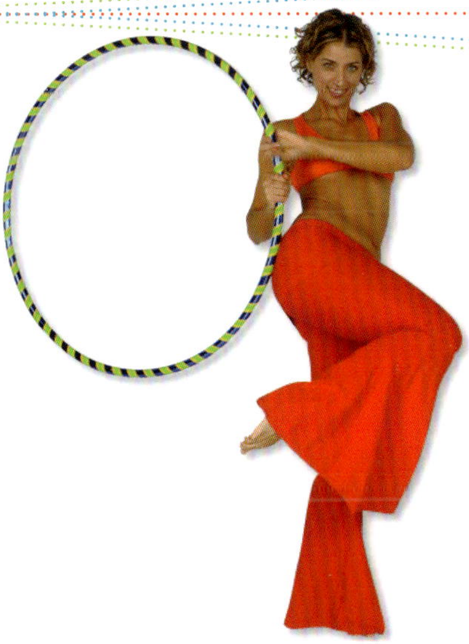

8 Po

S. 134

Fortsetzung

Sex-Appeal (Fortsetzung)

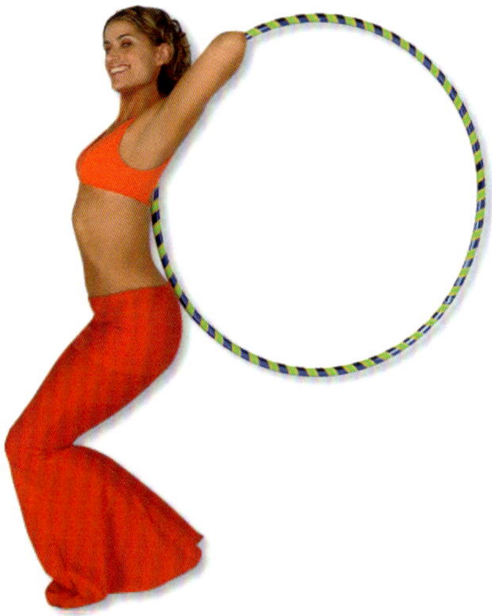

9 FUNKELN
S. 150

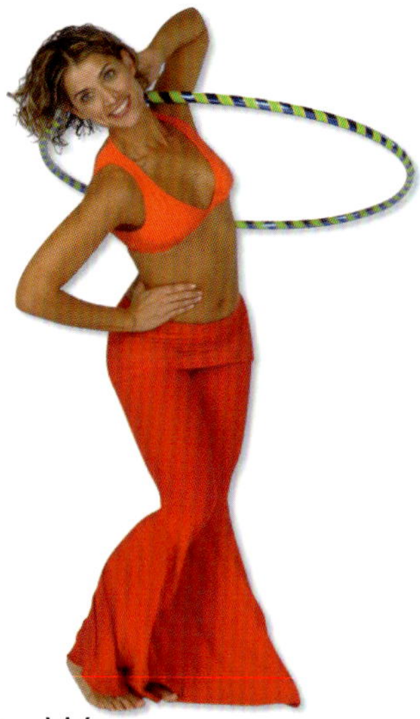

10 WAAGE
S. 162

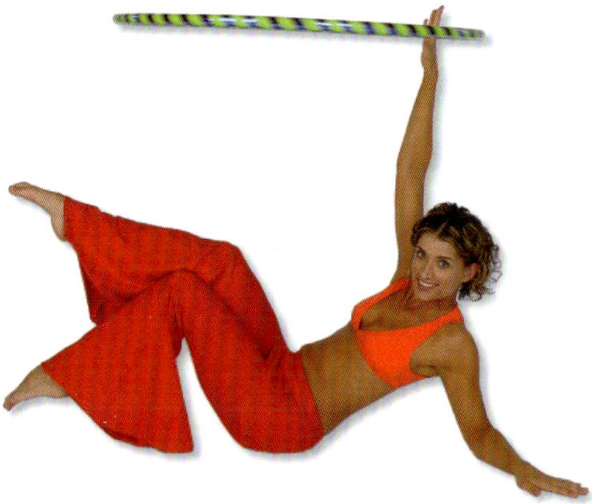

13 SCHERENTRITT
S. 174

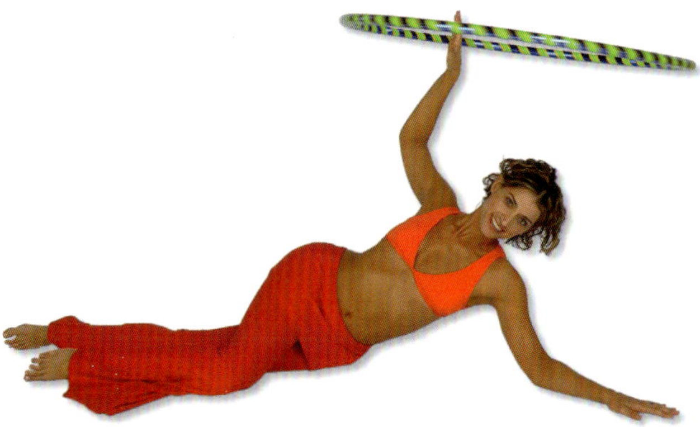

14 PIN-UP
S. 173

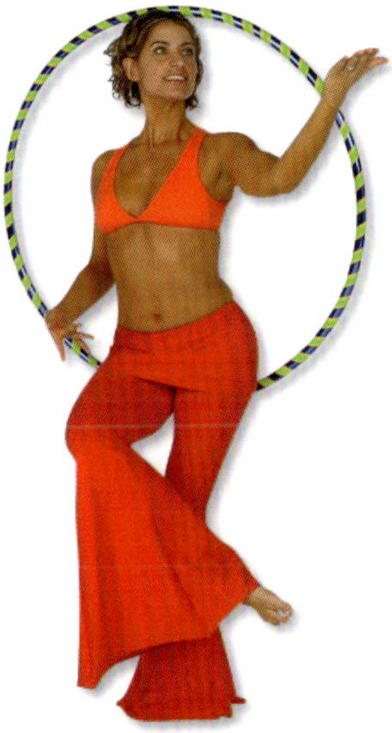

11 LAKSHMI
S. 179

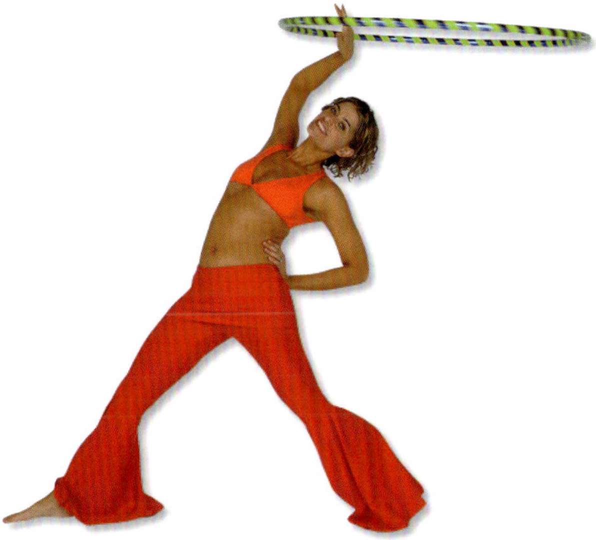

12 RUTSCHE
S. 172

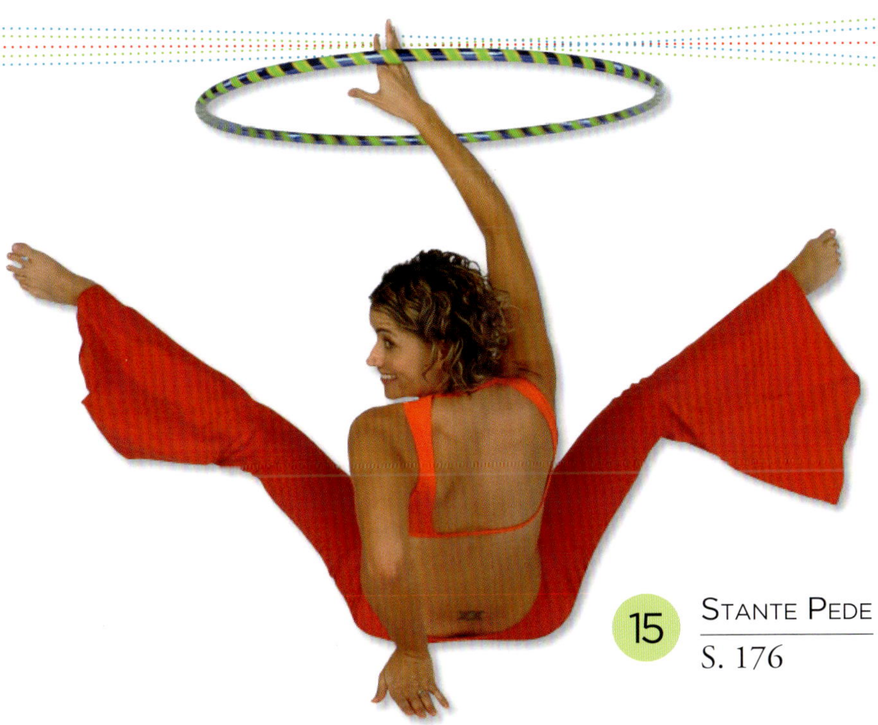

15 STANTE PEDE
S. 176

Spaß

Eine aus 30 Bewegungen bestehende Choreografie, um sich wieder so unbeschwert wie in der Kindheit zu fühlen.

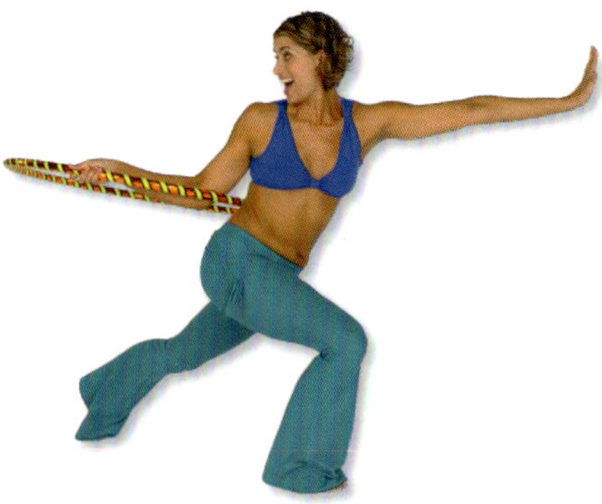

1 FLIEGENDER WECHSEL

S. 136

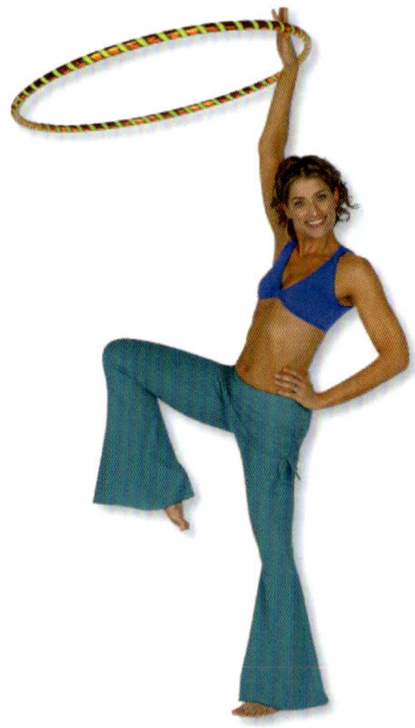

2 LASSO

S. 74

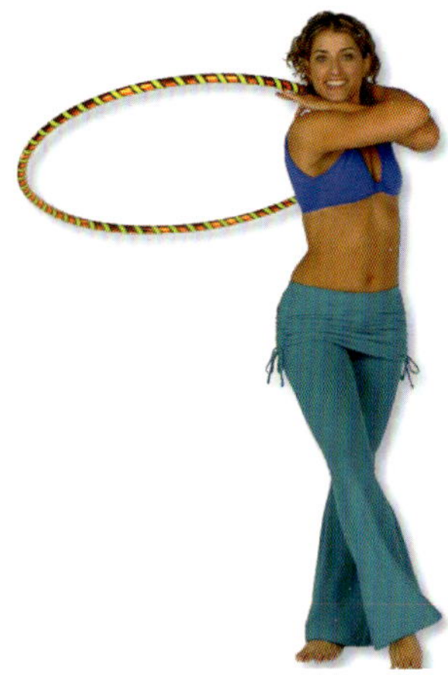

3 PERLE

S. 82

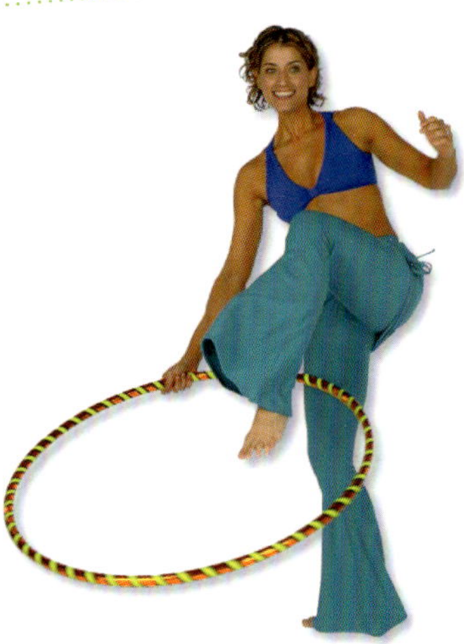

6 STEP

S. 102

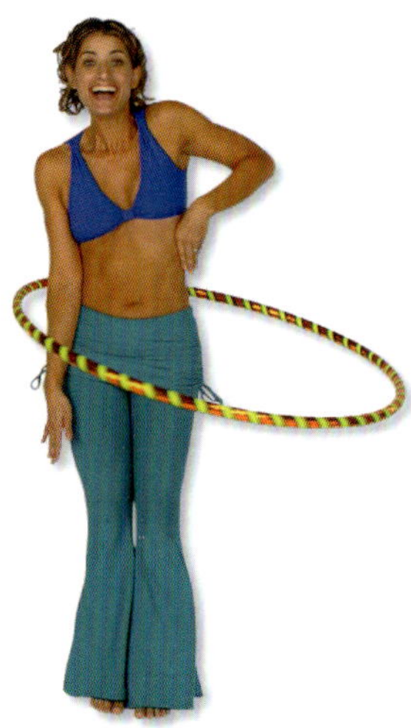

7 KATZENPFOTEN

S. 88

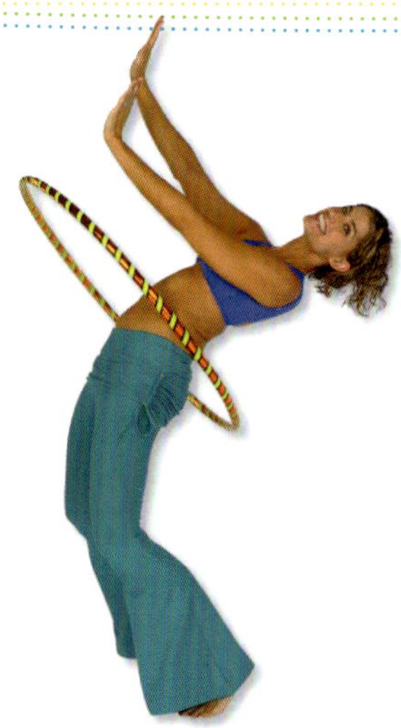

8 LIMBO

S. 58

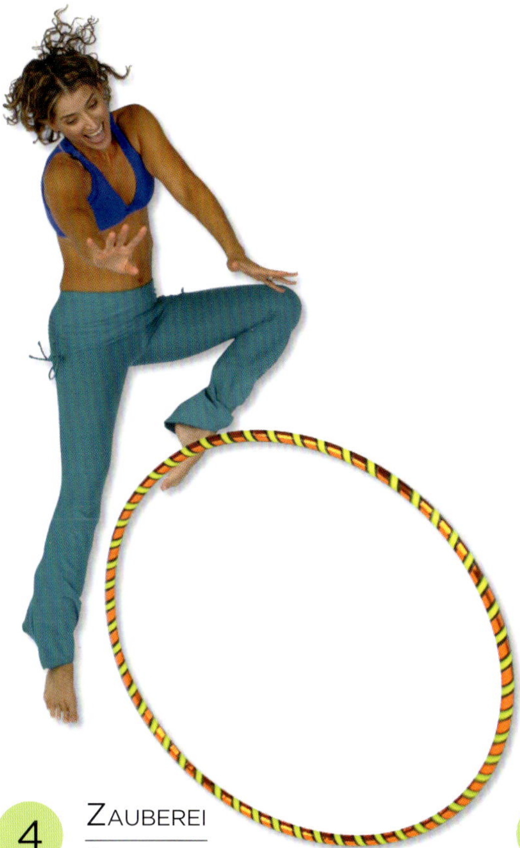

4 ZAUBEREI
S. 178

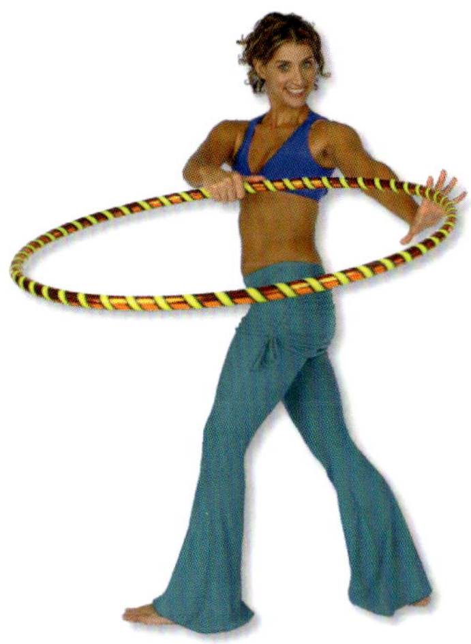

5 NEKTAR
S. 80

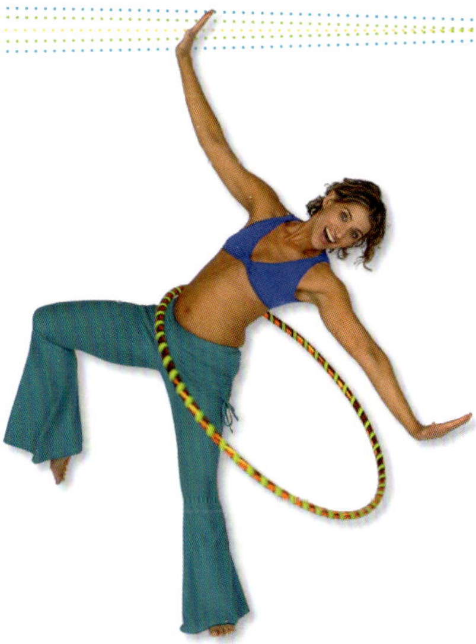

9 FASSROLLE
S. 62

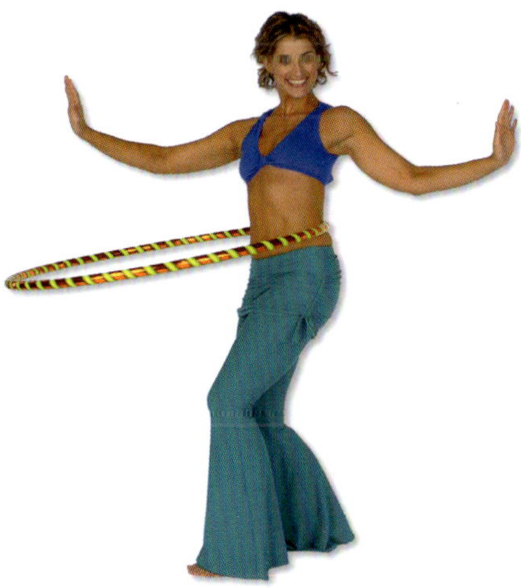

10 PUMPE
S. 32

Fortsetzung

Spaß (Fortsetzung)

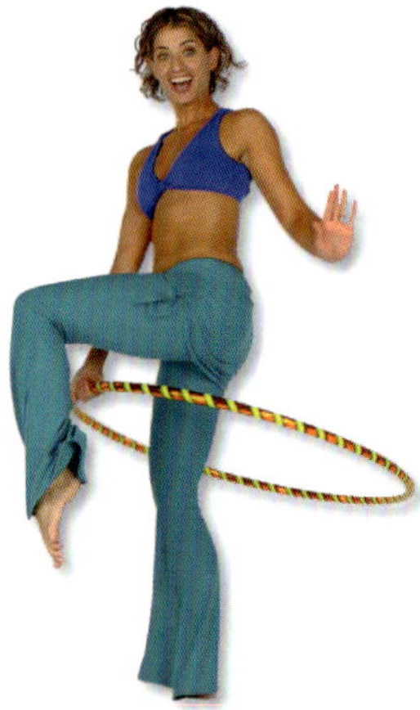

11 AUSSTIEG

S. 104

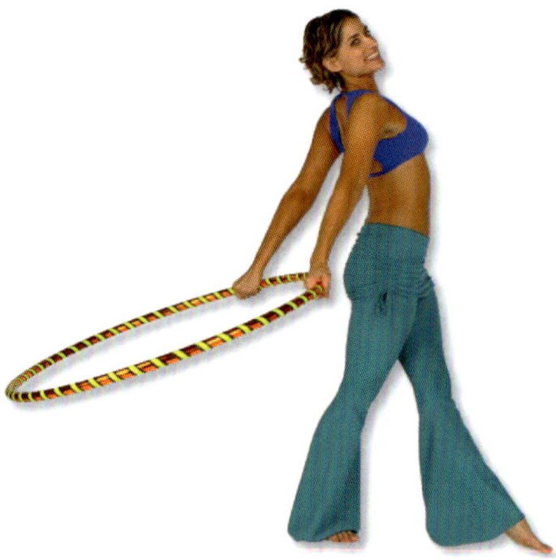

12 NEKTAR

S. 80

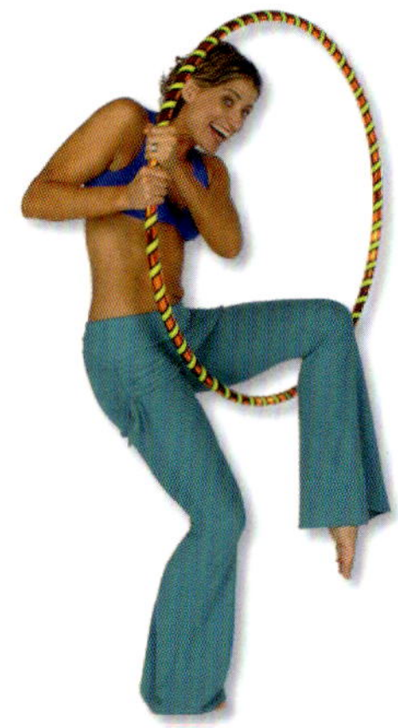

13 DREHTÜR

S. 146

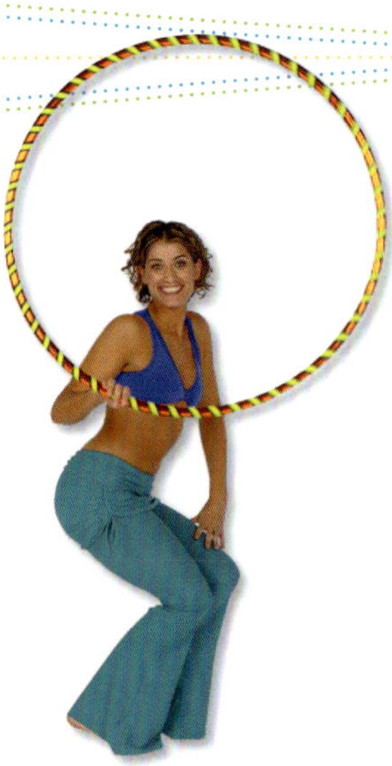

16 ZIRKEL

S. 78

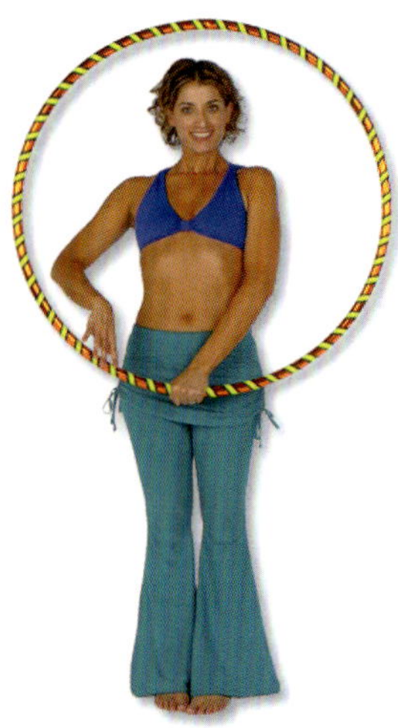

17 PORTAL

S. 192

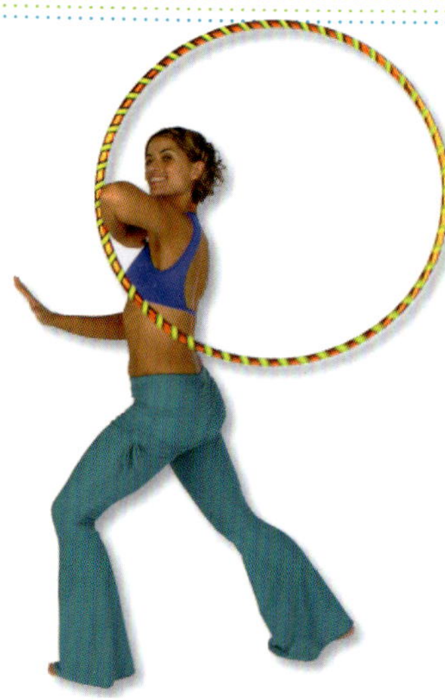

18 KLIMPERN

S. 156

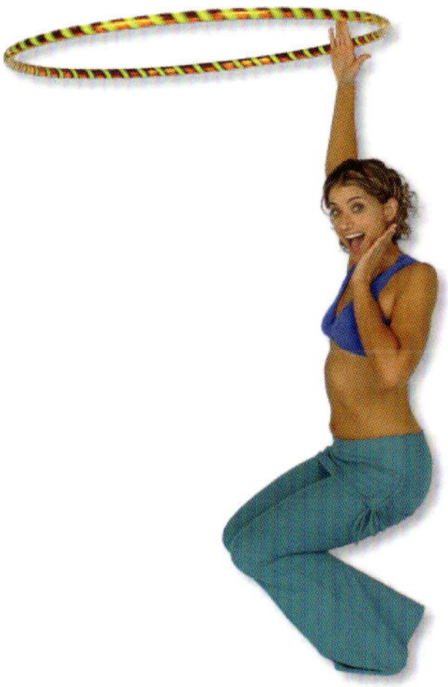

14 RUTSCHE
S. 172

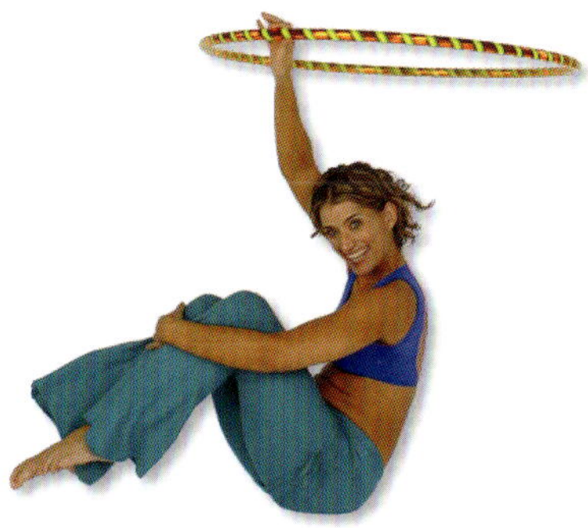

15 GALAXIS
S. 175

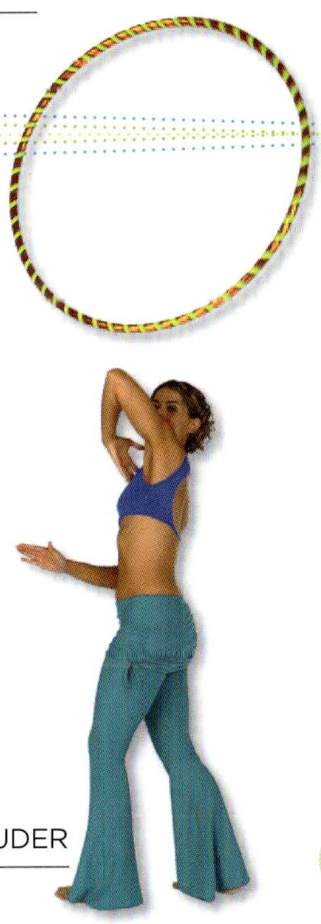

19 SCHLEUDER
S. 158

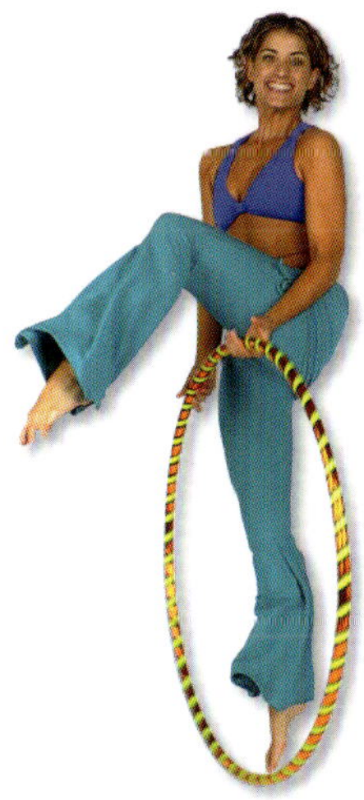

20 VERTIKALER LUFTHAUCH
S. 100

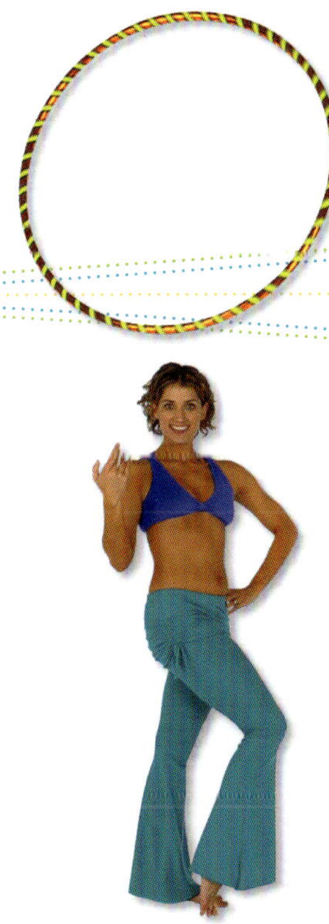

21 WURF
S. 86

Fortsetzung

Spaß (Fortsetzung)

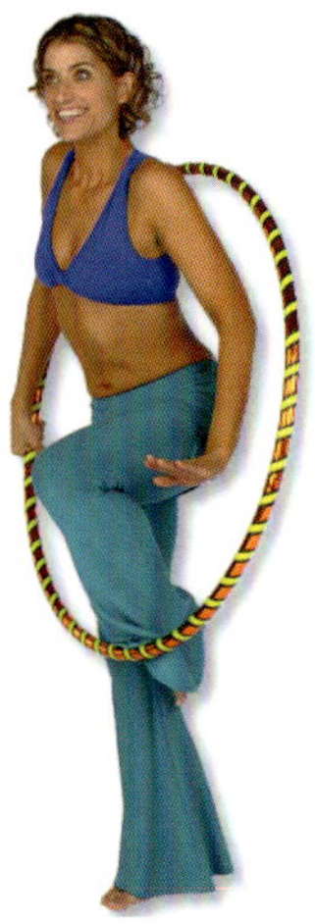

22 Delfin

S. 108

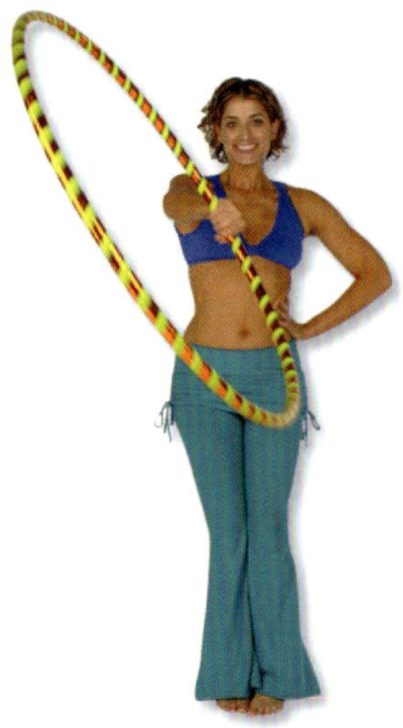

23 Krieger

S. 84

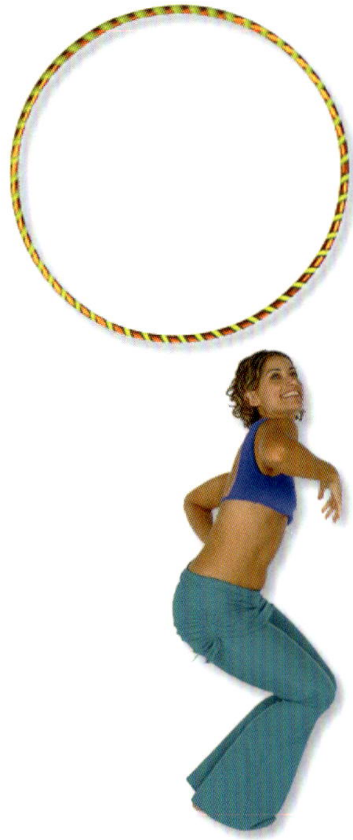

24 Glitzern

S. 160

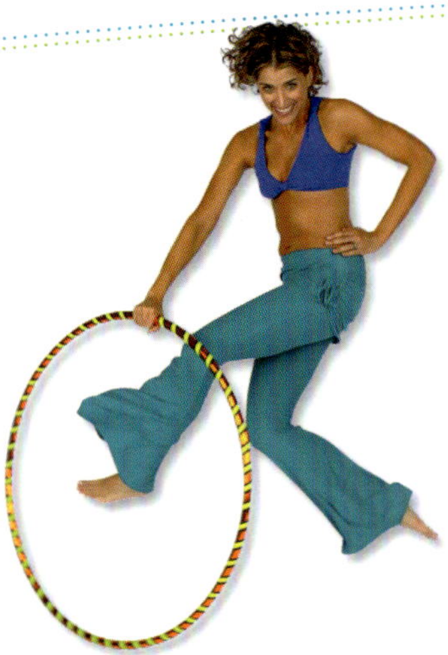

26 Sprung

S. 106

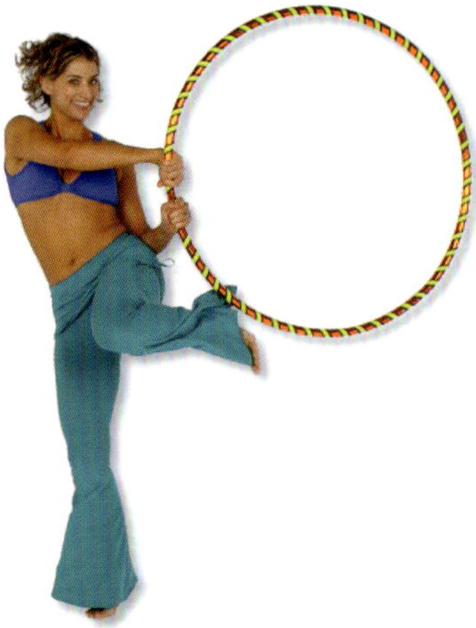

27 Boing!

S. 134

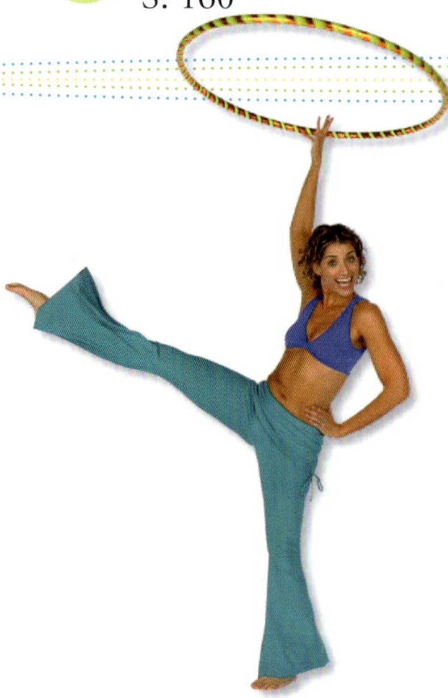

28 Lasso

S. 74

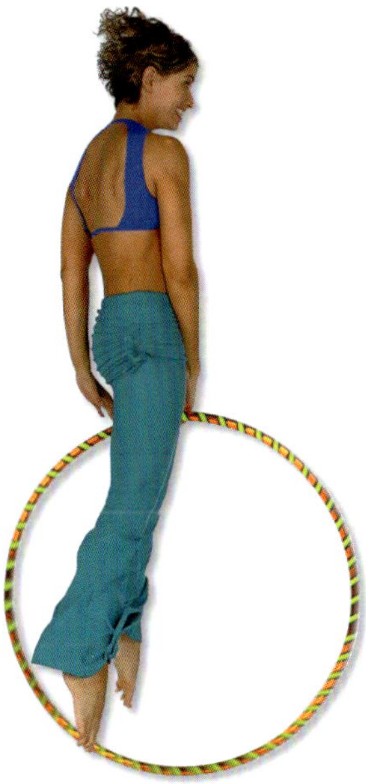

25 Juchhu!
S. 148

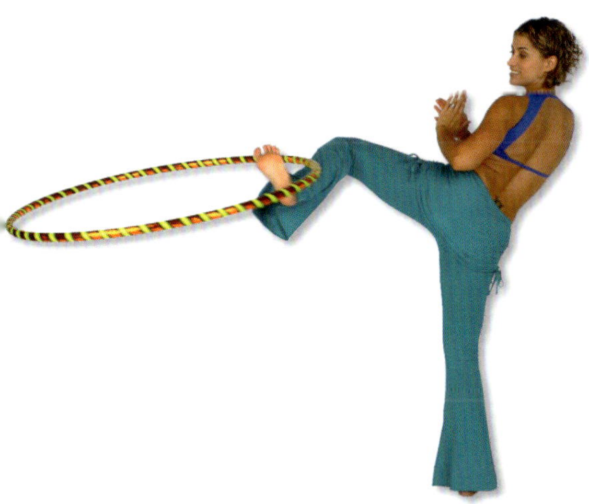

29 Karussell
S. 152

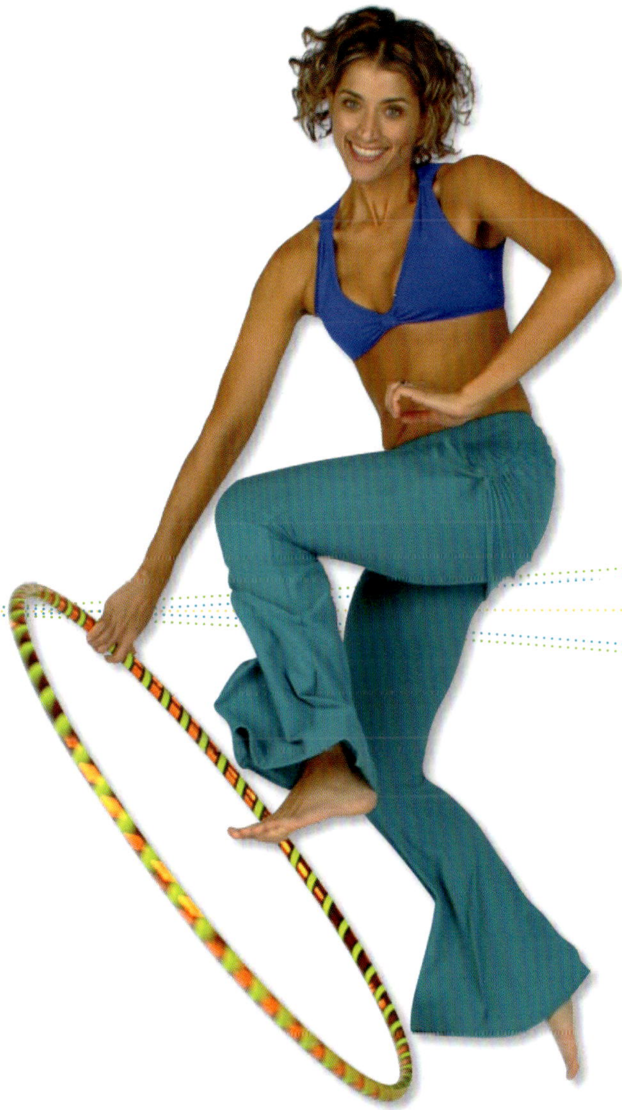

30 Schwung
S. 102

Bezugsquellen

HoopGirl bietet eine große Auswahl an professionellen Reifen in verschiedenen Größen und Gewichten an (die Modelle Power, Energy, Action, Ultra, Zip und Zoom sowie Sonderauflagen), außerdem noch Lehr-DVDs, Kleidung, Haarbänder und andere Lifestyle-Produkte rund um Hula-Hoop. Unter www.HoopGirl.com finden Sie auch Informationen über unser dreistufiges Trainermodul für die offizielle HoopGirl-Trainerlizenz, außerdem ein internationales Verzeichnis anerkannter Lehrer und schließlich noch Auskünfte über Kurse, Shows und Trainingseinheiten von und mit den *HoopGirl Allstars* sowie über unsere jährlich stattfindenden, mehrtägigen Workshops.
Alle Angaben beziehen sich auf englischsprachige Internetseiten.

HULA-HOOP-VERANSTALTUNGEN

www.worldhoopday.com
www.hoopcampretreats.com
www.hoopconvergence.com
www.burningman.com

INTERNET-BEZUGSQUELLEN FÜR REIFEN SOWIE DISKUSSIONSFOREN

www.hooping.org
www.hoopuniversity.com
www.hoopgoddess.wordpress.com
www.hooping.tribe.net
www.hoopingvideos.tribe.net
www.HoopingLife.com

KLEIDUNG FÜRS HULA-HOOP

www.hoopclothes.com
www.shaktidancewear.com
www.annieland.net

MUSIK FÜRS HULA-HOOP

www.djkramer.com
www.thefitnessdj.com
www.opsinamusic.com
www.thedeependcamp.com
www.pandora.com
www.beatport.com

CHRISTABELS HULA-HOOP-NETZWERK

www.bodyhoops.com
www.hoopnotica.com
www.hooppath.com
www.hooprevolution.com
www.hoopshine.com
www.isopop.com
www.sharnarose.co.uk
www.spiralhoopdance.com

KONTAKT ZUM HOOPGIRL

www.twitter.com/hoopgirl
www.myspace.com/hoopgirlsuperstar
www.hoopgirl.tribe.net
www.facebook.com (HoopGirl Fans Unite)

Hula-Hoop und Ernährung
Tipps von Christabel

Ich werde oft nach meinen Ernährungsgewohnheiten gefragt. Und wenn ich auf Twitter oder Facebook gelegentlich von einem neuen Smoothie oder Nahrungsergänzungsmittel berichte, bekomme ich regelmäßig eine Menge E-Mails mit der Bitte um weiterführende Ernährungstipps.

Zunächst einmal muss ich etwas klarstellen: Ich bin keine Puristin. Genau wie jeder andere Mensch bekomme ich ab und zu Appetit auf Schokolade oder Popcorn. Aber ich versuche, statt verarbeiteter Lebensmittel vollwertige Alternativen zu mir zu nehmen, außerdem kaufe ich, so oft es geht, Bioprodukte. Wenn mir der Magen knurrt, frage ich mich: »Worauf habe ich Appetit?«, und dann esse ich etwas, um das entsprechende Bedürfnis zu befriedigen. Wenn ich zum Beispiel Lust auf Pasta habe, esse ich gekeimten braunen Reis oder Quinoa. Wenn mir dagegen der Sinn nach etwas Üppigem steht, dann genehmige ich mir ein Stück Avocado oder eine Paste aus ökologisch angebauten, rohen Mandeln, die ich dick auf Vollkorntoast streiche. Überkommt mich die Lust nach etwas Süßem, entscheide ich mich für Obst oder einen Smoothie. Habe ich Appetit auf Fleisch, esse ich Sushi, Wildfisch oder Bio-Huhn bzw. -Rind. Darüber hinaus versuche ich, mich möglichst ausgewogen zu ernähren, indem ich meinen Speiseplan zu etwa 50 Prozent mit rohem Gemüse und Obst und zu 50 Prozent mit Vollkorngetreide, Nüssen und Proteinen gestalte.

Was ich meinem Körper zuführe, wirkt sich enorm auf mein Leistung im Hula-Hoop aus. Ich habe zwar schon immer versucht, mich gesund zu ernähren, aber die Kraft und Ausdauer, die ich für das körperlich sehr anstrengende Hoopdance

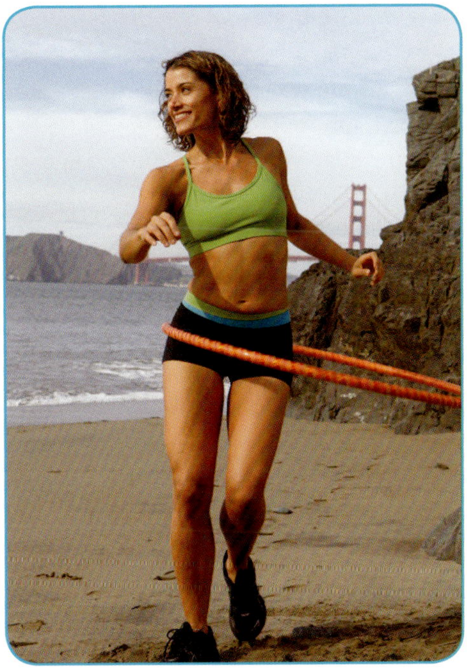

benötige, hat mich für diese Thematik weiter sensibilisiert. Café Gratitude, ein auf Rohkost spezialisiertes Restaurant in San Francisco, und Victoria Boutenkos Buch *Green for Life* haben mich stark geprägt und mich dazu inspiriert, mein tägliches Gesundheitsprogramm mit Gemüse-Shakes zu ergänzen. Boutenkos Forschung hat ergeben, dass Rohkost mehr Nährstoffe enthält als verarbeitete Nahrung und dass man den pH-Wert des Körpers positiv beeinflussen kann, je mehr ungekochtes, unbehandeltes Gemüse man zu sich nimmt. Der mit dem Nobelpreis ausgezeichnete Wissenschaftler Otto Warburg hat bewiesen, dass Krebs in saurem Milieu gedeiht. Weil grüne Smoothies ein basisches Milieu unterstützen, eignen sie sich hervorragend zur Stärkung des Immunsystems. Ich bereite grüne Smoothies fast täglich in meinem Mixer zu, damit ich auch auf die Schnelle etwas Gesundes zu mir nehmen kann.

Im Allgemeinen trinke ich ein süßes Smoothie zum Frühstück und ein pikantes zum Mittag- oder Abendessen. Grundsätzlich verwende ich als Zutaten das, was die Küche gerade hergibt, statt einem strikten Rezept zu folgen, obwohl ich einige meiner Lieblingskreationen hier für Sie niedergeschrieben habe. In süße Smoothies gebe ich normalerweise zwei Fruchtsorten, ein oder zwei Tassen grünes Gemüse, 1½ Tassen Wasser und spezielle vitalstoffreiche Produkte (siehe unten). Zu meinen Lieblingsfrüchten gehören alle möglichen Sorten von Beerenobst sowie Bananen, Mango, frische Feigen, Papaya, Äpfel, Birnen und Pflaumen. Wenn er zu den übrigen Zutaten passt, verwende ich auch frischen Zitronen- oder Limettensaft und füge meinem Morgen-Smoothie vor allem an warmen Tagen frische Pfefferminze hinzu – oder frischen Ingwer, wenn der Tag kalt ist. Falls ich etwas Sättigenderes brauche, gebe ich eine halbe Avocado oder einige Mandeln mit in den Mixer. In Sachen Gemüse ist mein Favorit Grünkohl, dicht gefolgt von Spinat und Mangold. Wem gemixtes Gemüse zu bitter schmeckt, der kann als Süßungsmittel ein wenig

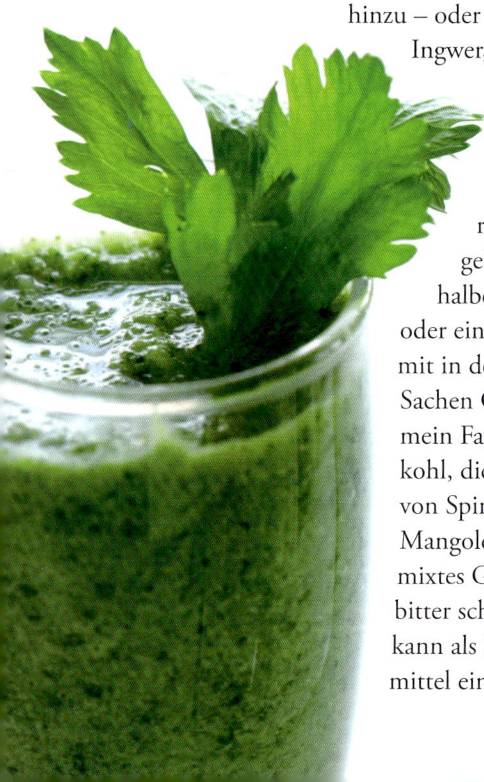

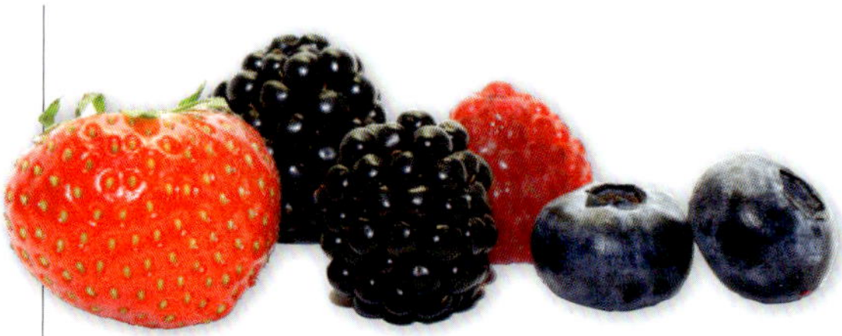

Agaven-Dicksaft dazugeben. Ich bin ganz verrückt nach dem Geschmack und der Konsistenz von Kokosnussnektar (bei dem es sich um eine Mischung aus Fruchtsaft und Kokosmilch handelt); deshalb verwende ich ihn oft, wenn frische Kokosnuss gerade nicht verfügbar ist. Indem man regelmäßig die Zutaten ändert, sorgt man nicht nur für Abwechslung, sondern auch für eine optimale Nährstoffversorgung.

Meine pikanten Smoothies bestehen fast immer aus Tomaten, Karotten und grünem Gemüse, die ich immer mit anderen schmackhaften Zutaten kombiniere, die gerade im Haus sind, und die ich mit einer Tasse Wasser (235 ml) verdünne. Solche leckeren Zugaben sind beispielsweise Gurken, Knoblauchzehen, Avocado, Petersilie, Koriandergrün, Selleriestange, Salbei, frische Zitrone und/oder Limette, Mungobohnensprossen, Äpfel, Papaya, Rotalgen und Basilikum. Wenn ich mich besonders mutig fühle, gebe ich noch etwas Cayennepfeffer oder Tabasco hinzu, um dem Drink etwas mehr Pfiff zu verleihen!

Meinen Speiseplan komplettiere ich mit vitalstoffreichen Produkten, die ich gezielt einnehme, um meine Kraft, Ausdauer und Konzentration zu verbessern. Es handelt sich dabei um Substanzen, die die Zellerneuerung anregen, das Immunsystem stärken und die Widerstandskraft gegenüber körperlichem und emotionalem Stress erhöhen. Ich empfehle speziell: blaugrüne Algen, Spirulina, Chlorella-Algen aus ökologischem Anbau, Goji-Beeren, Leinöl, kalt gepresstes Kokosnussöl und ein Pulver, das aus der Wurzel der peruanischen

Maca-Pflanze gewonnen wird. Zwei hervorragende Online-Bezugsquellen für Ergänzungsmittel bzw. Vitalstoffe sind www.sunfood.com und www.cafegratitude.com. Manchmal verwende ich auch frische Bienenpollen oder Gelee Royal, den ich vom Imker meines Vertrauens beziehe. Wenn ich einen höheren Proteinbedarf habe, nehme ich Erbsen-, Hanf- oder Molkeprotein oder – je nach Stimmungslage – auch Kakaosplitter zu mir. Ich rühre diese vitalstoffreichen Lebensmittel direkt in die Smoothies, während ich beispielsweise Noni-Saft und mit Blattgoldflocken angereichertes Wasser getrennt davon einnehme. Viele dieser Ergänzungsmittel enthalten lebenswichtige Enzyme, Aminosäuren und andere Mikronährstoffe.

Es ist ein wirklich gutes Gefühl, wenn ich mir die Zeit genommen habe, meinen Körper mit naturbelassenen, gesunden und frischen Nahrungsmitteln zu versorgen. Und das spiegelt sich auch in meinem Hooping, meinem Teint und meiner Kraft wider. Außerdem ist die Zubereitung von Smoothies ein Ausdruck der Kreativität: Experimentieren Sie ruhig mit Geschmacksnuancen und Farben, um alle Ihre Sinne anzusprechen! Legen Sie sich einen Vorrat an saisonalen Produkten zu und lassen Sie Ihrer Intuition freien Lauf, um immer neue Kombinationen auszuprobieren.

Hier sind für den Anfang einige meiner Lieblingsrezepte. Geben Sie einfach alle Zutaten in einen Mixer und pürieren Sie sie gut durch. Achten Sie darauf, die Zutaten nur so lange zu verrühren, bis eine glatte, gut trinkbare Masse entsteht. Trinken Sie die Smoothies, solange sie frisch sind, und bewahren Sie sie gegebenenfalls im Kühlschrank auf, wo sie einen Tag haltbar sind.

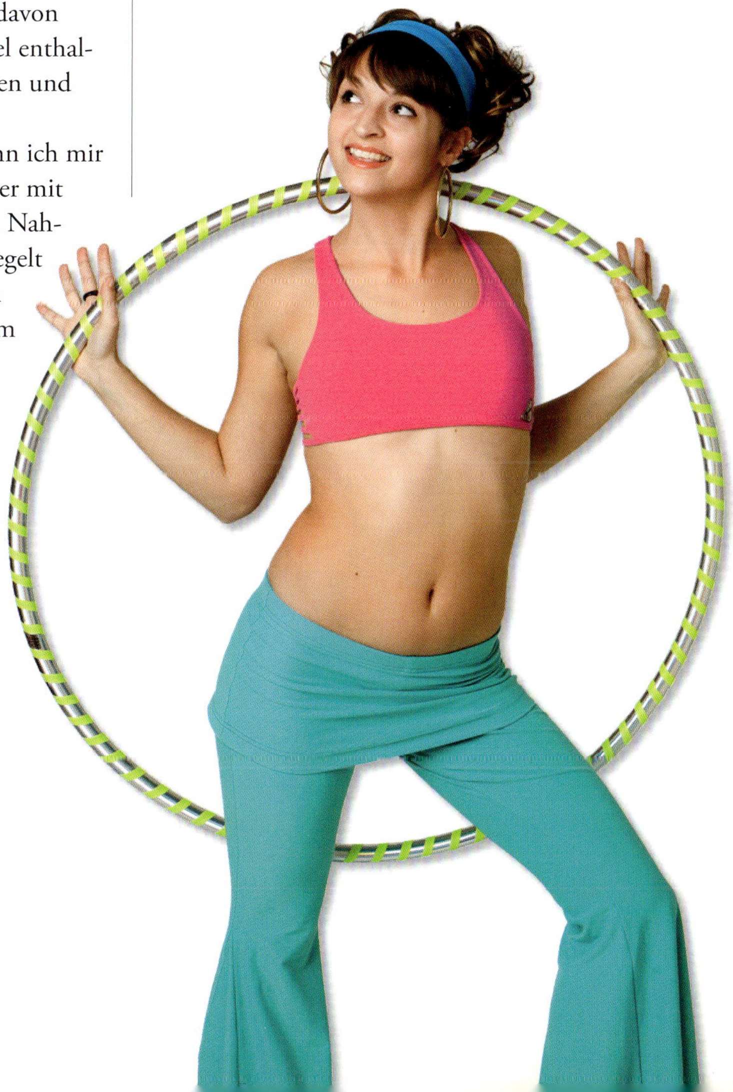

Süße Smoothies

TROPISCHER REGENBOGEN

Ich starte meinen Tag gerne mit diesem nahrhaften Smoothie, der sich durch einen leckeren Nachgeschmack auszeichnet.

- *200 g Erdbeeren*
- *½ Banane*
- *½ Avocado*
- *1 Pflaume*
- *1 Handvoll Grünkohl*
- *2 TL Maca-Pulver*
- *1 TL Bienenpollen*
- *1 EL Agaven-Dicksaft*
- *1 Tasse Wasser*

GRÜNER SONNENSCHEIN

Ein perfekter Einstieg in einen verregneten und wolkenverhangenen Tag.

- *1 Tüte vorgewaschener Spinat (ca. 300 g)*
- *4–5 frische Feigen*
- *1 Apfel, entkernt*
- *frische Pfefferminzblättchen von 3-4 Stängeln*
- *Gerstengraspulver*
- *1 Tasse Wasser*

KOKOSNUSS-TRAUM

Ein tropischer Genuss, der nach einem Hula-Hoop-Workout gleich noch mal so gut schmeckt!

- *7 Blätter Romana-Salat*
- *1 Tasse Kokosnussnektar oder ½ Tasse Kokosnusswasser*
- *2 Datteln*
- *1 Banane*
- *½ frische Ananas (geschält, entkernt und in Stücke geschnitten)*
- *1 Tasse Wasser*

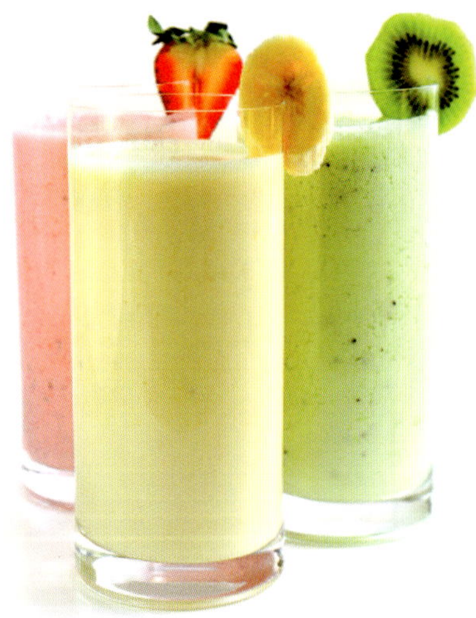

Pikante Smoothies

PELES ZAUBERTRANK

Dieser Smoothie ist Pele, der Hawaiianischen Göttin der Vulkane, des Feuers und des Tanzes, gewidmet und wird Ihnen garantiert einheizen.

- *2 Handvoll Spinat*
- *1 Stück frischer Ingwer (geschält, ca. 2 cm)*
- *½ Avocado*
- *1 Knoblauchzehe*
- *½ Apfel, entkernt*
- *1 Karotte*
- *1 große Tomate (ich bevorzuge alte Sorten)*
- *⅓ Bund Koriandergrün*
- *⅓ Bund Petersilie*
- *1 EL Leinöl*
- *1 großzügige Prise Cayennepfeffer (optional)*
- *1½ Tassen Wasser*

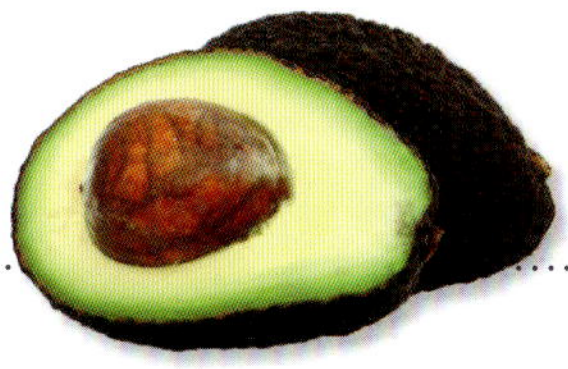

SHAKA ZULU

Bereichern Sie Ihren Tag mit leckerer Dschungel-Power.

- *¾ Bund Grünkohlblätter*
- *1 Tomate*
- *¼ Zwiebel*
- *1 Handvoll frisches Koriandergrün*
- *1 zerdrückte Knoblauchzehe*
- *1 Stück frischer Ingwer (geschält, ca. 2 cm)*
- *1 Selleriestange*
- *½ Gurke*
- *½ Avocado*
- *Saft einer Limette (frisch ausgepresst)*
- *1 Prise Cayennepfeffer (optional zum Abschmecken)*
- *1 Tasse Wasser*

HEILGARTEN

Kräuter sind eine feine Sache! Die Zutaten für diesen gesunden Smoothie werden in Ihrem Körper wahre Wunder vollbringen.

- *einige Zweige frischer Salbei*
- *einige Zweige frischer Rosmarin*
- *einige Zweige frischer Thymian (Blätter von Salbei, Rosmarin und Thymian jeweils vom Zweig abzupfen)*
- *einige Zweige frische Petersilie*
- *½ Avocado*
- *1 Apfel (entkernt)*
- *Saft einer halben Zitrone*
- *1 Tüte vorgewaschener Spinat*
- *1 Tasse Wasser*

VERZEICHNIS DER BEWEGUNGEN

Klimpern
▶ *Lassen Sie den Reifen um einen gebeugten Ellenbogen kreisen.* S. 156

Krieger
▶ *Schwingen Sie den senkrechten Reifen abwechselnd auf beiden Körperseiten.* S. 84

Lakshmi
▶ *Balancieren Sie den Reifen auf dem Kopf, während Sie Arme und Beine ausdrucksstark bewegen.* S. 179

Lasso
▶ *Wirbeln Sie den waagerecht gehaltenen Reifen mit einer Hand über dem Kopf.* S. 74

Limbo
▶ *Lehnen Sie sich zurück und bringen Sie den Reifen mit den Bauchmuskeln in einem schrägen Winkel zum Kreisen.* S. 58

Nektar
▶ *Reichen Sie den waagerecht gehaltenen Reifen um den Körper herum, indem Sie ihn hinter dem Rücken von der einen Hand in die andere geben.* S. 80

Perle
▶ *Lassen Sie den waagerecht gehaltenen Reifen um den Nacken kreisen, indem Sie ihn von der einen Hand in die andere geben.* S. 82

Pin-up
▶ *Sinken Sie elegant zu Boden, legen Sie sich auf eine Körperseite und schwingen Sie dabei das Lasso.* S. 173

Play
▶ *Mehr ein Konzept als eine Bewegung. Mit dem Spiel unterbricht man die Rotation des Reifens und lässt ihn in die Gegenrichtung kreisen.* S. 132

Plop
▶ *Lassen Sie den Reifen von der Armrückseite abprallen, um ihn in die entgegengesetzte Richtung zu bringen.* S. 138

Po
▶ *Lassen Sie den (senkrecht gehaltenen) Reifen von Ihrem Po abprallen und wechseln Sie dadurch seine Drehrichtung.* S. 134

Pokiller
▶ *Lassen Sie den Reifen waagerecht über den Po und die Beckenvorderseite unterhalb der Hüften kreisen.* S. 54

Poknaller
▶ *Lehnen Sie sich nach vorne und lassen Sie den Reifen in einem schrägen Winkel kreisen, der nach vorne hin abfällt.* S. 60

Portal
▶ *Bewegen Sie den Reifen vertikal um einen Fixpunkt und erzeugen Sie dabei die Illusion, er drehe sich auf der Stelle.* S. 192

Puls
▶ *Lassen Sie den Reifen mit kontinuierlichen, raschen Zitterbewegungen (Shimmy) den Oberkörper entlang nach oben und unten wandern.* S. 56

Pumpe
▶ *Verwenden Sie Ihre Hüften, um den Reifen waagerecht um die Taille kreisen zu lassen.* S. 32

RUTSCHE
- *Gleiten Sie mit dem Lasso zu Boden.* S. 172

SCHERENTRITT
- *Lehnen Sie sich auf dem Boden zurück und treten Sie abwechselnd mit dem linken und dem rechten Bein, während Sie das Lasso schwingen.* S. 174

SCHLANGE
- *Bewegen Sie den Reifen mit Seitwärtsbewegungen um Oberarme und Brust.* S. 194

SCHLEUDER
- *Werfen Sie den Reifen mithilfe eines gebeugten Ellenbogens in die Luft.* S. 158

SINKFLUG
- *Eine Übergangsbewegung, um den Reifen vom Lasso zurück in die Körpermitte zu bringen.* S. 76

SPRUNG
- *Springen Sie durch den Reifen, während Sie ihn in der KRIEGER-Pose bewegen.* S. 106

STANTE PEDE
- *Begeben Sie sich von einer knienden Position in eine sitzende, spreizen Sie dabei die Beine und kehren Sie dann in die kniende Haltung zurück, wobei sich der Reifen in LASSO dreht.* S. 176

STEIGFLUG
- *Eine Übergangsbewegung, um den Reifen von der Taille über den Kopf zu heben.* S. 72

STEP
- *Eine Übergangsbewegung. Lassen Sie den Reifen in einem schrägen Winkel um den Körper kreisen und steigen Sie hinein.* S. 102

STRUMPFBAND
- *Verwenden Sie einen Oberschenkel, um die Drehung des (senkrecht gehaltenen) Reifens zu stoppen und seine Richtung zu ändern.* S. 134

VERTIKALER LUFTHAUCH
- *Während Sie vor dem Körper den senkrecht gehaltenen Reifen als Zirkel kreisen lassen, reichen Sie ihn unter einem angehobenen Bein hindurch.* S. 100

WAAGE
- *Transportieren Sie den Reifen auf einer hochgezogenen Schulter, während Sie sich um die eigene Achse drehen.* S. 162

WIRBELWIND
- *Wechseln Sie in der Pumpe zwischen normalen und superschnellen Geschwindigkeiten.* S. 52

WURF
- *Werfen Sie den Reifen in die Luft und fangen Sie ihn in der Abwärtsbewegung auf.* S. 86

ZAUBEREI
- *Drehen Sie den Reifen auf dem Boden, um einen Globuseffekt zu erzeugen, während Sie um ihn herumtanzen.* S. 178

ZIRKEL
- *Drehen Sie den senkrecht gehaltenen Reifen vor oder neben dem Körper.* S. 78

ZUNDER
- *Lassen Sie den Reifen um die Beine kreisen.* S. 196

Dieses Buch ist Ihnen gewidmet!
Mögen Sie bei jeder Umdrehung des Reifens mit Licht, Freude und Glück erfüllt sein.
Mögen Ihre kühnsten Träume wahr werden!

Dank

Ich möchte mich zunächst bei meinen Eltern Athena und Jean-Claude bedanken, die mich auf meinem Weg in die Hula-Hoop-Welt stets unterstützt haben, auch wenn sie anfangs dachten, ich hätte den Verstand verloren. Und ohne meinen lieben Ehemann Kramer wäre nichts von alledem möglich geworden. Ich möchte mich auch bei meinem Schöpfer bedanken: Ich fühle mich wahrhaft gesegnet, das Geschenk des Lebens empfangen zu haben.

Mein Dank gilt auch Amy, meiner unschlagbaren Agentin! Außerdem Netta und Anne bei Workman, deren kreative Vision dieses Buches zur Realität hat werden lassen. Und natürlich auch Ruth, meiner Herausgeberin, die geradewegs in ihren eigenen Reifen gesprungen ist, um am eigenen Leib zu erfahren, wovon ich da eigentlich rede. Ihr Bewusstsein für das »Gesamtbild« half mir dabei, eine große Menge an Informationen zu bündeln und sie auf das Wesentliche zu reduzieren. Danke auch an Scott für die Fotos, Shakti Activewear für die Garderobe und an all die tollen Frauen, die sich für die Illustrationsfotos und die DVD zur Verfügung gestellt haben: Natasha, JennaLuna, Dawn und Ariane!

Ich möchte mich auch bei den sensationellen Damen von HoopGirl bedanken, deren Begabung, Leidenschaft und Einsatz das HoopGirl-Bildungsprogramm ermöglicht haben: Elaine, Andreanne, Annie, Candice, Satise, Julie, Nanette, Jess, Claudia, Ember, Susan und Jenny. Und natürlich möchte ich auch meinen Hula-Hoop-Vorbildern meine aufrichtige Dankbarkeit aussprechen – Anah, Rayna, Diana, Baxter sowie Ann, Beth, Rich, Spiral und Sharna. Eure Arbeit im Hula-Hoop-Bereich hat mich wirklich inspiriert und meinen Horizont erweitert!

Zu guter Letzt bin ich auch den Zehntausenden von Kunden, Schülern und Fans dankbar, die HoopGirl am Laufen halten. Euer Interesse und Wissensdurst haben dieses Buch erst möglich gemacht.

Christabel Zamor

Besonders dankbar bin ich vor allem Caroline Paul und Antonella Moroni für ihre Geduld und wertvollen Ratschläge. Mein Dank gilt außerdem Philo Hagen und Michael »Kahunahula« Henninger, die die Philosophie des Hula-Hoops auf einzigartige Weise verkörpern, den *Allstars* und der *San Francisco Writers Grotto* für ihre Unterstützung sowie der bei Workman tätigen, grandiosen Ruth Sullivan, der das Kunststück gelungen ist, mich angesichts der zahlreichen Korrekturen und Überarbeitungen stets bei guter Laune zu halten.

Ariane Conrad

Zur Begleit-DVD

Diese 50-minütige DVD führt Sie in die Grundlagen des Hula-Hoops ein und zeigt Ihnen Schritt für Schritt einige der im Buch beschriebenen Bewegungen. Außerdem enthält sie tolle Aufwärmübungen, Workouts und Hoopdance-Choreografien.

Viel Spaß!